Enders'
Homöopathische Hausapotheke

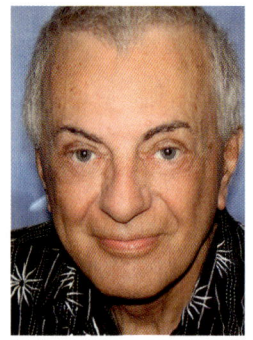

Dr. med. Norbert Enders studierte Medizin in Heidelberg, Lausanne und Tübingen. Nach seinem Studium übte er den Arztberuf etwa zehn Jahre lang aus. Beschränkt auf die Möglichkeiten der Schulmedizin konnte Dr. Enders seine persönlichen Vorstellungen vom Arzt-Sein nicht verwirklichen. Als ewig Suchender ging er deshalb zunächst zum humanitären Dienst in den Fernen Osten, später zum Studium und zur Lehre der ethnischen Medizin nach Mittelamerika.

Nach zehnjähriger Kreuzfahrt fand Dr. Enders seine Bestimmung in der Begegnung mit der Homöopathie. Er studierte das Fach an der Wiener Schule unter Professor Dr. med. Mathias Dorcsi, dessen langjähriger Schüler und Freund er war.

Seit 30 Jahren praktiziert Dr. Enders erfolgreich in eigener Praxis und widmet sich außerdem der Lehre und Ausbildung von Laien und Ärzten sowie der volkstümlichen Verbreitung der Homöopathie. Zu diesem Zweck hat er zahlreiche Bücher geschrieben, die in vielen Auflagen im Haug Verlag erschienen sind. Zur Jahrtausendwende hat Dr. Enders seine Praxis nach Frankreich verlegt, wo er auch an neuen Projekten arbeitet.

Dr. med. Norbert Enders

Enders'
Homöopathische
Hausapotheke

∎ Sanfte Selbstbehandlung
für Sie und Ihre Familie

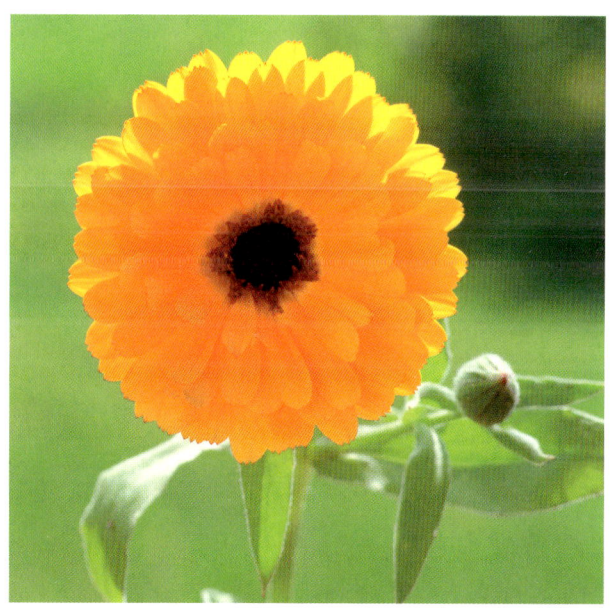

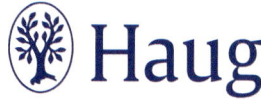

Einleitung

1

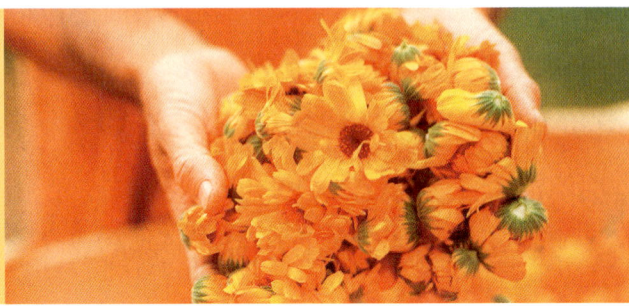

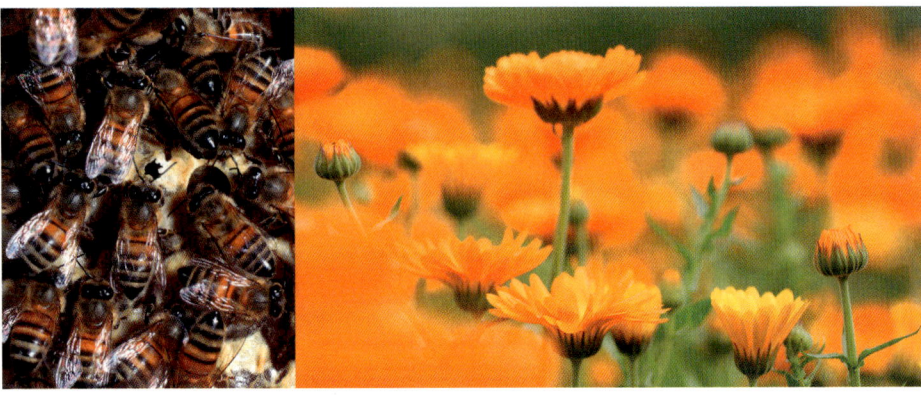

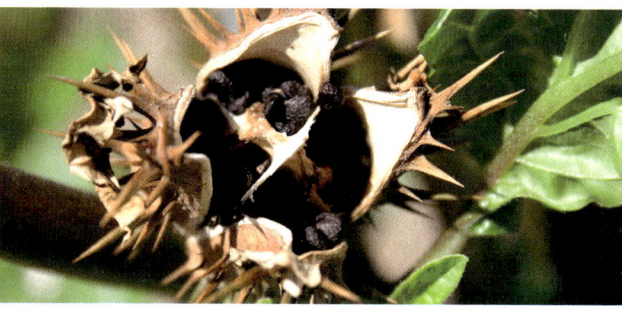

Der kranke Mensch

2

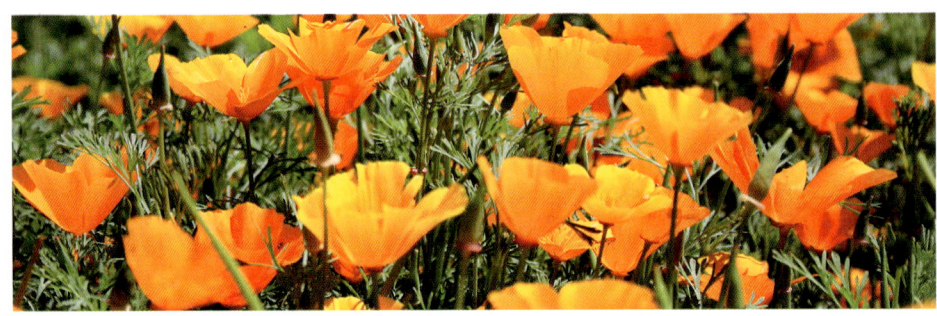

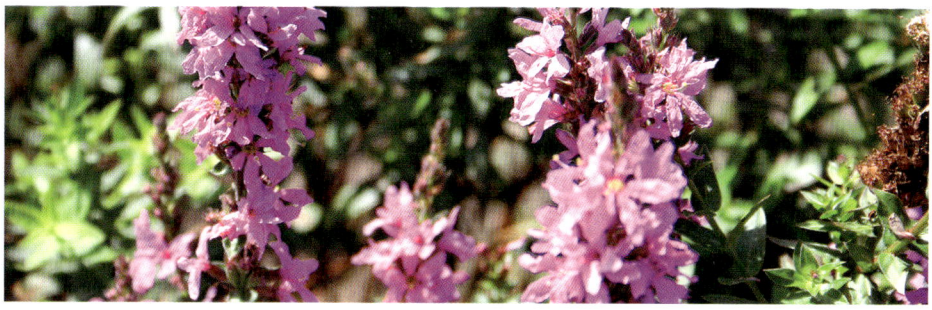

Die Arznei

3

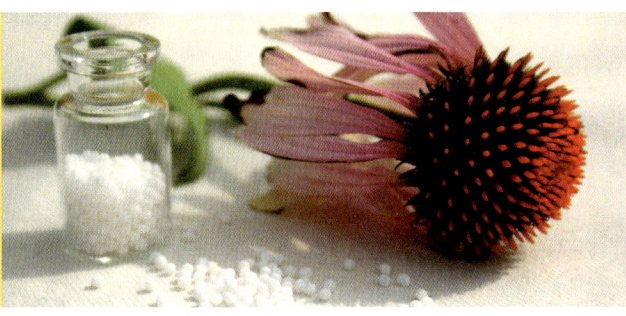

Vorwort

Es ist schon erstaunlich, wie viele Menschen – Ärzte und Patienten eingeschlossen – die Genauigkeit des homöopathischen Wissens, das wunderbare Konzept der zugrunde liegenden Naturgesetze, die präzise methodische Ausübung und die empirische Erfahrung noch nicht kennen und doch instinktiv wahrnehmen, dass die Homöopathie wesentlich ungefährlicher, tief greifender und erfolgreicher wirkt als die Allgemeinmedizin, deren Allgegenwärtigkeit sie sich bisher anvertrauten.

Ich glaube jedoch nicht, allein mit dieser Feststellung Menschen für die homöopathische Heilweise zu begeistern. Dem fernöstlichen Annehmen, Gewährenlassen und Sich-Bewähren steht das westliche „Warum?" im Weg. Letzteres ist leicht zu begründen: Homöopathie kümmert sich um den ganzen Menschen. Besonders die Fälle, in denen ein Mensch chronisch leidet und wenig krankhafte Befunde zu erheben sind, in denen ein Mensch nicht mehr nach Pauschalnormen funktioniert, seine Willensstärke, seine Widerstandskraft, sein lebendiges Vermögen gegen alle Erwartungen versagen, begründen die wahrhaft heilsame Domäne der homöopathischen Arznei. Denn die Befindlichkeit des kranken Menschen ist eine höher zu bewertende Tatsache als jegliche Befunde der klinischen Medizin.

Unkritische Spaßvögel mögen behaupten, Homöopathie sei eine psychotherapeutische Placebotherapie. Gewiss, für den homöopathisch behandelnden Laien, für den Homöopathen oder den medizinischen Fachmann ist ein mitfühlendes Herz und ein liebevolles Verständnis für den kranken Mitmenschen notwendiges Fundament seines Handelns. Der heutige Patient jedoch ist – meist aus langjähriger Enttäuschung – empfindlicher geworden für das, was in einer Praxis, besonders in einer homöopathischen, geschieht. Nur Trostworte, nur Hoffnungsvermittlung, das ist kein eigenständiges Therapiekonzept, wie es die Homöopathie für sich in Anspruch nimmt. Wir therapieren eben nicht die Diagnose, sondern bestimmen die Therapie durch ein exakt definiertes Aufsuchen der heilenden Arznei. Und das Geheimnis der Exaktheit ist nicht die Pauschalierung von Kranken durch Zuordnung von Diagnosen, das Geheimnis besteht vielmehr in der Individualisierung der Leidensformen eines Menschen. So werden homöopathisch mündige Laien und homöopathische Behandler zu Künstlern des Möglichen im Leben, wobei das Mögliche zwar verborgen, aber nichtsdestotrotz vorhanden ist. Das kann eine moderne Medizin bisher nicht für sich in Anspruch nehmen.

Nicht nur das funktionelle Regulationsvermögen unterliegt der wundersamen Wirkungsweise der homöopathischen Arznei, auch die leiblich manifeste chronische Erkrankung findet ihre Heilung, wenn wir die wissenschaftliche Exaktheit der homöopathischen Krankheitslehre anwenden. Wir müssen die Schichten des chronischen Prozesses schälen wie eine Zwiebel, Hülle um Hülle, müssen die tief liegenden Krankheitsbedingungen der Vererbungslehre respektieren, müssen die Bilder der homöopathischen Arzneien in uns tragen, um sie in den Bildern wiederzuerkennen, die uns der chronisch leidende Mensch in all seinen Schichten bietet.

Weniger bekannt, aber ganz besonders erfolgreich ist die homöopathische Wirksamkeit bei akuten Erkrankungen und Notfällen. Akutes hat seine eigene Begrenzung. Und in sehr schwerwiegenden Fällen kann das bedeuten: Entweder man erholt sich oder man stirbt. Von solchen Krisen soll in diesem Buch auch die Rede sein, um das Sterben zu verringern, um mehr Leben zu ermöglichen.

Um das zu verinnerlichen, brauchen wir eine neue Philosophie des Krankheitsprozesses. Bakterien, Viren und Pilze zeigen nur eine Milieustörung an. Sie sind nur Indikatoren, nicht Initiatoren einer Erkrankung. Deshalb gilt es, nicht sie zu vernichten, sondern das Terrain, auf dem sie gedeihen, das Milieu, zu sanieren. Ein schlecht durchblutetes Milieu ist ein Leckerbissen für Mikroben, Pilze und Würmer und wird dadurch zum Nährboden für allerlei Krankheitsprozesse. Die homöopathische Arznei wirkt nun nicht nur auf das lokale Geschehen, sondern auf die Gesamtheit des erkrankten Menschen. Dadurch wird jener im Zuge seiner Heilung für alle Indikatoren als Wirt ungenießbar, weshalb sie ihn kurzerhand wieder verlassen.

Es ist jedoch nicht zwingend, dass Sie all das verstehen, bevor Sie die erste homöopathische Arznei für eine akute Störung auswählen und verabreichen. Vieles lernen Sie im Zuge der Zeit mit wachsender Erfahrung. Und um eben diese kostbare Erfahrung geht es. Jetzt und in Zukunft!

Also üben wir: das kranke Bild wohl zu beobachten, zu unterscheiden, um uns für das entsprechende Bild der Arznei zu entscheiden. Denn nur Übung wandelt uns wahrlich zum Besseren. Und jedem wahrhaftig Übenden steht sein Schöpfer bei, damit nichts misslingen kann. Auf die Philosophie der homöopathischen Theorie komme ich später noch zurück.

Der medizinische Laie, der seine Gesundheit und die seiner Lieben selbstverantwortlich tragen und deshalb homöopathisch mündig werden möchte, ist zur Selbstbehandlung geradezu aufgerufen nicht im Weg, so dass er unvoreingenommen die Sprache des Leidenden arzneilich umsetzen kann. Die auf das Leid zutreffenden Arzneien voneinander zu unterscheiden und sich für eine, die Entsprechendste, zu entscheiden, vermittelt dem Hilfesuchenden eine ungeheure Sicherheit, die sich ihm unausgesprochen mitteilt. Der Erkrankte fühlt sich wohl dabei, seine Beobachtungen bezüglich der Entwicklung seines Leids in eigene Worte und einfache Erklärungen der Zusammenhänge fassen zu dürfen. Er fühlt sich durch unser Zuhören bestätigt, fühlt sich ernst genommen, angenommen, wohlverstanden und heimisch. Das schenkt ihm und uns die Einsicht in unvermeidliche Beschwerden, die, geduldig ertragen, uns wandeln sollen. Zu diesem Unterfangen wünsche ich Ihnen jenen vertrauenden Mut, den Kinder noch besitzen, wenn sie sich von der fünften Treppenstufe herab in unsere Arme fallen lassen. Versuchen Sie es, es klappt! Zu guter Letzt habe ich diese „Hausapotheke" zur Steigerung Ihres Selbstvertrauens neu konzipiert, so dass Sie jetzt in Mußestunden übersichtlicher nachlesen und im Notfall rascher nachschlagen können.

Es verbleibt mir, aus tiefem Herzen meinen Verlagsfreunden zu danken. Mit ihnen wurde dieses Patientenbuch möglich. Jeder hat das Seine dazu beigetragen.

Dr. med. Norbert Enders

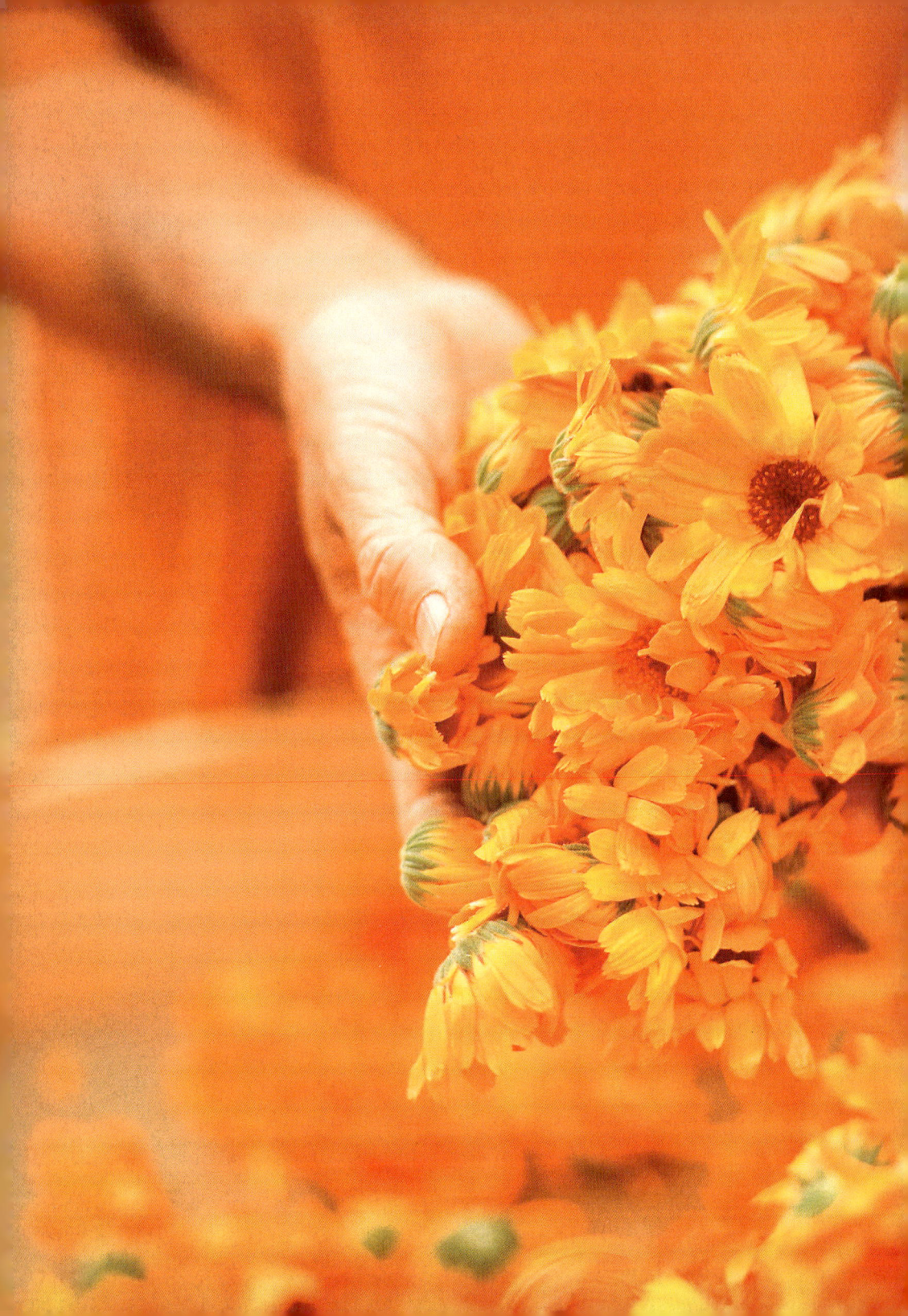

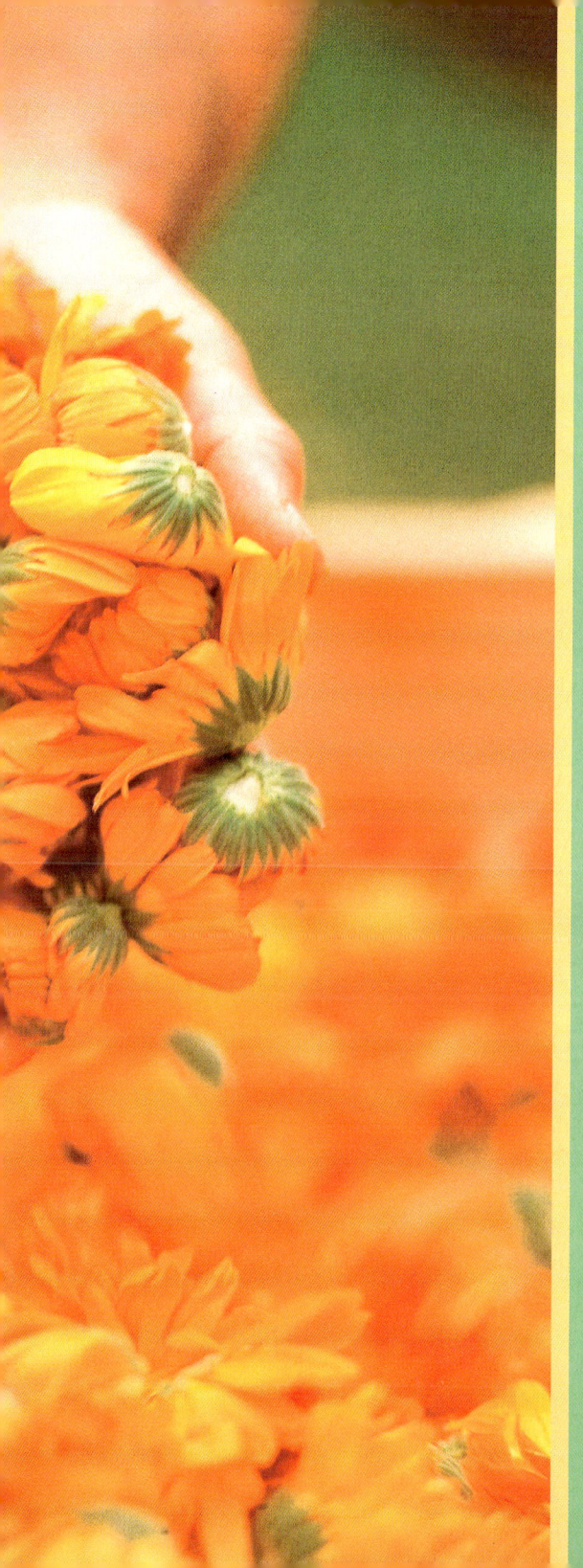

Einleitung

Zunächst mögen Sie sich
mit den Grundlagen der
Homöopathie, deren
Grundsätzen, Methode
und Anwendung vertraut
machen. Mit wichtigen
Hinweisen zum Gebrauch
des Handbuches sowie zum
Umgang mit den Potenzen
und Darreichungsformen
der Arzneien.

Was ist Homöopathie?

Sieh zu, wie die Dinge in der Welt beschaffen sind,
und unterscheide an ihnen Stoff, wirkende Kraft, Zweck.

Marc Aurel

Die zunehmende Zerstörung unserer Umwelt, die Vielzahl der Umweltgifte, die Missachtung von Naturgesetzen und die wachsende Kälte im Miteinander der Menschen führen immer häufiger dazu, dass der Kranke die Heilung seiner Beschwerden in der Hinwendung zur Natur sucht. Die Homöopathie als ganzheitliche, sanfte und sichere Heilmethode bietet dem Suchenden eine echte Bereicherung.

Die Homöopathie ist eine Volksmedizin, das heißt, sie ist Gemeingut des Volkes. Die Homöopathie ist von ihrem Grundsatz her Teil der Natur, so wie der Mensch Teil der Natur in höherer Ordnung ist. Was die Natur hervorbringt ist geistiger Besitz des Menschen, dem wir mit Zuneigung, Ehrfurcht und Demut begegnen sollten.

Auf vielfältige und doch so einfache Weise bietet die Homöopathie uns eine einfache Möglichkeit, dem menschlichen, diagnostischen und therapeutischen Zwiespalt entgegenzutreten. In ihrer Individualität ist sie dem erkrankten Menschen zugeneigt, bemisst ehrfürchtig die Kraft ihrer heilenden Arzneien und demütig die wachsende Erfahrung.

Die Homöopathie birgt darüber hinaus auch eine einfache Lösung, unser kränkelndes „Gesundheitssystem" zu heilen. Denn je mündiger der kranke Mensch ist, desto geringer wird sein Anspruch an das „System". Außerdem ist die Homöopathie kostensparend, unschädlich und damit menschenwürdig

Name

Der Begriff Homöopathie setzt sich aus zwei griechischen Worten zusammen: homoïon für ähnlich und pathos für Leiden. Das bezieht sich auf den uralten Grundsatz der Medizin, dass Ähnliches mit Ähnlichem geheilt werden kann und soll.

Hahnemann hat vor mehr als 200 Jahren diesen Grundsatz neu entdeckt, für seine Heilweise neu belebt und wurde so zum Begründer der Homöopathie. Die bisher bekannte Medizin nannte er Allopathie.

Grundsätze

▶ Grundsatz der Ähnlichkeit (similia similibus curentur)

Jede konzentrierte, wirksame Substanz erzeugt im gesunden Menschen eine in ihrer Art eigene Krankheit. Je wirksamer, desto heftiger. Das wissen wir von Vergiftungen. Ein Wirkstoff, der nun bei einem Gesunden solche krankhaften Erscheinungen erzeugt, heilt jenen kranken Menschen, dessen Störungen den krankhaften Erscheinungen des Wirkstoffes ähnlich sind.

▶ Grundsatz der Arzneiprüfung

Also prüften Hahnemann und seine ärztlichen Nachfolger viele natürliche Wirkstoffe an einigermaßen gesunden Menschen und nicht, wie sonst in der Medizin üblich, an Tieren. Aus den Ergebnissen dieser Prüfungen, die auch heute immer wieder neu durchgeführt werden, formt sich ein für jeden Wirkstoff eigenes Bild, das Arzneibild, das dem Erscheinungsbild des kranken Menschen ähnlich ist.

▶ Grundsatz der Potenzierung

Um Giftigkeit, Nebenwirkungen und Verschlimmerungen zu vermeiden, wird der Wirkstoff so lange verrieben und verschüttelt, bis sein krankmachender Reiz in einen heilenden Reiz umschlägt. Dadurch werden in dem Wirkstoff Kräfte frei, die in einer bloßen „Verdünnung", als was die Spötter sie gern bezeichnen, nicht vorhanden wären.

Arznei

Nach diesen Grundsätzen wird die homöopathische Arznei seit 200 Jahren unverändert hergestellt. Sie ist nicht von Menschen erfunden, sondern sie wird aus allen Bereichen der Natur gewonnen – aus pflanzlichen, mineralischen und tierischen Wirkstoffen –, aus der Umwelt des Menschen (wie die Gifte, Toxine) und aus Krankheitsprodukten (wie die Nosoden).

Die Angaben über die Arzneien wurzeln im Wissen der Physik, der Chemie, der Pflanzenkunde, der Tierkunde, der Mineralienlehre, der Vergiftungslehre und der Medikamentenlehre. Die eigentlichen Quellen aber stammen aus der Geschichte ihrer Anwendung, aus der Erfahrung am Krankenbett und aus den Angaben der Arzneiprüfung am sensiblen, gesunden Menschen. Aus diesen Quellen stammen auch die Angaben über die Verfassung, die Anlage, über die subjektiven Empfindungen des Erkrankten und über die Möglichkeit einer bildhaften Erfassung und Vorstellung von einer Arznei (Arzneibild). Durch diese bildhafte Vorstellung versetzen wir Homöopathen uns in die Lage, sie dem Krankheitsbild beziehungsweise dem Bild des Menschen spiegelhaft entgegenzustellen.

▌ Eine ähnlich dauerhafte Gültigkeit von Arzneiherstellung und Heilgesetzen kann keine andere medizinische Methode bisher von sich behaupten.

Mit Alkohol oder Milchzucker wird die Arznei zu Tropfen, Tabletten oder Kügelchen (Globuli) aufbereitet. In sich enthalten sie diejenigen Informationen, Schwingungen und Impulse, die im kranken Menschen einen Reiz in Gang setzen, der ihn zur Selbstheilung befähigt.

Die Verdünnung und besondere Aufbereitung der Arznei (Potenzierung) sind notwendig, um Giftigkeit und Nebenwirkungen auszuschließen und um starke Arzneireaktionen (Verschlimmerungen) zu verhindern.

Diesen Verdünnungen ihre Wirkung abzusprechen, ist beim heutigen Stand der Wissenschaft überholt und angesichts der Erfolge bei Neugeborenen, bei Bewusstlosen und bei Tieren nicht mehr haltbar. Hinzu kommt, dass wir größtenteils Potenzen verwenden, deren Wirkung mit den Möglichkeiten unserer herkömmlichen Medizin messbar ist (Tiefpotenzen und Mittelpotenzen) und deren Verdünnungsgrade mit Spurenelementen, Vitaminen, Hormonen, Fermenten und Katalysatoren vergleichbar sind.

▌ Die homöopathischen Arzneien gehören infolge der Potenzierung zu den billigsten, den unschädlichsten und damit zu den menschenwürdigsten Arzneien überhaupt.

Betrachten wir die Homöopathie von der Gewinnung der Arznei her, so ist sie naturgemäß. Betrachten wir sie von der Prüfung am Menschen her, so ist sie menschengemäß. Betrachten wir sie vom Arzneibild her, so ist sie menschengerecht.

Krankheit Gesundheit Heilung

Die Kunst des Heilens ist: Ordnung schaffen! Ihre Dynamik ist rhythmisch, Rhythmus ist eine Frage des Taktes, Takt ist Ordnung. Schöpferische Ordnung bestimmt den dynamischen Rhythmus der Natur.

Der Mensch in seiner harmonischen Ordnung ist gesund. Seine Gesundheit spiegelt sich im körperlichen, seelisch-geistigen und sozialen Gleichgewicht sowie im subjektiven Wohlbefinden seiner Person (Dr. med. Mathias Dorcsi).

Der Mensch in seiner disharmonischen Unordnung ist krank. Seine Krankheit ist folglich ein Verlust seiner Dynamik, seines Rhythmus, seines Taktes, seiner schöpferischen Ordnung. Es handelt sich um ein Ver-Rücktsein seiner Ordnungsschranken.

Krankwerden ist also ein nicht fassbares, nicht messbares, nicht quantitativ wägbares Geschehen am Menschen infolge einer äußeren oder inneren Störung seiner personalen Ordnung. Die äußeren und inneren Störungen sind eine äußere und innere Bedrohung seiner Existenz. Wenn ich bedroht werde, dann heißt das letztlich, dass ich missachtet, gedemütigt, verletzt, gekränkt wurde und krank werde. Gesundheit, Krankheit und Heilung sind von der Verfassung des Menschen in seiner Umwelt und von seiner ererbten Anlage zu bestimmten Schwächen abhängig.

Konstitution

Die Konstitution des Menschen umfasst seine körperlich-leibliche und seelisch-geistige Verfassung in seiner Umwelt. Auch hierzu gibt es einsichtige Angaben aus dem Bereich der Psychologie und Soziologie, denen homöopathische Arzneien zugeordnet wurden. Doch hinter allen Angaben steht der Mensch als Individuum in seinem Schicksal, äußerlich durch seine Erscheinung, innerlich – und in seiner Rolle in der äußeren Welt – durch sein Verhalten. Die Verfassung, das Verhalten, das Handeln und das Leiden sind die eigentlichen Gründe der ärztlichen Begegnung mit dem Erkrankten. Sie sind auch die eigentlichen Gründe mitmenschlichen Verstehens.

Wir begegnen dem leidenden Menschen in seiner jetzigen Verfassung, in seinem Sosein, die eine Entgleisung seines Daseins darstellt. Sie ist im Wandel des Lebens erworben und wandelbar wie das Leben selbst. Im Fluss des Lebens wird aus einem roten, warmen, feuchten, kräftigen Menschen eventuell ein blasser, kalter, trockener und schwächlicher Mensch. Oder aus einem frohen, heiteren, lustigen, geselligen Menschen wird eventuell ein stiller, ernster, trauriger, verschlossener Mensch. Der Wandel dieser Verfassung wird bestimmt und ausgelöst durch Einflüsse der Umwelt, durch Lebensumstände, durch Schicksalsschläge.

Die äußeren Erscheinungen (Phänomene) seiner Person spiegeln die inneren Erscheinungen seines Verhaltens und Benehmens wider in Haltung, Mimik und Gestik. So entsteht das Bild der unverwechselbaren Eigenheit seiner Individualität.

Diathese

Die Diathese ist die angeborene Organminderwertigkeit, die Systemminderwertigkeit, die angeborene Krankheitsbereitschaft. Bei den chronischen Krankheiten spielen die Verfassung und die Anlage eine wesentliche Rolle, äußere und innere Einflüsse wirken hier als Auslösungen.

Die Anlage (Diathese) setzt der Wandelbarkeit der Verfassung natürliche Grenzen. Sie beinhaltet – aus einer höheren Ordnung betrachtet – die ererbte Unvollkommenheit seit der Vertreibung aus dem Paradies, während die Umwelteinflüsse (Modalitäten) durch die Unvollkommenheit unserer äußeren Welt gekennzeichnet sind.

„Ihr werdet gestraft sein bis ins vierte und fünfte Glied" war die apokalyptische Prophezeiung, nachdem wir die Vollkommenheit verließen. Die sogenannte Erbsünde erkannte Hahnemann als Grundlage krankhaften Geschehens am Menschen, als krankmachendes Miasma, das uns an der Wiedergewinnung der Vollkommenheit hindert. Er nannte sie Psora.

Im Weiteren wurden drei große Erbkrankheiten zur Menschheitsplage und bis heute prägen sie den Menschen in seiner Anlage.

- Erstens: die Tuberkulose als tuberkulinische, lymphatische, kreative, hilflos unzulängliche Verfassung; eine Mischung aus psorischen und luetischen Anteilen.
- Zweitens: die Gonorrhöe – oder der Tripper – als sykotische, produktivwuchernde Verfassung.
- Drittens: die Syphilis – oder Lues – als luetisch-destruktive, zerstörerische Verfassung.

Diese Erbanlagen entscheiden über unsere Anfälligkeit für spezifische Erkrankungen und sind die Wurzel allen Krankwerdens. Sie bestimmen unsere Reaktionsweise auf Krankheitsreize sowie die Regulationsfähigkeit, die Abwehrfähigkeit, die Widerstandskraft und das Gesundungsvermögen auf solche Reize.

Es verbleibt uns, unsere Unvollkommenheit zu erkennen, anzunehmen als Sosein, mit ihr zu leben im Dasein, um sie zu überwinden im Menschsein.

Die Auffälligkeiten und Eigenheiten der Unvollkommenheit finden nicht nur im sichtbaren wie im unsichtbaren Ausdruck der Person ihre Entsprechung, sondern auch in der bildhaften Beschreibung der Arznei.

Auslösungen

Die Homöopathie ist eine Behandlung des Anfanges und das bedeutet der Auslösungen. Behandler und Patient können die auslösenden Faktoren leicht erfassen und erklären. Wenige Arzneien genügen, um sie bei auslösenden Bedingungen einer Erkrankung einzusetzen und auch um eine echte vorbeugende Behandlung zu betreiben.

Vielen solcher auslösenden Umwelteinflüsse begegnen wir alltäglich, dazu gehören Angst, Ärger, Sorgen, Kummer, Leistungszwang, Demütigung, Heimweh. Auch unsere Lebensumstände können auslösend wirken. Entscheidend ist die Rolle, die wir nach außen spielen dürfen oder spielen müssen, sowie die Art und Weise, wie wir den Konflikten begegnen, die sich durch unser Rollenverhalten ergeben. Begegnen wir ihnen kreativ lösend, aggressiv bekämpfend oder regressiv ablehnend?

Methode

Die Homöopathie ist von der Methode her eine somatopsychische Therapie (keine Psychotherapie!). Das bedeutet, der Arzneireiz setzt am Angriffspunkt der Arzneistoffe an und wirkt über das Organ, über das System und über feine Regelkreise auf die Ganzheit des Menschen und damit auch auf das Seelisch-Geistige.

Sie ist eine Methode, die auf die Enthüllung des Besonderen der Erscheinungen abzielt. Das Besondere aber ist die Ganzheit, die Einmaligkeit, nämlich das, was uns zur Person macht (Verfassung). Was wir am kranken Menschen wahrnehmen, ist das sich Zeigende, sich Offenbarende, das ans Licht Gebrachte, die Vorkommnisse am Leib und in der Seele. Was verdeckt ist, soll aufgedeckt und verarbeitet werden. Die Verarbeitung durch den Homöopathen geschieht im Vergleich der Zeichen des kranken Menschen mit den Zeichen des Arzneibildes (Ähnlichkeitsregel).

Neben der wissenschaftlichen Erforschung der Krankheitsursachen und deren Auswirkungen gibt es noch einen anderen gerechtfertigten Weg in der Wissenschaft: den erkrankten Menschen reden lassen, ihn anschauen, ihm zuhören und ihn verstehen.

Kunst

Die Kunst der Anamnese besteht darin, den ganzen Menschen zu erfassen. Dabei gewichtet der Homöopath die Zeichen, bewertet sie und fügt sie bildhaft zusammen, bis letztlich das Bild des kranken Menschen mit dem Bild der Arznei übereinstimmt. Bei der Erfassung des kranken Menschen ist die Art der Erkrankung von geringster Bedeutung, weil die Erfassung sich in jedem Falle auf den ganzen Menschen richtet. Daher gibt es in der Homöopathie keine Spezialisierung, keine Fachrichtung. Klinische Befunde sind zweifelsohne dringend notwendig, aber allein zu wenig, wenn es darum geht, den Menschen – unter Berücksichtigung der Bedingung seines Organismus, seiner Abhängigkeit von der Umwelt und seiner Beziehung zur Schöpfung – zu erfassen.

So betrachtet ist die Homöopathie eine Erweiterung und Bereicherung unserer modernen Medizin. Sie gibt uns neben den technischen Fortschritten in Diagnostik und Pharmazie bewährte Arzneien und eine menschliche Einsicht in den kranken Menschen.

Hinweise … unbedingt lesen!

Achtung!

Dieses Buch stellt keinen Anspruch auf Vollständigkeit. Es ist ein Lesebuch für Laien, die sich der Homöopathie verschreiben möchten, und für junge Studierende der Homöopathie, denen hierdurch Mut gemacht werden soll, umgehend ihre Patienten mit homöopathischen Arzneien zu versorgen. Die Behandlung chronischer Krankheiten oder der Konstitution des Einzelnen obliegt weiterhin dem Behandler Ihres Vertrauens, genauso wie eine eventuell angezeigte Dauerbehandlung.

Zur Arbeit mit der Hausapotheke

Wie immer sind meine Bücher mehrgeteilt. Der erste Teil führt in die Thematik und die Handhabung des Buches ein. Er vermittelt das notwendige Grundlagenwissen in der Homöopathie. Der zweite Teil erzählt vom kranken Menschen. Ich habe auch in dieser Auflage das Kopf-zu-Fuß-Schema beibehalten, weil es in der Homöopathie, wie einige von Ihnen wissen, so üblich ist. Eine Ausnahme bildet nur das Kapitel „Allgemeines & Allergie", worin solche Erkrankungen angeführt werden, die den Menschen als Ganzes erfassen und somit nicht in das Schema einzufügen sind.

Das neue Layout bietet eine übersichtliche Aufteilung: Die Marginalspalte zeigt Arznei, Dosierung sowie Modalitäten, die verschiedenen Überschriften heben wesentliche Merkmale wie die Auslösung heraus, und auch der Typ ist farbig hervorgehoben, wobei er bei der Arzneiwahl nicht unbedingt ausschlaggebend sein muss. Die empfohlenen Anwendungen der Arzneien im Kapitel „Der kranke Mensch" sind dem breiten Schatz der bewährten Anwendungen entnommen.

„Die Arznei", der dritte Teil, erhielt ebenfalls eine neue Struktur, um eine einfühlende Orientierung in die Arzneien zu ermöglichen. Er ist alphabetisch geordnet und auch hier unterstützt das farbige Layout die Übersichtlichkeit und ermöglicht eine schnelle Orientierung. Für einen wünschenswerten vertiefenden Einblick darf ich Ihnen ergänzende Bücher ans Herz legen: „Handbuch Homöopathie" und die zwei Bände der „Bewährten Anwendungen" (→ Literatur, S. 342).

23

Wiederholungen im Text dienen der Einprägung. Die *kursive* Druckart in beiden Teilen hebt abweichende Arzneien und/oder Dosierungen hervor. Bedenken wir, dass jede offenbare und äußerliche Erscheinung nur eine Spur zur Tiefe der Person ist.

▌ Bei jedem Zweifel in der Entscheidung sollten Sie den erfahrenen Homöopathen zu Rate ziehen.

Denn die Behandlungsmöglichkeiten reichen bis dahin, wo ein Mensch – aus welchen krankmachenden Gründen auch immer – weder reaktionsfähig noch regulationsfähig ist und seine Abwehr daniederliegt. Den Grad dieser Unfähigkeit entscheidet über die Anpassungsfähigkeit, die Flexibilität, die Toleranz, der Humor oder die Starre im Ausdruck seiner Allwissenheit.

Was ist eine personenbezogene Arznei?

Das ist jene Arznei, die ein Homöopath für die gesamten Beschwerden und Befindlichkeitsstörungen seines Patienten aussucht. Sie ist also der Inbegriff einer ganzheitlichen homöopathischen Betrachtungsweise und Behandlung. Diese personenbezogene Behandlung sollte Ihnen gleichzeitig die Grenze der Eigenbehandlung bewusst machen. Ihr Behandlungsradius bewegt sich im Bereich der bewährten Anwendungen einer Arznei, wie sie in diesem Buch beschrieben werden.

Wo erwerbe ich die Arznei?

Alle Arzneien sind nur in der Apotheke erhältlich. Sie brauchen jedoch nicht vom Arzt verschrieben zu werden, sind also jederzeit ohne Rezept frei käuflich. Selbstverständlich können Sie sich die Arzneien auch von Ihrem Arzt verschreiben lassen und über die Krankenkasse abrechnen oder Ihrer Versicherung zur Kostenerstattung einreichen.

Arzneien, die in Deutschland nicht erhältlich sich, besorgen Sie sich bitte im benachbarten Ausland. Für Norddeutsche am bequemsten in Holland oder Belgien, für alle anderen Einwohner am besten direkt in der Schweiz.

Bezugsquelle: Homöopathisches Labor Schmidt-Nagel
Rue du Pré-Bouvier 27
CH-1217 Meyrin bei Genf
fon: 0041 22 719 19 19
fax: 0041 22 719 19 20
Info@schmidt-nagel.ch
www.schmidt-nagel.ch

Wie und wo bewahre ich die Arznei auf?

Die Arzneien sollten in dunklen Behältern oder im Dunkeln aufbewahrt werden, damit zu starke Lichteinwirkung keinen zerstörenden Effekt zeitigen kann. Sollten Sie also Kügelchen von Ihrem Behandler oder von Ihrer Nachbarin bekommen, bewahren Sie diese im Dunkeln, am besten in einer Schublade, auf, die Sie eigens für Arzneien bestimmt haben. Beachten Sie bitte auch, dass Camphora D1 eine starke Strahlung aussendet, welche die Wirkung anderer homöopathischer Arzneien vermindern kann (ähnlich wie Minze, Menthol und Kamille). Schon Kent empfiehlt, diese Arznei in einem entlegenen Winkel des Hauses aufzubewahren.

Wie wirkt die Arznei?

Arzneien enthalten die Informationen, Schwingungen und Impulse, die im kranken Menschen einen Reiz in Gang setzen, der ihn zur Selbstheilung befähigt. Heilung ist also ein seelisch-geistiger Prozess (genauso wie letztlich Krankheit) und wirkt über die Lebensenergie, die Widerstandskraft, über die ganze Person. Sie ist deshalb verstandesmäßig gar nicht und wissenschaftlich nur unzulänglich erklärbar. Was soll's auch. Hauptsache, die Arznei wirkt! Hier steht die Erfahrung über der Erklärbarkeit.

Wie wähle ich die richtige Arznei?

Suchen Sie bei Beschwerden nicht nach Erklärungen ihrer möglichen Ursache, also fragen Sie nicht nach dem „Warum", sondern wählen Sie aus vorgegebenen Arzneien die den Störungen ähnlichste Arznei aus. Dazu ist es wichtig, dass Sie ein bestimmtes Abfrageschema einhalten. Nur so ist gewährleistet, dass Sie sicher die richtige Arznei für Ihre Beschwerde finden.

Die folgenden Fragewörter führen unmittelbar zu Ihrer Arznei:

▮ **WO?**
fragt, welche Beschwerde sich an welchem Ort darstellt (Lokalisation).

▮ **WIE?**
fragt, wie Sie Ihre Beschwerde empfinden (Empfindung).

▮ **WAS?**
fragt, wie sich Ihre Beschwerde als Schmerz, Ausscheidung etc. darstellt (Erscheinung).

▮ **WANN?**
fragt, unter welchen Umständen die Beschwerde sich verschlimmert (Modalität).

▮ **WODURCH?**
fragt, unter welchem Umstand die Beschwerde aufgetreten ist (Auslösung).

Der Weg zur richtigen Arzneiwahl

Wo?	Nase, Schnupfen
Wie?	Kribbeln, Bitzeln
Was?	fließend, wässrig
Wann?	bei nasskaltem Wetter
Wodurch?	Unterkühlung
Arznei	Allium cepa D3
außerdem	Frischluftverlangen

Für eine gezielte homöopathische Behandlung ist es absolut wichtig, dass Sie auch auf solche Kleinigkeiten achten, die bei einer schulmedizinischen Behandlung scheinbar keine große Rolle spielen. Während man in der Schulmedizin bei Kopfschmerzen beispielsweise Aspirin oder bei Fieber Paracetamol einnimmt (zu bedenken ist hier die Kleinigkeit: Ist man magenempfindlich oder nicht?) oder bei Schnupfen beispielsweise das Nasenspray der einen oder der anderen Firma benutzt (die Kleinigkeiten hier spielen keine Rolle), ist der Erfolg einer homöopathischen Behandlung hingegen davon abhängig, wie genau Sie sich beobachten.

Das scheint nicht jedem leichtzufallen, denn nicht alle Menschen sind anfangs fähig, sich hilfreich auszudrücken. Aber durch ständige Übung mit Hilfe dieser Fragen werden Sie sich besser kennen lernen, werden sich Ihrer leidenden Situation bewusster und können sie besser annehmen, um sie letztlich mit einer sorgfältig gewählten Arznei loszuwerden. Versuchen Sie's, Sie werden mit Wohlbefinden belohnt.

So spielt es durchaus eine große Rolle, ob Ihr Kopfschmerz bohrend oder pochend

Fließschnupfen

Wo Lokalisation	**Nase**	**Nase**	**Nase**
Wie Empfindung	Kribbeln, Bitzeln	Brennen, Wundheit	Brennen, Wundheit
Was Aussehen, Schmerz, Ausscheidung etc.	helles, wässriges Sekret	helles, wässriges Sekret	gelbgrünes, zähflüssiges Sekret
Wann schlimmer	im Warmen	im Kalten	im Kalten
Wodurch (ausgelöst)	nasskaltes Wetter	kaltes Wetter	kaltes Wetter
Arznei Dosierung	Allium cepa D3 anfangs stündlich	Arsenicum album D6 anfangs stündlich	Hydrastis D4 anfangs stündlich
außerdem zu empfehlen	Frischluft Tee trinken	Wärmezufuhr in jeder Weise	Wärmezufuhr in jeder Weise

ist, ob er sich im vorderen oder hinteren Kopfbereich äußert, wann und wodurch sich die Schmerzen ohne Behandlung ein wenig bessern. Oder, um beim Schnupfen zu bleiben: Hier ist es wichtig, ob das Sekret weiß, gelb oder grün, ob es wässrig, flüssig oder zähflüssig ist.

▍ Je genauer Sie Ihre Beschwerden bestimmen, je mehr Parameter sie beobachten, desto sicherer finden Sie die geeignete Arznei!

Ich möchte mit Ihnen den Verlauf einer solchen Fragestellung anhand eines Beispiels durchgehen. Bitte behalten Sie im Hinterkopf, dass es sich hierbei um ein reduziertes Beispiel handelt, um die Art der Fragestellung anschaulich zu machen. Selbstverständlich gibt es für „Schnupfen" nicht nur drei Beschwerdebilder bzw. drei Mittel (→ Schnupfen, S. 98). Wichtig ist mir nur, dass Sie das Abfragesystem verstehen und „auswendig lernen".

Welche Arzneiform soll ich wählen?

Die meisten Arzneien werden in drei Darreichungen angeboten: Kügelchen, Tabletten und Tropfen. Einige Arzneien, vor allem Säuren (Acidum ...), Phosphorus, Bromum und Petroleum sind nur flüssig haltbar. Die metallischen Arzneien sind erst ab D8 flüssig oder in Kügelchen vorhanden, bis D8 nur

in Tablettenform. Für Notfälle erwerben Sie verständlicherweise eher Tropfen, die Sie hinter die Zunge träufeln, von wo sie rasch in die Blutbahn aufgenommen werden. Für weniger notfällige Beschwerden ziehen Sie Kügelchen oder Tabletten vor, das ist letztlich reine Geschmackssache.

Wie und wann nehme ich eine Arznei?

Bei akuten Störungen
Wiederholen Sie 1 Gabe bis zur D12 stündlich (wie in der Tabelle bei Allium cepa D3 angegeben) oder 1 Gabe der D30 täglich.

Bei Nachlassen der Beschwerden nehmen Sie die Gabe weniger häufig. Das heißt, Sie handeln nach der Intensität der Beschwerde. Außer bei Allium cepa finden Sie diese Angaben bei allen Arzneien bis D12.

Im Notfall
Sie können jede Arznei in ¼ Liter Wasser mit einem Plastiklöffel „verkleppern", davon alle 5 Minuten einen gewöhnlichen Schluck trinken lassen oder mit demselben Plastiklöffel eingeben. Behalten Sie das Wasser vor dem Schlucken einen Augenblick im Mund, damit die Arznei über die Schleimhäute rascher in die Blutbahn eindringen kann!

27

Bei Besserung der Beschwerden

Wenn nach einer Arzneigabe eine Besserung eintritt, so warten Sie mit ihrer Wiederholung, bis Sie den Eindruck haben, dass die Wirkung der Arznei wieder nachlässt.

Nach akuten Störungen

Nach Besänftigung der akuten Störungen werden die verschiedenen Potenzierungen bis zur Ausheilung mit folgender Regelmäßigkeit eingenommen:

- bis D3 3 × täglich 1 Gabe zu je 20 Kügelchen, Tropfen oder 3 Tabletten
- ab D4 3 × täglich 1 Gabe ab D12 2 × täglich 1 Gabe
- D30 1 × wöchentlich 1 Gabe oder nach Bedarf
- D200 1 × monatlich 1 Gabe oder nach Bedarf
- LM 6 3 × wöchentlich 1 Gabe (Arzneifläschchen vor Einnahme kräftig verschütteln)

Welche Potenz verwende ich?

Die Wahl der Potenzhöhe ist grundsätzlich eine Frage des persönlichen Vermögens des Behandlers. Ihnen empfehle ich, sich durchweg mit Potenzhöhen im Bereich bis D12 zu bedienen, bei Benutzung dieses Buches situativ D30 als Bedarfsgabe, wie im Text angegeben. Dabei kann nichts „schief" laufen, und – gut gewählt – wird die Arznei immer (!) erfolgreich wirken.

Mit zunehmender Sicherheit, die uns das Vertrauen in die Arznei und in ihre Wirkung schenkt, greifen wir zu höheren und zu Höchstpotenzen. Ihre Verabreichung ist elegant und ihre Reaktion eklatant. Selbst oder gerade bei akuten Störungen scheue ich mich nicht, eine D200 täglich einmal oder mehrmals, bis zur subjektiv empfundenen Besserung, zu verordnen. Den Anfängern

und Puristen werden, wie folgt, allgemeine Regeln zur Verfügung gestellt:

Tiefpotenzen (Ø bis D4)

Ihr Einsatz gilt den organischen und gewebsbezogenen Störungen, besonders beim akuten Bedarf. Urtinkturen (= Ø) und Arzneien bis D3 werden nur bei ungiftigen Wirkstoffen benutzt wie zum Beispiel Camphora bei Erkältung oder Kollaps, Crataegus bei beginnender Herzinsuffizienz etc. Jede Arznei besitzt eine ihr eigene Grenze der Giftigkeit. Das ist jene Potenzhöhe, bei der die Giftwirkung in eine Heilwirkung umschlägt. So ist Arsenicum album erst ab D6 handelsüblich. Lachesis und Phosphor sollten wir wegen Blutungsgefahr nicht unter D12 verordnen.

Mittelpotenzen (D6 bis D12)

Sie decken das Reich der funktionellen Störungen ab. Das sind jene Beschwerden, bei denen wir oder die Klinik noch keine sichtbare Veränderung an Organen, Systemen und Geweben feststellen können: die Vielfalt der „psychosomatischen Syndrome" oder der klinischen „Simulanten". So oder so sind sie gerechtfertigte Hilferufe eines Leidenden, da die Verstofflichung der Störung noch nicht eingetreten ist. Damit bietet sich uns eine größere Chance, therapeutisch einzugreifen.

Dieses sind auch die Potenzen der Wahl, wenn die Reaktionskraft eines Patienten, sein Vermögen, einem Reiz zu antworten, durch Schwäche, Erschöpfung oder therapeutische medikamentöse Überschüttung vermindert ist.

Hochpotenzen (D30 bis XM)

Eine D30 oder C30 darf bei bestimmten Auslösungen wie Fieber, akuten Sorgen, Koliken etc. ohne Bedenken einmalig oder 1 x täglich bis zur Besserung gegeben werden. Ab D200/C200 – das ist die nächste übliche Potenz – sind Hochpotenzen im Allgemeinen für Störungen im seelisch-geistigen Bereich der Person reserviert, was bei einer konstitutionellen, einer personenbezogenen Behandlung des Patienten immer der Fall ist. Auch dann, wenn er nicht unmittelbar davon berichtet, sondern nur durch unmerkliche Zeichen und unbetonte Hinweise seiner Erzählung. Mit fortschreitender Erfahrung lernen wir, die Hochpotenz auch bei hoch akuten Prozessen einzusetzen, wo sie, wenn sie zur Situation passt, sehr rasch und tief greifend wirkt.

Wie gebe ich die Arznei?

Wenn nach einer Arzneigabe eine Besserung der Beschwerden eintritt, so warten Sie mit ihrer Wiederholung, bis Sie den Eindruck haben, dass die Wirkung der Arznei nachlässt. Eine Steigerung der Arzneiwirkung durch qualitative Erhöhung der Einzelgabe oder durch vermehrte Wiederholung der Gabe ist nicht zu erwarten. Der Arzneireiz benötigt einen gewissen Zeitraum und einen bestimmten Zeitablauf, bis er anspricht. Dieser Arzneireiz wird durch ein Kügelchen oder einen Tropfen genauso erreicht wie durch 20 oder 100 Kügelchen oder Tropfen. Die Qualität einer Arznei steht in keinem Bezug zur Quantität: Menge macht nicht Gesundheit. Menge ist messbar, Gesundheit ist eine Ermessensfrage.

Was heißt „1 Gabe"?

Bis zur Potenz D3 entspricht 1 Gabe 20 Tropfen oder 20 Kügelchen oder 2 Tabletten. Ab der Potenz D4 entspricht 1 Gabe 5 Tropfen oder 5 Kügelchen oder 1 Tablette.

Kinder ziehen verständlicherweise die süß schmeckenden Kügelchen vor. Eine Gabe geben Sie 10 Minuten vor oder nach dem Essen oder Trinken ohne Wasser auf die Zunge, Säuglingen stecken Sie die Kügelchen einfach zwischen die Lippen. Es braucht nicht lange, bis sie auf den Geschmack kommen und bereitwillig lutschen.

Was heißt „alle 5 oder 10 Minuten"?

Wiederholen Sie die Arznei so lange, bis sich spürbare Besserung einstellt. Dann unterlassen Sie eine weitere Gabe so lange, bis die Beschwerden sich wieder verschlimmern. So verfahren Sie mit jeder Arzneigabe!

Was heißt „bei Bedarf" oder „bedarfsweise"?

Wenn durch 1 Gabe D30 die Heilung angeregt ist, sollten Sie keinen weiteren Arzneireiz setzen, sondern so lange warten, bis das Geschehen sich wieder verschlechtert. Das erst weist Sie darauf hin, dass Sie einer erneuten Gabe bedürfen und diese zuführen dürfen. Es gibt demgemäß keine Regel für die Wiederholung einer D30-Potenz. Menschen sind wie die Arzneien sehr unterschiedlich, das heißt, sie reagieren auf individuelle, nicht voraussagbare Weise. Im Miteinander mit dem kranken Menschen ermessen Sie die Gabenwiederholung.

Was heißt „in Wasser"?

Bei hoch akuten Umständen lösen Sie 10 bis 20 Kügelchen oder Tropfen in einem gewöhnlichen Trinkglas voller Wasser (ca. ¼ Liter), verkleppern die Lösung mit einem Plastiklöffel und lassen hiervon alle 5 Minuten einen gewöhnlichen Schluck trinken. So verfahren Sie beispielsweise bei einem Asthmaanfall mit Arsenicum album D30 oder bei einem Panikanfall mit Aconitum D30 etc. Natürlich nur, wenn Glas und Wasser in Reichweite stehen. Die Arznei sollte es auf alle Fälle sein.

Wie ist die Dosis beim Säugling, beim Kind, beim Erwachsenen?

Der Arzneireiz wird durch 1 Kügelchen oder 1 Tropfen genauso erreicht wie durch 20 oder 100. Die Qualität einer Arznei steht in keinem Bezug zur Quantität. Hier lernen wir umzudenken: Menge macht nicht Gesundheit. Menge ist messbar, Gesundheit ist eine Ermessensfrage. Aus diesem Grunde ist es auch nicht besorgniserregend, wenn Kinder – wie so gern – ein ganzes Fläschchen mit Kügelchen genüsslich lutschen. Dies entspricht im Grunde 1 Gabe.

Gibt es Nebenwirkungen?

Die homöopathischen Arzneien haben keine Nebenwirkungen. Bei sehr empfindsamen Menschen und bei zu häufiger Wiederholung der Arzneigabe kann es zu überschießenden Reaktionen kommen, die jedoch nicht als schädliche Arzneiwirkung zu betrachten sind, sondern als Zeichen der richtigen Arzneiwahl. Nach Absetzen der Arznei klingt diese sogenannte Erstverschlimmerung schnell wieder ab. Im Allgemeinen empfehle ich, Arzneien bis D12 3 Tage auszusetzen und danach mit weniger häufigen täglichen Gaben fortzufahren.

Nebenwirkungen mit Medikamenten der Schulmedizin, sogenannte Interaktionen, sind gleichfalls nicht bekannt. Ich pflege zu behaupten: „Die Homöopathie siegt immer im Bemühen um die Heilung". Weshalb ich einem Diabetiker niemals die Spritzen verböte. Das wäre eine arrogante Monomanie meinerseits! Und einem Patienten unter antibiotischer Behandlung, verordne ich – zum Beispiel auf elterliche Anfrage – immer eine Arznei.

Auch Überlagerung der Wirkungen bei „homöopathischen Kombiarzneien", die ja meist aus tiefsten Potenzen zusammengemischt werden (deshalb „Mischopathie" und nicht „Homöopathie" genannt!), stören meine Arzneiverordnung nicht. Ich sehe es nur lieber, wenn beide nicht gleichzeitig eingenommen werden. Demgegenüber ist ein Zusammenspiel mit altbekannten Hausmitteln durchaus erwünscht.

Darf ich die Arznei als Vorsorgearznei verwenden?

Die Homöopathie ist im Grunde keine Heilmethode, die vorbeugend eingesetzt wird beziehungsweise wirkt. Obwohl sie eigentlich immer Schlimmerem vorbeugt. Der Körper reagiert nicht auf Informationen, zu denen in ihm keine Resonanz besteht, das heißt die er gar nicht braucht, die er also nicht verwerten kann und die ihn eventuell nur belasten würden. Doch auch hierbei machen wir Ausnahmen, denn die Homöopathie ist ja eine menschliche Medizin: zum Beispiel Staphisagria zur Vorbeugung von Insektenstichen, Arnica für Sportler, die sich leicht verletzen, oder Dulcamara für Metzger, die sich durch ihre Kühlhausgänge wiederholt unterkühlen etc.

Grenzen der Selbstbehandlung

Die eigentliche Grenze wird durch das individuelle Vermögen des Anwenders gesetzt, die rechte homöopathische Arznei für sein Leid oder dasjenige seiner Lieben auswählen zu können. Auch wenn Sie sehr „fortgeschritten" sind in Ihrer Erfahrung, sollten Sie die personenbezogene Behandlung immer einem Fachmann überlassen.

Ergo:
▪ Akutbehandlung: Ja!
▪ Konstitutionsbehandlung: Nein!

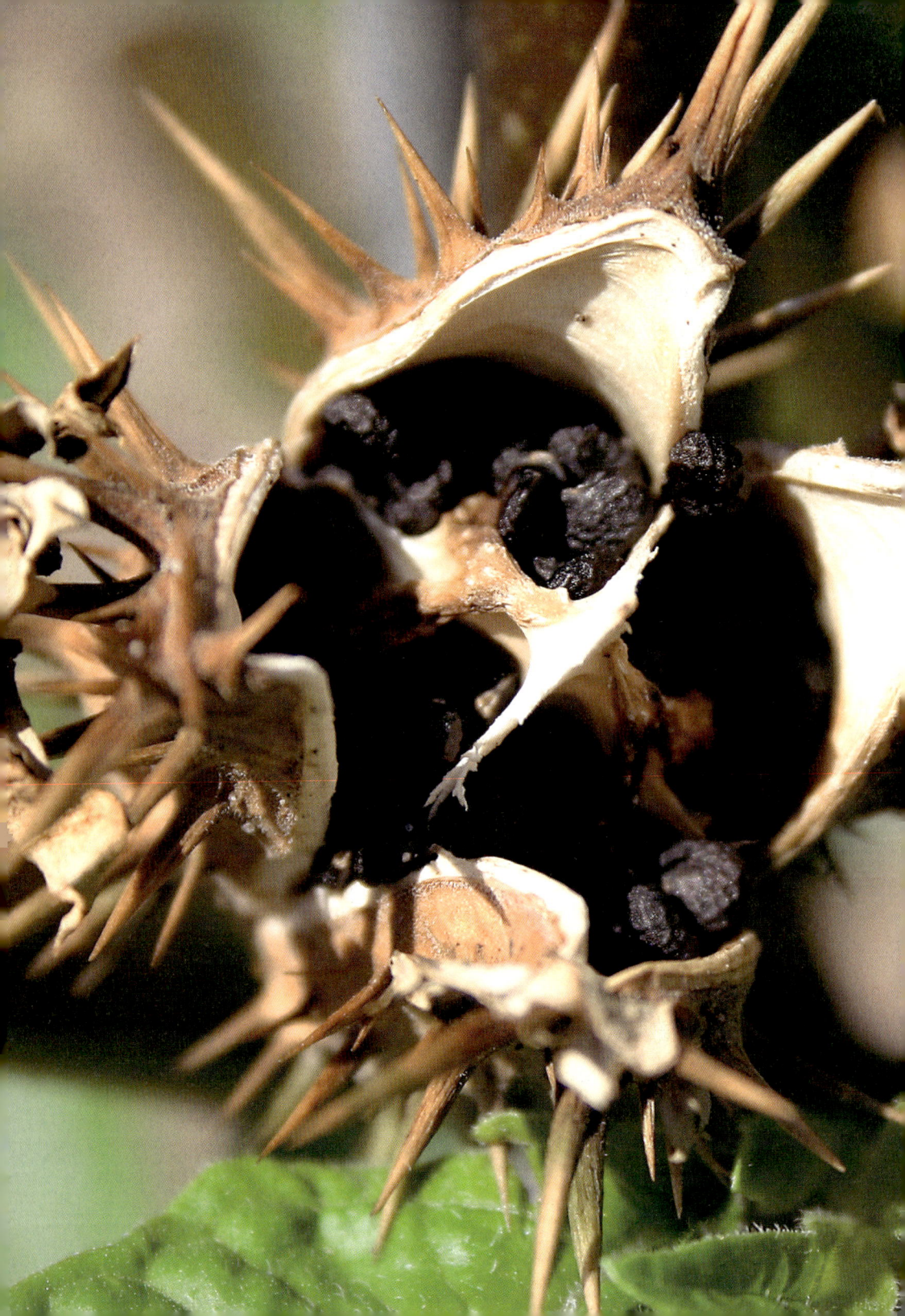

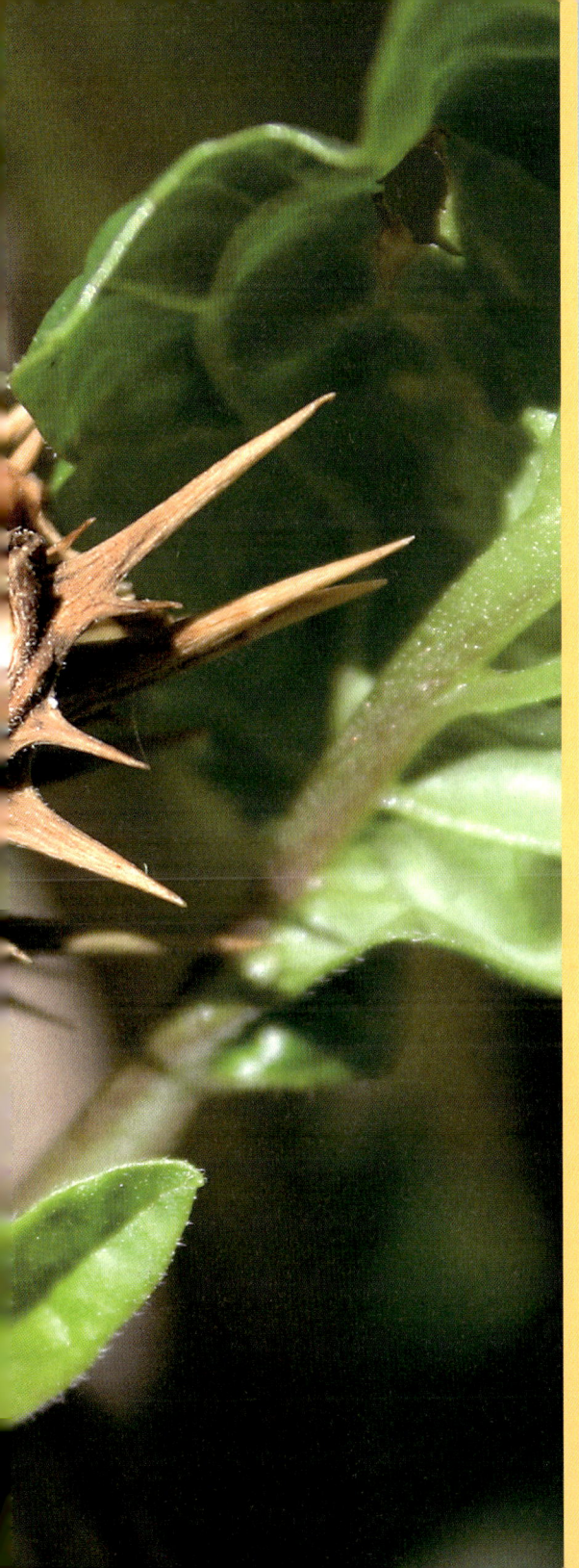

Der kranke Mensch

Hierunter finden Sie die wichtigsten Krankheitsbilder von Kopf bis Fuß, aber auch Abschnitte zu Beschwerden, die sich nicht unbedingt orten lassen, darunter Allergien und Erkrankungen von Geist und Gemüt.

Allgemeines & Allergie

Was listet man unter einem solchen Kapitel auf? Das war auch zunächst meine Frage, bis ich mich entschied, Beschwerden zu beschreiben, die sich nicht an einem Organ festmachen, nicht seelisch-geistig bedingt sind, sondern den Menschen als Ganzes beeinträchtigen. In gewisser Weise trifft das auch auf die später beschriebenen Allergien zu. Die ersten beiden Unterkapitel sind einer menschlichen Plage gewidmet.

Erkältung

→ „Enders' Homöopathie für Atemwegserkrankungen",
Literatur, S. 342

Es gibt keine „anständige" Erkältung mehr, die mit eindeutigen Symptomen der Klarheit eines Arzneibildes entspricht. Oder der auf einfache Weise mit einem heißen Bad, einem dreistöckigen Cognac und einem vorgewärmten Bett für die Schwitzkur zu Leibe gerückt werden kann. Erkältungen sind zur Volksseuche geworden, und erstaunlicherweise hilft bei 70 Prozent aller seuchenhaft Erkrankten dieselbe Arznei. Tasten wir uns vor!

Im Herbst

Zur Vorbeugung; kreislaufanregende Wirkung
Typ: blass, kalt, feucht

Der Herbst an sich ist ja keine neue Erscheinung, er kommt alle Jahre wieder. Neu an dieser Jahreszeit sind allerdings ihre unvorhersehbaren Erscheinungsformen mit heftigen Temperaturwechseln, die uns bis zum Einbruch der stabilen Kälte im Januar begleiten. Das bedeutet für die homöopathische Anamnese unvorhersehbare Folgen von Auslösungen wie Unterkühlung, Durchnässung, Föhn, Zugluft, feuchte Kälte, trockene

Camphora D1

1 bis 2 Tropfen morgens

🌑 nasskaltes Wetter, Unterkühlung

↗ sich abdecken

Kälte. Wenn Sie sich leicht erkälten, beugen Sie lieber vor. Hierfür haben wir mit Camphora eine bewährte Arznei. Bevor Sie das Haus verlassen, lutschen Sie – am besten auf einen Würfelzucker geträufelt, um den Kampfergeschmack zu versüßen – genüsslich Ihr Heizöfchen. Die Arznei wirkt über ihre kreislaufanregende Komponente (→ Ohnmacht, S. 141). Vor allem leicht fröstelnde Menschen werden sie als Vorbeugung lieben lernen.

▌ Auch wenn Sie akut der erste Anflug eines grippigen Gefühles überkommt, Sie frösteln, schaudern und alle Schleimhäute noch trocken sind, sollten Sie zugreifen.

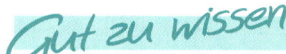

Kampfer strahlt!

Beachten Sie bitte, dass Kampfer eine starke Strahlung aussendet, welche die Wirkung anderer homöopathischer Arzneien vermindern kann (ähnlich wie Minze, Menthol und Kamille!). Schon James Tylor Kent empfiehlt, das Arzneifläschchen „in einem entlegenen Winkel des Hauses" aufzubewahren.

Folge von Durcheinander
Typ: blass, intelligent, reizbar, mürrisch

In dieser Jahreszeit schaue ich morgens aus dem Fenster, erkenne die Wetterlage als trocken, kalt, zugig oder als ungemütliches Durcheinander und entscheide, dass jede eben erhaschte Erkältung Nux vomica braucht. Wenn Sie obendrein noch das Fenster öffnen, beim leisesten Luftzug niesen und die Nase läuft, dann brauchen Sie mich hierfür nicht mehr zu konsultieren. Ist die Nase nachts im Liegen verstopft, wiederholen Sie die Gabe, bis Sie auch nachts wieder ungehindert atmen können.

Nux vomica D30

1 × täglich bis zur Besserung

🔽 trockene, klare Kälte, Zugluft, nachts im Liegen

🔼 feuchte Wärme, außer am Kopf

ALLGEMEINES & ALLERGIE

Nach Unterkühlung, Durchnässung

Rhus tox D30

1 × täglich bis zur Besserung

🜄 nasskaltes Wetter, Ruhe, nachts

↗ Wärme, Lagewechsel

Typ: blass, kalt, feucht, ruhelos

Häufig sind wir kleidungsmäßig auf einen raschen Temperaturwechsel von warm zu kalt nicht eingestellt. Kommen Sie durchgefroren oder womöglich unterkühlt zu Hause an, nehmen Sie ein schönes heißes Bad und legen Sie sich gleich zum Schwitzen ins warme Bett. Oder nehmen Sie Rhus tox, bevor sich in der Nacht die ersten Folgen der Unterkühlung (Nase, Hals, Bronchien, Blase) einstellen und Sie sich mit heftigen Rücken- und Kreuzschmerzen wie zerschlagen, durchgebrochen, geprügelt fühlen. Diese Arznei wirkt ebenso bei den Folgen von Durchnässung, wenn wir vom Regen überrascht werden oder nach körperlicher Anstrengung schwitzen und dann der kalte Wind durch die Kleider bis ins Knochenmark weht.

▌ Denken Sie daran, dass uns solche Ereignisse auch in einem kühlen Sommer ereilen können.

Erkältete Blase

Dulcamara D30

1 × täglich bis zur Besserung

🜄 Wetterwechsel zu feucht, nasskaltes, nebliges Wetter

↗ warm halten

Typ: rund, blass, kalt, wässrig

Es gibt Menschen, die sich bei jeder Erkältung nur die Blase unterkühlen mit heftigem, lästigem Harndrang. Solche Menschen brauchen sich nur auf einen Stein oder auf einen kühlen Stuhl zu setzen und ihr Leid beginnt. Wir begegnen ihnen beim Spaziergang oder im Café mit einem klappbarem Sitzkissen. Sie brauchen Dulcamara genauso als ständigen Begleiter wie ihr Sitzkissen, bis sie beides nicht mehr brauchen.

Im Winter

Epidemische Erkältung

Mercurius solubilis D30

1 × täglich bis zur Besserung

🜄 nasskaltes Wetter, nachts

↗ Kühle

Typ: graufahl, kalt, klebrig

Regelrechte Epidemien überfallen uns mit dem immer rascheren Wetterumschlag zum nasskalten Herbst oder zum beharrlich nieselnden Winterbeginn. Kriechende Frostschauer schleichen den Rücken rauf und runter, die weder am Heizofen noch im vorgewärmten Bett eine Linderung erfahren. Gestatten Sie sich jetzt schon Mercurius solubilis, bevor die Schleimhäute wunde Sekrete absondern, bevor die Zunge anschwillt, sich schmutzig-grau belegt, bevor die Mundhöhle einen widerlich abstoßenden Speichel- und Rachengeruch verbreitet.

Den ganzen Winter über

Typ: blass, frostig, heiter, hübsch

Kinder und Erwachsene, die dem kommenden Winter nicht mit herbstlicher Freude, sondern mit ständig wiederkehrenden Erkältungen bis ins Frühjahr hinein begegnen und auch die steten Wetterwechsel im Sommer mit „Schnupfen, Husten, Heiserkeit" beantworten, sind auffallend schlanke, zarte, hübsche Menschen mit bläulich schimmerndem Weiß der Augen, umrandet von langen, dunklen Wimpern und manchmal mit einem Hauch von flaumigen Säuglingshaaren auf Unterarmen, Unterschenkeln und auf dem Rücken. Sie sind mit jährlich zu wiederholenden Gaben von Tuberculinum bovinum zu behandeln, ja zu beglücken. Diese Nosode ist im Unterschied zum menschlichen *Tuberculinum GT* auch akut einsetzbar, wenn sich zu den Beschwerden ein ungewöhnliches, bisher nicht gekanntes Verlangen nach frischer, knackiger Nahrung und literweise frischer Milch gesellt.

Tuberculinum bovinum D30

1 × wöchentlich ab September, 3 Monate insgesamt

🌙 nasskalt, Wetterwechsel, Zugluft

☀ Frischluft

Im Sommer

Nach Kälteeinfluss bei Hitze

Typ: blass, rund, gedunsen, rüpelhaft

Sollte der Frühsommer heiße Tage hervorzaubern und Sie Ihren Badeanzug einpacken, dann legen Sie Antimonium crudum mit ins Gepäck. Sie werden beides brauchen. Den Badeanzug zum Schwimmen, die Arznei für die Folgen von Kaltbaden in sommerlicher Hitze. Wer hat nicht schon bei sich oder seinen Lieben erlebt, wie danach die Nase läuft, das Hüsteln beginnt, die Magenschmerzen, der Durchfall, das Fieber. Bei solcher Darmgrippe ist die Zunge dick weiß belegt. Geben Sie diese Arznei bereits, wenn Sie das wasserunterkühlte Wesen trotz Hitze fröstelnd, schnatternd am Schwimmbeckenrand stehen sehen.

Antimonium crudum D30

2-stündlich

🌙 nach Kaltbaden

☀ Ruhe

ALLGEMEINES & ALLERGIE

Bei Einbruch schwüler Tage

Gelsemium D30

1 × täglich

🔄 bei Wetterwechsel

↗ massives Harnen

Typ: rot, rund, warm, feucht

Eine andere Art von Erkältung, die gern beim Einbruch schwüler Tage im Sommer (und auch zu anderen Jahreszeiten) auftritt, ist die Kopfgrippe mit Kopfdruck, Hinterkopfschmerz, Hinterkopfschwindel, mit Frostschaudern den Rücken rauf und runter, mit teilnahmsloser, matter Lähmigkeit. Alles ist „wie zu" und geschwollen: Schleimhäute, Kopf, Glieder und Lebensgeister. Gelsemium setzt die Sekrete und Geister in erlösende Bewegung um.

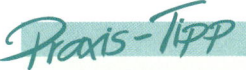

Praxis-Tipp

Weitere Möglichkeiten

Beginnt Ihre Grippe gleich mit Fieber, schauen Sie bitte im dortigen Kapitel nach, denn Fieber ist höherwertiger einzuschätzen als die Lokalität der Störung.

Wenn Sie Ihre Arznei in diesem Kapitel der Auslösungen nicht ausfindig machen können, dann schauen Sie, entsprechend dem Sitz der Erkältung, nach bei Halsschmerzen (→ S. 107), Schnupfen (→ S. 98) oder Husten (→ S. 131) nach.

Jahreszeitenunabhängig

Mit rheumatischen Schmerzen

Eupatorium perfoliatum D30

1 × täglich bis zur Besserung

🔄 bei Feuchtigkeit

↗ Ruhe, Wärme

Typ: rot, warm, feucht, unruhig

Die rheumatische Grippe ist nach meiner Erfahrung weder jahreszeitlich noch geographisch verankert. Sie erscheint ebenso häufig hier im Herbst wie andernorts in der tropischen Hitze. Während der *Rhus tox*-Behandlung des Erkältungszustandes ereilt uns Fieber, und der ganze Körper ist wie zerschlagen mit reißenden Schmerzen in Muskeln, Gelenken und Knochen (englisch: break bone fever). Die segensreichste Arznei bei solch beklagenswertem Zustand ist Eupatorium perfoliatum. Ich habe sie letztlich nur noch in *D200* mit raschem Erfolg gegeben und sie selten wiederholen müssen. Erleben Sie diesen Segen!

Fieber

Wo Hitze, Fieber und Feuer entflammen, will etwas verbrannt werden. Etwas, das unserem Organismus nicht zugehörig ist. Nicht immer sind es Bakterien, Viren und sonstige überhandnehmende Eindringlinge, sondern auch unterdrückte Leidenschaften entfachen das Feuer. Missbrauch, Heimweh, die bevorstehende Klassenarbeit oder der Ferienbesuch bei der nörgeligen Tante. Wie auch immer, unser Körper versucht, sich innerer Untaten zu entledigen, und spuckt eben Feuer.

Rotes Aussehen

Plötzlicher Beginn, trockene Haut; Kühle lindert

Typ: hellrot, schlank, unruhig

Die am häufigsten angezeigte Fieberarznei im Beginn des Geschehens ist Aconitum. Besonders, wenn die Körpertemperatur von jetzt auf gleich unerwartet ansteigt. Die Haut ist heiß, trocken, hellrot, der Kopf benommen, der Geist unruhig verwirrt, die Seele ängstlich.

Aconitum D30

einmalig

🔄 Unterkühlung, kalter Ostwind, Zugluft

↗ Kühle, Bewegung

Plötzlicher Beginn, schweißige Haut; Wärme lindert

Typ: rot, rund, kräftig, brav

Oft bricht zwei Stunden später, spätestens um Mitternacht, der Schweiß aus, dampfender Schweiß. Immer noch hellrot, glänzende Augen, benommen und trotzdem zugedeckt bis über den Kopf. Das Verlangen nach Wärme ist der entscheidende Widerspruch bei dieser Art Fieber. Mit Belladonna beruhigt sich der Fiebernde und fällt in einen erholsamen Schlaf. Am Morgen erwacht er geheilt, oder die Entzündung hat sich an einem Organ oder Körperteil herauskristallisiert. Schauen Sie dann in den entsprechenden Kapiteln nach.

Belladonna D30

einmalig

🔄 Entblößung, nachts, Berührung

↗ Ruhe, warm zudecken

Plötzlicher Beginn, kaltschweißige Haut, Frostschauer

Veratrum viride D30

einmalig und bedarfsweise wiederholen

🚫 Bewegung, Aufrichten

↗ Ruhe, abdecken

Typ: rot/blass-blau, gelassen, angstlos

Ein heftiges Fieber ähnlich den beiden vorigen: Plötzlich, hitzig und trocken beginnt es wie bei *Aconit*, genährt von einem vollen, raschen, harten Puls wie bei *Belladonna*. Je länger das Fieber anhält, desto mehr wird das Bild von Kreislaufstörungen und Ohnmachtsanwandlungen mit kalten, klebrigen Schweißen geprägt, die den heftigen Frost, das kalte Schaudern im Fieber, begleiten. Das unterscheidet es von den dampfenden Schweißen bei *Belladonna*. Auch die ängstliche Unruhe, der wir bei *Aconit* begegnen, vermissen wir beim derart Fiebernden. Veratrum viride wird den von hitziger Wärme und kaltem Frostschweiß Geschüttelten befreien.

▌ Ist die Zunge gelb belegt und in ihrer Mitte von einem roten Streifen durchzogen, dann ist die Wahl der Arznei sogar unumstritten.

Durstloser, unruhiger Mensch; Kühle lindert

Apis D30

einmalig und bedarfsweise wiederholen

🚫 Berührung

↗ Kälte

Typ: hellrot, ruhelos, schreit schrill

Alle Fiebernden haben gewöhnlich Durst. Das sogenannte Nervenfieber macht da eine Ausnahme. Der Erkrankte ist durstlos, oder er hat Durst mit der charakteristischen Eigenart, dass er nur kleine Schlucke eines kalten Getränkes zu sich nimmt. Trotzdem ist er heiß und trocken, leidet an stechenden Schmerzen (zum Beispiel Kopf, Herz, Lunge, Rippenfell, Niere), ist ruhelos, erschöpft, benommen, verlangt nach Kühle, schreckt gelegentlich aus seiner Benommenheit mit einem schrillen Schrei auf. Vor allem solcherart fiebernde Kinder haben dieses auffallend schrille, durchdringende Weinen. Geben Sie Apis, und Sie können dem Abklingen der Erscheinungen mit Erstaunen zusehen.

Blasses Aussehen

Durstloser, rasch erschöpfter Mensch; Wärme lindert

Typ: leichenblass, zart, durstlos

Dieser Fiebernde ist ebenso durstlos wie der vorige. Oder er hat Durst mit dem charakteristischen Verlangen, nur kleine Schlucke eines warmen Getränkes zu sich zu nehmen. Ruhelos, äußerst rasch erschöpft und benommen, sehnt er sich nach innerer und äußerer Wärme und nach Arsenicum album, solange die ängstlich-unruhige, leichenblasse Schwäche anhält. Die rasche Erschöpfung, die eigentlich im Widerspruch steht zu den krankhaften Phänomenen, wird sich durch die Arznei ebenso rasch in heilende Kraft wandeln. Der Erkrankte schläft sich in die Gesundung hinein und fühlt sich hinterher wie neu geboren.

Arsenicum album D30
einmalig mit bedarfsweiser Wiederholung
🜄 Unterkühlung
🡵 Wärme in jeder Form

Die Ausnahmen

Stumpfsinniges, berauschtes Fieberdelirium; schmerzloser Mensch

Typ: verwirrt, stumpfsinning, durstlos

Das schwerste Krankheitsgefühl äußert dieser plötzlich, heftig, hitzig gerötete Fiebernde. Falls er sich noch äußern kann. Denn so rasch können Sie gar nicht schauen, wie er in einen teilnahmslosen, ja stumpfsinnig betäubten, fieberberauschten Zustand verfällt. Durstlos döst er dahin, deliriert, murmelt etwas von fehlenden Teilen seines Körpers, bis Baptisia ihn genauso überraschend schnell erlöst, wie er verfiel.

Baptisia D30
einmalig und bedarfsweise wiederholen
🜄 Druck, Anfassen, Herbstwetter
🡵 frische Luft

Putzmunterer Mensch

Typ: blond, blutarm, feucht, hitzig

Alle Fiebernde sind gewöhnlich benommen und teilnahmslos oder unruhig leidend. Bei unseren Kindern erleben wir jedoch gelegentlich, dass sie zwar hoch fiebern, aber kein Ruheverlangen zeigen. Sie sind putzmunter, wollen eher spielen,

Ferrum phosphoricum D12
2 × täglich
🜄 nachts
🡵 Ablenkung

in Büchern blättern, Geschichten erzählen. Geben Sie Ferrum phosphoricum, und die sich ausformende Entzündung (meist Zahnfleisch, Mandeln, Ohren) ist rasch beherrscht.

Schmerzen wie zerschlagen, geprügelt

Eupatorium perfoliatum D30

einmalig mit eventueller Wiederholung

🔁 nasskaltes, feuchtes Klima

↗ Ruhe, Wärme

Typ: rot, warm, feucht, unruhig

Häufig zur kalten Jahreszeit hin unterkühlen wir uns und entwickeln ein Fieber mit Schmerzen wie zerschlagen, verrenkt, geprügelt am ganzen Körper, fühlbar in Muskeln, Gelenken und Knochen. Es gehört zu den rheumatischen Fieberarten und verlangt nach Eupatorium perfoliatum.

❚ Übrigens: Alle tropischen Infektionen beginnen mit dieser Fieberart und enden mit dieser Arznei.

Mit feucht-heißer Schädeldecke; unruhiger Mensch

Chamomilla D30

einmalig

🔁 nasskaltes Wetter, Wind, Zugluft, Hitze

↗ Kälte, getragen werden

Typ: rot, hitzig, heftig, überreizt

Kinder, die besonders nervös, gereizt, verdrießlich, unerträglich hitzig sind mit feucht-heißer Schädeldecke, meist eine Wange rot, die andere blass, brauchen im Fieber Chamomilla. In diesem Zustand verlorener Harmonie sind sie untröstlich, schreien schrill und unmotiviert, tags wie nachts. Kein Spielzeug, kein Bilderbuch, kein sanftes, noch heftiges Zureden kann ablenken, beruhigen, zerstreuen. Eher geschieht es, dass die dargebotenen Gegenstände wie ihr Geschrei durch die Räume fliegen. Nehmen Sie Ihr Kind auf den Arm, wird es sich umgehend besänftigen. Schaukeln Sie es dort so lange, bis Chamomilla wirkt. Dann dürfen Sie es aufatmend ins Bett zurücklegen, denn es wird in einen gesunden Schlaf fallen.

Septisches Fieber mit Schüttelfrost und paradoxem Puls

Pyrogenium D30

einmalig

🔁 im Winter, nach DTP-Impfung

↗ warm zudecken

Typ: blass, frostig, überreizt

Winter habe ich erlebt, in denen keine Erkältung, kein Fieber ohne unsere bewährte *Schüttelfrost-Nosode* Pyrogenium ausheilte. Das gibt zu denken! So fiel mir auf, dass vor allem jene Kinder mit häufig wiederholten DTP-Impfungen (Diphtherie-

Tetanus-Pertussis) im frühen Säuglingsalter dieser Arznei bedurften. Auch dann, wenn die sonst notwendigen Zeichen ihrer Wahl fehlten, wie heftig wallendes Blut in den Adern, das langsam pulsiert bei hohem Fieber und rascher bei niedrigem Fieber.

Bei Fieberkrampf

Typ: blass, bläulich, kalt

Durch die heute allzu rasch eingesetzten Antibiotika erleben wir selten noch Fieberkrämpfe. Trotzdem kommt es gelegentlich vor, dass neue homöopathische Familien trotz Antibiotikumtherapie vom Haus- oder Kinderarzt von Fieberkrämpfen berichten. Geben Sie dann sofort Cuprum metallicum und wiederholen Sie die Gabe gegebenenfalls nach jedem weiteren Krampfanfall.

Cuprum metallicum D30

einmalig

🟢 durch allgemeine Krampfneigung

🔷 Gegendruck

Keine Panik bei Fieber

Achten und beachten Sie beim Fieber Ihrer geliebten Nächsten die Eigenart des Verhaltens, Verlangens, der Abneigung und Unverträglichkeit bedingungslos. Hier gilt. „Nimm Deinen Nächsten, wie er ist."

Belassen Sie ihn also in seinem Sosein und antworten Sie empfindsam auf seine Eigenarten. Allzu voreilig missachten wir ein für uns befremdendes Verlangen, wie das Wärmebedürfnis beim *Belladonna*-Fieber, und machen trotzdem kalte Umschläge, weil wir es für „vernünftig" halten. Nichts jedoch, was mit Menschlichem zu tun hat, ist mit Vernunft allein erklärbar. Und eigentlich wissen wir das auch!

Bedenken Sie weiterhin, dass Fieber unser Verhalten, insbesondere das unserer Kinder, verändern kann. Denn das Fieber ist nur der Ausdruck einer tiefer in der Person liegenden Störung und gibt uns einen Hinweis zu dieser Person. Wer kennt nicht das Fieber unserer Kinder vor einer geistraubenden Klassenarbeit oder nach heftigem Tadel?

Denken Sie abschließend auch daran, dass Fieber als Abwehrreaktion unseres Körpers zu verstehen ist: Je höher es klettert, desto besser ist unsere Abwehr. Ein nur langsam dahinschleichendes Fieber steht für ein jämmerliches Immunsystem. Worauf begründen Sie also Ihre homöopathische Anfängerpanik bei hohem Fieber?

Fazit: Jede Erkrankung hat ihren Sinn, den jeder für sich allein erkennen muss. Und wenn wir der Sinnfindung Platz gewähren sich niederzulassen, werden wir ihren Sinn erkennen: für unsere Beziehung zu uns selbst, zu unserer Umwelt und zu unserem Schöpfer.

Kinderkrankheiten

Alle Kinderkrankheiten sind Ausdruck einer angeborenen, ererbten Minderwertigkeit des Abwehrsystems. Der Sinn der Erkrankung liegt darin, diese Minderwertigkeit zu überwinden. So erklärt sich die lebenslange Immunität gegen die durchgemachte Kinderkrankheit. Nach der Erkrankung bemerken wir bei unseren homöopathisch behandelten Kindern, dass die Anfälligkeit gegen Erkältungen, die Kränklichkeit, nachlässt oder ganz verschwindet. Das Abwehrsystem ist gereift.

Eine vorherige Impfung mit Virusstoffen verhindert eine natürliche Ausprägung des Abwehrsystems und damit auch eine natürliche, harmonische Entwicklung der körperlich-leiblichen Funktionen und des seelisch-geistigen Gefüges (→ Impfschäden in „Enders' Handbuch Homöopathie", Literatur, S. 139). Durch den Verlauf der Erkrankung und ihrer Komplikationen erfassen wir Ärzte den Gesundheitszustand Ihres Kindes. Entsprechend dem Abwehrzustand wird die Kinderkrankheit dynamisch behandelt. Gewöhnlich nicht nur mit einer Arznei, die anfangs zutrifft, sondern mit verschiedenartigen Arzneien, die dem jeweilgen Krankheitsbild und -verlauf entsprechen.

▮ Bei Komplikationen während oder nach der Erkrankung bitten Sie Ihren Homöopathen um Rat.

Windpocken

Akute Phase: zur Vorbeugung der Pockennarben

Typ: blass, rund, gedunsen

Antimonium crudum D4

3 × täglich

🢆 Kälte bei Hitze

🡒 Ruhe

Fast alle Kinder sind für Windpocken empfänglich, die im Allgemeinen gelinde verlaufen. Wenn Sie die ängstliche Unruhe mit *Aconit* oder die starken pulsierenden Kopfschmerzen im schläfrigen Fieber mit *Belladonna* ausgeglichen haben, dann ist die erste Arznei Antimonium crudum. Für den juckenden Bläschenausschlag empfehle ich gern *Antijuck-Puder*.

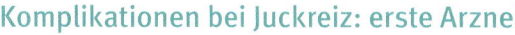
Komplikationen bei Juckreiz: erste Arznei

Typ: blass, kalt, feucht, ruhelos

Den intensiven Juckreiz eines kräftig roten Bläschenausschlages beherrschen Sie mit Rhus tox, womit Sie meist keine weiteren Arzneien benötigen.

Rhus tox D30

bedarfsweise

⊘ nachts

⊅ Wärme

Komplikationen bei Juckreiz: zweite Arznei

Typ: rot, dick/schlank, muskulös, schmuddelig

Bleibt der Juckreiz aber reaktionslos und unerträglich, geben Sie Sulfur mit eventueller Wiederholung.

Sulfur D30

einmalig

⊘ Wasser

⊅ Frischluft

Bei eitrigen Pocken

Typ: graufahl, kalt, klebrig

Werden die Bläschen eitrig, so dürften Sie den brennenden, nächtlichen Schmerz mit Mercurius solubilis löschen.

Mercurius solubilis D30

1 × täglich

⊘ nachts

⊅ Kühle

Bei chronischem Husten

Typ: blass, rund, rüpelhaft, will nicht angefasst werden

Auch der Husten nach der Erkrankung, er ist eine der häufigsten Komplikationen, spricht ausnehmend gut auf Antimonium crudum an.

Antimonium crudum D4

3 × täglich

⊘ Kälte bei Hitze

⊅ Ruhe

Zur Ausleitung der Gifte

Typ: rot, dick/schlank, muskulös, schmuddelig

Ist die Erkrankung überstanden, wiederholen Sie Sulfur zur besseren Ausscheidung der Gifte.

Sulfur D30

einmalig

⊘ bei schlechter Abwehrlage

⊅ Frischluft

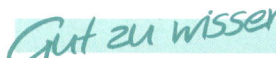

Zur Ausleitung empfohlen

Die zusätzliche Einnahme von Arzneien zur Ausleitung von Giften dient der Reinhaltung des Abwehrsystems und erlaubt der personenbezogenen Arznei, ungehinderter und erfolgreicher zu wirken.

Mumps

Bei Fieber

Belladonna D30

einmalig

🌙 nachts, Berührung

↗ Wärme, Ruhe, Trost

Typ: rot, rund, kräftig, brav

Auch der Mumps nimmt bei Kindern vor der Pubertät einen gelinden Verlauf. Das anfängliche Fieber ist mit Belladonna gut beherrschbar.

Mit Speichelfluss

Mercurius solubilis D30

1 × täglich

🌙 nachts

↗ Kühle

Typ: graufahl, kalt, klebrig

Besteht ein starker Speichelfluss und lindern sich die Beschwerden durch Kühle, geben Sie Mercurius solubilis. Auch bei jungen Menschen während oder nach der Pubertät ist diese Arznei angezeigt, da es zu einer Entzündung und zur Unfruchtbarkeit der Keimdrüsen kommen kann.

> ▌ Beachten Sie dabei die sogenannte *Merkur-Zunge*. Sie ist geschwollen, weiß-grau belegt und weist am Rand Zahneindrücke auf!

Mit Hoden- oder Eierstockentzündung

Pulsatilla D6

3 × täglich

🌙 Wärme

↗ Trost, Frischluft, Kaltes

Typ: rund, lieb, mild, wechselhaft

Desgleichen kann geschehen, wenn ein schleichendes Fieber die Infektion begleitet: Hoden, Nebenhoden oder Eierstöcke schwellen, schmerzen und verlangen besänftigend nach Pulsatilla.

Mit harten Ohrspeicheldrüsen

Barium carbonicum D6

3 × täglich

🌙 Zugluft

↗ Wärme

Typ: blass, rundlich, träge

Die weiche Schwellung der Ohrspeicheldrüsen, welche die Kieferwinkel immer beidseitig verdeckt, geht gewöhnlich in acht bis zehn Tagen zurück. Besteht sie fort und fühlt sich eher hart an, lassen Sie Barium carbonicum folgen, bis die Kieferwinkel wieder tastbar sind.

Röteln

Bei plötzlichem Ausschlag mit Fieber

Typ: hellrot, schlank, ruhelos, ängstlich

Sie sind von den Masern kaum unterscheidbar, verlaufen auch meist nicht so störungsreich wie diese. Geben Sie, wie immer zu Beginn des trockenen Fiebers mit ängstlicher Ruhelosigkeit, Aconitum. Wiederholen Sie diese Gabe am nächsten Tag, falls das Fieber noch besteht. Wenn nicht, bedarf der Verlauf keiner weiteren Behandlung.

Aconitum D30
einmalig
↘ erzwungene Ruhe
↗ Kühle

- Der Ausschlag muss, wie bei Masern, gut herauskommen. Er erscheint von oben nach unten und heilt auch in dieser Weise ab!

Bei schwachem Ausschlag

Typ: blass, grau, trocken, nervös

Erscheint er nicht eindeutig oder schwach, dann geben Sie Zincum metallicum dazwischen, um eventuelle Folgen des unterdrückten Ausschlages (zum Beispiel durch vorherige Impfung) zu vermeiden.

Zincum metallicum D30
einmalig
↘ im Schlaf
↗ Ausscheidungen

Masern

Akute Phase: bei plötzlichem Beginn

Typ: schlank, unruhig, ängstlich

Meist beginnt diese Erkrankung mit Fieber ohne Schweiß. Steht die trockene Hitze mit viel Durst und unruhiger Angst im Vordergrund, so geben Sie zuerst Aconitum.

Aconitum D30
einmalig
↘ erzwungene Ruhe
↗ Kühle, Bewegung

Akute Phase: bei Ausschlag, mit Schwellungen

Typ: hellrot, durstlos, ruhelos

Steht jedoch anfänglich die Schwellung der Haut und Schleimhäute im Vordergrund und Ihr Kind äußert keinen Durst, dann geben Sie eher Apis.

Apis D30
einmalig
↘ Berührung
↗ Kälte

Euphrasia D12

2 × täglich

🔆 grelles Licht

↗ nachts

Pulsatilla D6

3 × täglich

🔆 Wärme

↗ Trost, Frischluft

Bryonia D4

stündlich

🔆 geringste Bewegung

↗ Übergang ins Warme

Sulfur D30

einmalig

🔆 Wasser

↗ Frischluft

Silicea D6

3 × täglich

🔆 Zugluft, Entblößen

↗ warm einhüllen

Akute Phase: mit Bindehautentzündung

Typ: rot, warm, feucht

Mit dem Ausbruch des Ausschlages formen sich Begleiterscheinungen aus: Bindehautentzündung, Schnupfen, Husten in der Reihenfolge ihres Auftretens. Die Bindehautentzündung verlangt nach Euphrasia, eventuell auch als Augentropfen.

Akute Phase: mit Schnupfen

Typ: rund, lieb, mild, wechselhaft

Der Schnupfen wird zäh, mild und gelb-grün; Fieber, Durst und Kind bleiben ebenso mild wie die Ausscheidungen. Jetzt brauchen Sie Pulsatilla.

Akute Phase: mit Schnupfen

Typ: rot, rund, kräftig, heftig

Meist tritt danach der harte, trockene, schmerzhafte Husten auf, das Fieber besteht unbeeinflussbar fort, Ihr Kind wird schläfrig und phantasiert vielleicht. Geben Sie jetzt Bryonia.

Akute Phase: mit Juckreiz

Typ: rot, dick/schlank, muskulös, schmuddelig

Danach erst kann ein Juckreiz erscheinen, der sich auf Sulfur lindert und den leicht violetten Ausschlag voll zur Blüte bringt. Oder Ihr Kind erholt sich nur langsam, ist schwach und entkräftet zusehends.

Mit Atemnot und Durchfall

Typ: dünn, zart, ernst, frostig

Für jedes Stadium der Erkrankung haben wir eine passende Arznei, auch für die Komplikationen. Atemnot und Durchfall verlangen beide nach einer Behandlung mit Silicea.

Komplikationen mit Kreislaufschwäche

Typ: blass, kalt, feucht

Die Kreislaufschwäche, die gelegentlich auftreten kann, wird mit Camphora behoben.

Camphora D1

1 bis 2 Tropfen bedarfsweise

🌀 Kälte

↗ sich abdecken

Mit Ohnmacht

Typ: blass, kalt, erschöpft

Wenn eine Neigung zur Ohnmacht besteht, behandeln Sie mit Carbo vegetabilis (→ Ohnmacht, S.141).

Carbo vegetabilis D30

bedarfsweise

🌀 muffige Luft

↗ Luft zufächeln

Mit Enzephalitis

Typ: rot/blass/blau, berauscht

Die weniger häufige *Masernhirnentzündung* heilt mit Moschus. Alle Erscheinungen bedürfen der empfindsamen Beobachtung durch die Eltern.

Moschus D12

2 × täglich

🌀 Kälte

↗ Wärme

Keuchhusten

→ Husten, S. 131

Diese Erkrankung soll von unseren Kindern gut durchstanden werden, weil sie eine positive charakterliche Änderung nach sich zieht. Ich wende mich verständlicherweise an die Eltern mit der Bitte, Geduld zu üben, Geduld, die uns klüger werden lässt.

Akute Phase: mit Bellhusten

Typ: rot, rund, kräftig, brav

Die Hustenanfälle beginnen meist abends im Bett und halten die Nacht über an. Der Husten ist trocken, bellend, das Kind hitzig und möchte warm eingehüllt werden. Geben Sie Belladonna am Abend. Ihr Kind weint vor dem Husten, weil ihm der Bauch weh tut.

Belladonna D30

einmalig

🌀 nachts, Entblößung

↗ Wärme, Ruhe, Trost

Akute Phase: mit Kitzelhusten

Typ: rot, kräftig, unruhig

Gleichermaßen weint dieses Kind vor dem Husten, weil es den heftigen Kitzelhusten vorausahnt und ihm die Brust entsprechend weh tut. Das sollte mit Arnica kein Problem mehr sein.

Arnica D30

bedarfsweise

🌀 Erschütterung

↗ Kälte

Akute Phase: mit tiefem, hohlem Husten

Typ: blass-blau, gedunsen

Wird der Husten eher hohlklingend, als huste man in einen leeren Kochtopf, verschlimmert er sich von Mitternacht bis 2 Uhr morgens, dann lassen Sie Drosera folgen und geben eventuell auch nachts 1 Gabe. Ihr Kind hält sich beim Husten den Brustkorb oder den Bauch fest.

Drosera D3

3 × täglich

🌀 Mitternacht bis 2 Uhr

↗ aufsetzen, Brust halten

Akute Phase: mit giemender Atmung

Typ: blass, hitzig, trocken

Wird der Husten eher krächzend, kratzend, giemend, als atme man durch einen Schwamm, und verschlimmert er sich beim Niederlegen des Kindes am Abend und um Mitternacht, dann ist eher Spongia angezeigt. Auch diese Arznei kann nachts wiederholt werden. Aufgrund der homöopathischen Behandlung begegnen wir Komplikationen nur noch selten. Mit den bisher aufgeführten Arzneien wird der Keuchhusten meist rasch überwunden.

Spongia D3

3 × täglich

🌀 Niederlegen, um Mitternacht, im Warmen

↗ sich aufsetzen, warmes Trinken

Akute Phase: wie Raucherhusten

Typ: blass, kalt, trocken

Der Husten bleibt meist trocken, selten verflüssigt sich das Sekret zu dickem, glasigem, fadenziehendem Schleim. Die Anfälle treten eher abends beim Niederlegen und morgens beim Erwachen auf, klingen wie ein Raucherhusten und werden mit einem stets bereiten Glas kühlen Wassers und mit Coccus cacti unterbunden. Diese Arznei hilft ausgezeichnet hier wie auch beim Raucherhusten.

Coccus cacti D4

3 × täglich

🌀 beim Niederlegen, Erwachen, im Warmen

↗ kalt trinken, kühle Luft

Akute Phase: mit Würgehusten

Typ: blass, bläulich, kalt

Häufig verfärbt sich beim Hustenanfall das Gesicht des Kindes blau, insbesondere beim Husten, wenn er attackenweise würgend und krächzend wie unter *Drosera* beschrieben und ohne Pause auftritt. Die Daumen Ihres Kindes sind in die Fäuste geballt und brauchen Cuprum metallicum zur Entspannung.

Cuprum metallicum D30

einmalig und bedarfsweise wiederholen

🔄 bei Neumond

➚ Gegendruck

Spätere Phase: mit trockenem Husten

Typ: hochrot, heiß, gedunsen

Nach der akuten Spanne der Erkrankung kann ein hartnäckiger, trockener Husten überdauern. Das Blut staut sich dabei im Kopf, was als pulsierender Kopfschmerz beklagt wird. Das Gesicht verfärbt sich rot. Sanguinaria wird die Ausheilung einleiten.

Sanguinaria D6

3 × täglich

🔄 drinnen, nachts

➚ Nasenbluten, Rückenlage, Schweißausbruch

Spätere Phase: mit Reizhusten im Rachen

Typ: blass, rund, kalt

Ebenso kann sich nach der akuten Phase eine Entzündung des Kehlkopfes und der Luftröhre mit Heiserkeit entwickeln. Der Husten, eher ein Reizhusten mit Räusperzwang und Kältegefühl im Rachen, verschlimmert sich im warmen Zimmer, im warmen Frühjahr, bei heißem Wetter und beim Niederlegen. Das Kind verlangt nach kleinen Schlucken kalten Wassers und nach Bromum, was den Reiz und auch diese Komplikation ausheilt.

Bromum D6

3 × täglich

🔄 warme Räume, Niederlegen, Hitze

➚ Kleine Schlucke kalten Wassers

Scharlach

Diese Erkrankung tritt epidemisch auf, das heißt, es erkranken immer mehrere Menschen gleichzeitig. Sie beginnt mit Fieber (→ S. 39) vor dem Ausschlag. Der Fieberverlauf kann verschiedenartig sein.

ALLGEMEINES & ALLERGIE

Apis D30

1- bis 2-stündlich

⊘ tags, Berührung

⊿ Kälte

Belladonna D30

1- bis 2-stündlich

⊘ nachts, Berührung

⊿ Wärme

Lachesis D12

2 × täglich

⊘ nachts beim Erwachen

⊿ Kühle, Schweißausbruch

Lycopodium D6

3 × täglich

⊘ Enge, Druck, Wärme, Süßes, rechts, ab 17 Uhr

⊿ Warmes, Bewegung, Frischluft

Akute Phase: durstloser Mensch

Typ: hellrot, durstlos, ruhelos

Trockene Hitze ohne Durst und eine glatte trockene Zunge verlangen nach Apis, bis der Ausschlag erscheint. Ist dann das Gesicht geschwollen, fahren Sie mit 1 Gabe täglich fort. Bei solchem Verlauf kann der Ausschlag ausbleiben, dafür jedoch der Hals geschwürig werden. Auch dabei heilt Apis.

Akute Phase: dampfender Mensch

Typ: rot, rund, kräftig, brav

Eine andere Fieberart mit Röte im Gesicht, die Zunge wie eine Erdbeere, mit viel dampfendem Schweiß und Verlangen nach warmem Einhüllen braucht Belladonna. Der darauf folgende Ausschlag ist eher flach, glatt und bedarf weiterhin dieser Arznei bis zur Abheilung.

▌ Belladonna beugt am ehesten den so gefürchteten Komplikationen vor!

Akute Phase: septisches Fieber

Typ: kräftig rot/blaurot, heiß

Der eher septische Verlauf mit trockener Hitze im Wechsel mit Frostschauern und Schüttelfrost, trockenem Mund und viel Durst braucht Lachesis. Tritt im Verlauf Schweiß ein, fühlt sich der Erkrankte erleichtert. Der Ausschlag ist eher bläulich-rot, Ihr Kind sehnt sich nach Kühle.

▌ Das sind die Arzneien für die erste akute Phase. Das Gesicht ist bisher von roter Farbe.

Komplikationen bei allgemeiner Schwäche

Typ: fahl, frostig, hager, ernst

In der zweiten Phase kann unser Patient blass werden und sich schwach fühlen. Lycopodium baut wieder auf, besonders wenn es sich um einen schlanken, hageren Menschen handelt.

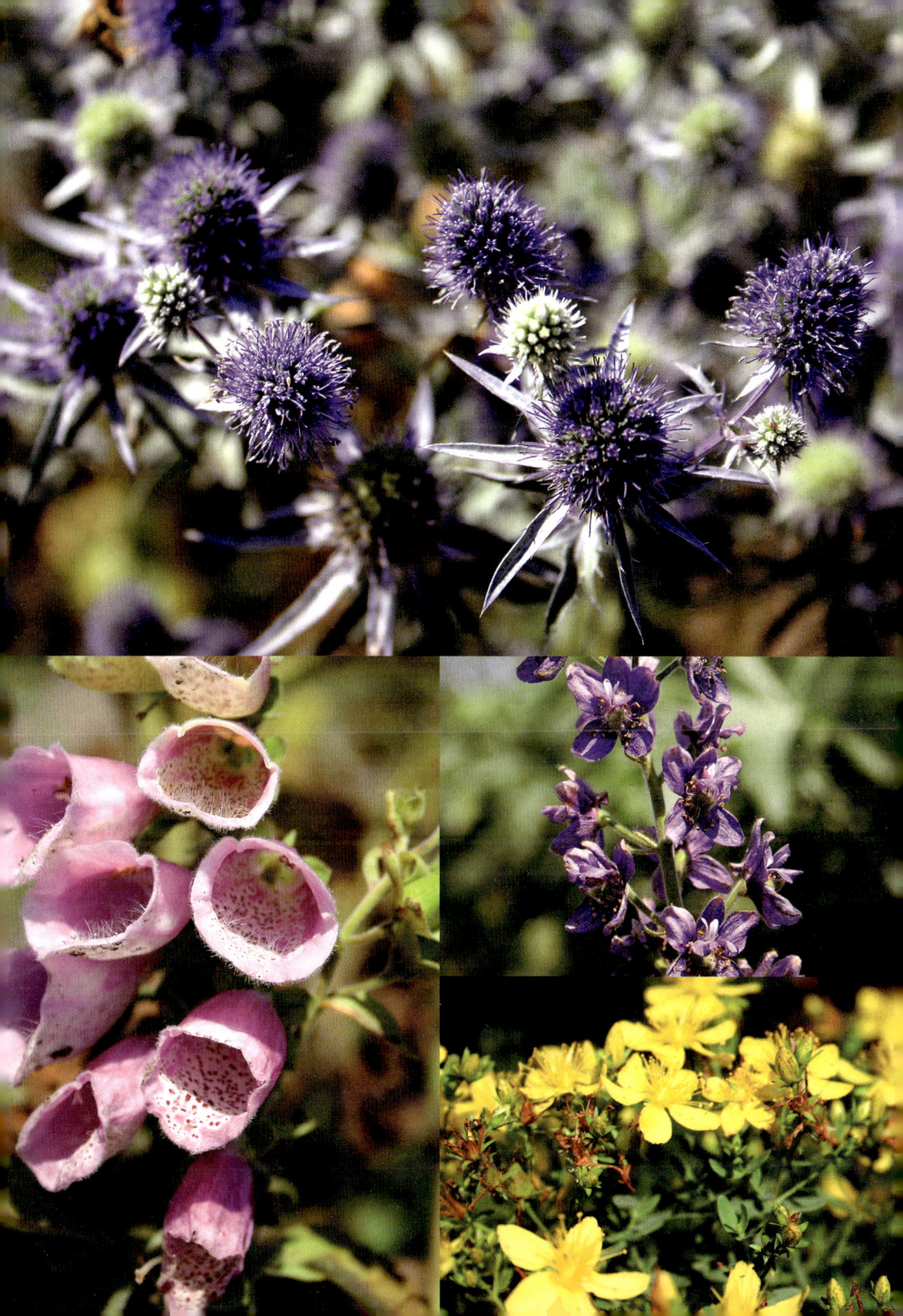

Bei eitriger Mandelentzündung

Typ: graufahl, kalt, klebrig

Bei Halsentzündung (→ Hals, S. 107) mit eitrigen Belägen, stinkendem Atem, großer, weiß-grau belegter Zunge, die an ihrem Rand Zahneindrücke aufweist, und mit stinkendem, lästigem Nachtschweiß geben Sie Mercurius solubilis.

Mercurius solubilis D30

2 × täglich

◐ nachts, Hitze

◓ Kühle

Bei geschwüriger Mandelentzündung

Typ: blass, zornig, flucht

Sind die eitrigen Beläge von Geschwüren durchsetzt bei gleichen Begleiterscheinungen, dann geben Sie eher Acidum nitricum.

Acidum nitricum D6

3 × täglich

◐ nachts, Hitze

◓ Wärme

Bei dunkelrotem Ausschlag

Typ: hochrot, blass, bläulich

Der Ausschlag ist ebenso vielgestaltig wie das Fieber. Wir kennen bereits seine Erscheinungen, die bei *Apis*, *Belladonna* und *Lachesis* beschrieben stehen. Der großfleckige, dunkelrote Ausschlag nun verlangt nach Ailanthus. Das Gesicht ist erst hochrot, dann blass und bläulich. Das Fieber wechselt mit Frostschauern. Unser Patient wird schwächer, benommener und ist mit kaltem Schweiß bedeckt: das Bild des „bösartigen Scharlachs". Ein eher bedrohlicher Verlauf, der zu vermeiden ist, wenn Sie von Anbeginn gut beobachten und die passende Arznei wählen.

Ailanthus D6

3 × täglich

◐ nachts, Bewegung

◓ Druck

Bei Juckreiz

Typ: blass, kalt, feucht, ruhelos

Wenn der Juckreiz plagen sollte, verabreichen Sie zwischendurch Rhus tox.

Rhus tox D30

einmalig, am besten abends

◐ nachts, Ruhe

◓ Wärme

Reststörungen: harte Lymphdrüsen

Typ: blass, rundlich, träge

Nach der Erkrankung können sich Störungen einstellen, von denen die häufigsten beschrieben seien: Bleiben die Lymphdrüsen groß und hart, hilft Barium carbonicum.

Barium carbonicum D6
3 × täglich
🔵 nasskalt, Zugluft
➡ Wärme, Geborgenheit

Reststörungen: Erkältung

Typ: blass, rund, wässrig, traurig

Bleibt ein Erkältungsinfekt mit Husten und Schnupfen zurück, hilft Thuja.

Thuja D6
3 × täglich
🔵 nasskalt, 16 bis 4 Uhr, Teeabusus
➡ Wärme

Reststörungen: Blasenentzündung

Typ: rot, warm, wütend, ruhelos

Und stellt sich nachher eine Entzündung der Harnblase ein, heilt Cantharis die Restbeschwerden aus.

Cantharis D6
3 × täglich
🔵 beim Harnen
➡ Umhergehen

Operation

Jede Operation birgt einen Segen – die chirurgische Heilung – und einen Fluch – Narkose, Blutung und Schnitt. Dem Fluch beugt die Homoopathie vor oder besänftigt ihn hinterher. Jedenfalls sollten wir uns bewusst machen, dass sowohl der Einschnitt in unsere Hülle als auch die Betäubung der Hirnzentren nicht nur körperlich vergiftende Wirkungen nach sich ziehen können.

Verletzungsfolgen

Typ: rot, kräftig, unruhig

Am Morgen des Operationstages nehmen Sie Arnica. Sie beugt der Blutung und den Verletzungsschmerzen vor. Setzen Sie sie auch nachher ein, wenn Blut und Schmerz unstillbar wieder erscheinen.

Arnica D30
einmalig
🔵 Erschütterung, Berührung
➡ Kälte

ALLGEMEINES & ALLERGIE

Narkose

Narkosefolgen

Nux vomica D30

einmalig

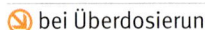 bei Überdosierung

⚐ Wärme, außer am Kopf

Typ: blass, intelligent, reizbar, mürrisch

Nach der Operation lassen Sie sich Nux vomica reichen, da Sie selbst noch nicht dazu fähig sind. Sie beugt den Folgen der Narkosevergiftung vor.

Schnittfolgen

Staphisagria D3

3 × täglich

 wässriges Gewebe

⚐ warm halten

Typ: blass, kalt, zornig

Wenn Sie wieder Herr Ihrer Sinne sind, beginnen Sie selbst mit Staphisagria für die glatte Heilung der Schnittwunde.

Darmlähmung nach Operation

Opium D30

einmalig

🚫 Druck

⚐ trockene heiße Wickel

Typ: dunkelrot, feucht, schwach

Sind Sie mit diesen Arzneien nicht vorbereitet, kann es zu sogenannten postoperativen Komplikationen kommen wie Darmverschlingung (Ileus) und Harnverhaltung. Beide sind zwar klinisch beherrschbar, aber homöopathisch eleganter zu behandeln. Bei der Darmverschlingung oder Darmlähmung mit Totenstille im Bauch, wo nichts vor noch zurück geht, mit ohnmächtigen, krampfartigen Schmerzen, lassen Sie sich Opium geben. Ich habe in der Klinik erleben dürfen, wie sich die regelrechten Funktionen des Darmes innerhalb einer halben Stunde wieder einstellten, wie der Patient aufrecht im Bett saß und Zeitung las.

Blasenlähmung nach Operation

Causticum D30

einmalig

🚫 daran denken

⚐ feuchtwarme Auflagen

Typ: blass, fahl, trocken

Die *Harnverhaltung* ist ebenso leicht und rasch mit Causticum zu lösen, und die Blasenentleerung nimmt ihren vorgeschriebenen Weg ohne lästiges Punktieren oder Katheterisieren.

Reisekrankheit

Es wird Sie nicht verwundern, dass Ihnen bei jeder spezifischen Reise für Ihr Unwohlsein eine Arznei geschenkt ist. Sollten Sie hierunter die Ihre nicht finden, schauen Sie in der Broschüre „Homöopathie für unterwegs" (→ Literatur, S. 342) nach. Hiesige Lücken werden dort zu Ihrer Zufriedenheit gefüllt.

Bei Erbrechen im Schwall

Typ: blass, kalt, hirnmüde, schusselig

Jedem von uns war es beim Autofahren schon einmal schwindelig, ganz besonders bei Übermüdung oder beim Schlingern des Fahrzeugs und auf kurvenreichen Strecken. Bei reiseempfindlichen Menschen kann sich auch Übelkeit und Erbrechen hinzugesellen, wobei das Erbrochene in einem Schwall herauskommt. Dies ist bedingt durch den Bewegungsreiz des Gleichgewichtsorgans im Innenohr. Wenn Ihnen dieser Umstand bekannt ist, dann nehmen Sie schon 1 bis 2 Stunden vor Antritt der Reise Cocculus. Je nach Vehemenz der Erscheinungen wiederholen Sie die Gabe auch während der Reise und Sie werden sich Ihres Wohlbefindens erfreuen. Wenn nicht, dann unterscheiden Sie weiter.

Cocculus D12
1- bis 2-stündlich
↻ kurvenreiche Strecke
↗ Wärme, Ruhe

Hyoscyamus D30
einmalig
↻ Aufregung
↗ in Ruhe lassen

Bei würgendem Erbrechen

Typ: blassgelb, frostig, trocken

Unsere Autos und autobelebten Straßen stinken nach Benzin (englisch: *petrol*), und mancher ist überempfindlich gegen Tankstellen und Benzingeruch. Ihm wird kotzübel, auch mit Erbrechen, wobei das Erbrochene hier eher aus dem Magen hervorgewürgt wird. Kommt Ihnen das bekannt vor, so nehmen Sie schon eine Stunde vor Reiseantritt Petroleum. Eine Gabenwiederholung ist in der Regel nicht nötig.

Petroleum D30
einmalig
↻ Autoreisen, nüchtern sein
↗ Wärme, Essen

Bei krampfhaftem Erbrechen

Tabacum D30

einmalig und bedarfs-
weise Wiederholung

🔵 Schiffs- und Flug-
reisen

🔸 kalt abwaschen,
Abdecken

Typ: blass-blau, kalt, feucht

Bei Reisen mit heftiger Bewegung, wie gelegentlich mit Schiff und Flugzeug, sind die Übelkeit und das Erbrechen oft krampf-haft. Hier ist Tabacum sehr hilfreich, ebenso wie beim Zustand einer Nikotinvergiftung.

Bei Sterbenselendigkeit

Arsenicum album D30

stündlich

🔵 wenn nicht alles
glatt läuft

🔸 Wärme in jeder
Form

Typ: leichenblass, kaltschweißig

Ist Ihnen sterbenselend mit Schwindel, Vergehen, Erbrechen und gar Durchfall, als hätten Sie 100 frische Austern auf ein-mal gegessen, dann hilft nur noch Arsenicum album, um Sie vor dem nächsten Hospital fernab der wohligen Heimat zu ret-ten (→ Ohnmacht, S. 141).

Bei seelischer Verstimmung

Hyoscyamus D30

einmalig

🔵 Aufregung

🔸 in Ruhe lassen

Typ: blass, schwatzhaft

Einen gemütsmäßigen Zustand von Reiseerkrankung beobach-ten wir eher bei unseren Kindern und bei den gegebenenfalls leicht verkalkten Omas und Opas. So gern sie reisen, so rasch sind sie beim Fahren nervös, gereizt, aufgeregt über den chauf-fierenden Papa oder Schwiegersohn schimpfend, unleidlich, mürrisch, drohend, ununterbrochen geschwätzig. Nach langem Nachfragen, das sie nicht mögen, erfahren Sie eventuell, dass ihnen übel ist. Tröstenden Zuspruch und dargereichte Arznei weisen sie ab, wollen nur in Ruhe vor sich hindösen. Wenn Sie das kennen, geben Sie allen vorher Hyoscyamus, und Ihre sonst höllische Reise wird ein harmonisches Fahrerlebnis.

Unfälle

Für jegliche Art von Unfällen, Verletzungen und deren Komplikationen empfehle ich Ihnen das hervorragende Unfallbrevier des sportbegeisterten spanischen Homöopathen Dr. Manuel Mateu i Ratera „Erste Hilfe durch Homöopathie", herausgegeben vom Hahnemann Institut. Die gängigen Verletzungsarten und Unfallfolgen habe ich den entsprechenden Organkapiteln zugeordnet. Hier darf ich Ihnen allererste Hilfen vor Ort eines Unfalles anbieten: die Verletzung und der Schock.

Bei Folge von Verletzung

Typ: unerheblich

Der Unfall, die Verletzung, das Trauma sind nur das äußere Geschehen einer tief sitzenden inneren Vorgegebenheit. Wenn ich mich äußerlich verletze, muss ich demnach innerlich bereits verletzt worden sein und in der Folge verletzlich geworden sein. Bei jeder Art von Verletzung, innerlich oder äußerlich, offen oder geschlossen, zuerst einmal Arnica. Sie hemmt den ungeheuren Schmerz, die innere oder äußere Blutung und mit jeder weiteren Gabe auch die innere Verletzlichkeit. Danach können wir weitersehen. Am Unfallort – selbst bei schweren Unfällen – wirkt sie rascher in *D200*.

Arnica D30

bei Bedarf

↘ Erschütterung, Berührung

↗ Kälte

Bei Folge von Schock

Typ: dunkelrot, bläulich, feucht, schwach

Manchmal gräbt sich der Schock über den Unfall bei Verletzten tiefer ein als die Verletzungen selbst. Trotz *Arnica* erholt sich der Betroffene nur mäßig. Alles stockt irgendwie: der Kreislauf, die Atmung, das Herz, das Bewusstsein. Sein Gesicht erscheint dunkelrot bis bläulich-blass. Mit Opium wird er das lähmende Erlebnis verarbeiten, danach wird Arnica ihre volle Wirkung wieder entfalten. Den Schock der unverletzten Beteiligten finden Sie im Kapitel Gemüt.

Opium D30

bei Bedarf

↘ Wärme, Druck

↗ kalt abwaschen, trinken

59

Vergiftungen

Zuallererst geben Sie Brechmittel: Salzwasser, Senfwasser, Backpulverwasser, Kernseifenlösung. Vergiftungen durch Säuren und Laugen bringen Sie wegen der Gefahr des Magendurchbruchs nicht zum Erbrechen. Vergiftungen mit Säuren wirken Sie mit Backpulverlösung und Glaubersalz entgegen, Vergiftungen mit Laugen mit wasserverdünntem Essig in großen Mengen. Hinterher neutralisieren Sie mit Holzkohlenpulver (Carbo medicinalis).

▌ Dieses sind nur Sofortmaßnahmen, der Notarztwagen ist unerlässlich!

Durch Nahrungsmittel

Unruhiges, ängstliches, sterbenselendiges Gefühl

Arsenicum album D30

alle 5 Minuten

🌀 bei Ohnmacht

↗ Wärme in jeder Form

Typ: blass, zart, gütig, pedantisch

Während Sie dann ungeduldig den Notarzt herbeisehnen, sondieren Sie die Lage, ob Sie für den Schock des Vergifteten nicht eher ein spezifisches Kreislaufmittel (→ Ohnmacht, S. 137) brauchen, bevor Sie allgemeine Maßnahmen einleiten. Jedenfalls geben Sie Arsenicum album, ohne viel nachzudenken, denn wer kann das schon in einer solchen Krise. Vor allem bei unbekannten Giften – vielleicht nur solche einer simplen Nahrungsvergiftung – beugt es dem aschfahlen Vergiftungsschock und dem unruhig-ängstlichen Kollaps vor. Und nehmen Sie vorbeugend auch 1 Gabe, damit Sie nicht nach den Sofortmaßnahmen selbst kollabieren.

Zugehöriges Brechmittel

Nux vomica D30

alle 5 Minuten

🌀 durch Einengung

↗ Wärme, außer am Kopf

Typ: blass, intelligent, mürrisch

Wenn der Vergiftete trotz Brechmittel nicht zum Erbrechen gelangt, füttern Sie ihn mit Nux vomica, bis ihm endlich zum Kotzen zumute ist.

Mit Pflanzen, Beeren, Pilzen

Apathisches, ängstliches Gefühl

Typ: rot/blass, zart, frostig

Vor allem Kinder neigen aus purer Neugierde dazu, sich mit giftigen Pflanzen, Beeren und Pilzen zu schaden. Nach erzwungenem Erbrechen reichen Sie ihnen einen starken Kaffee und Phosphorus. Sollten Sie keinen Kaffee im Hause haben, wagen Sie den Gang zu den giftignoranten Nachbarn, aber brühen Sie bitte keinen Tee auf!

Phosphorus D30

stündlich

🌀 Kälte

↗ Kaffee, Frischluft

Mit Schlaftabletten

Vorsicht: Selbstmordabsicht!

Typ: rot/aschfahl, gedunsen

Gar nicht selten erleben wir die willentlich heraufbeschworene Vergiftung mit Schlaftabletten. Mit echten Barbituraten, nicht den valiumähnlichen Beruhigungstabletten, die einen Selbstmord nur als Hilfeschrei in innerster Not vortäuschen. Nach dem Brechmittel führen Sie dem Lebensmüden Muskatpulverlösung und Nux moschata zu. Schließlich ist sie die erste Arznei gegen die tropische Schlafkrankheit und für Schlafsüchtige (Narkolepsie). So einfach ist die Homöopathie. Wenn nur das „Einfachdenken" nicht so kompliziert wäre ...

Nux moschata D30

alle 5 Minuten

🌀 durch Barbiturate

↗ heißes Getränk, Muskatpulver

▎ Möchten Sie aus persönlichen oder fachlichen Gründen tiefer in die Vergiftungsarzneien einsteigen, empfehle ich Ihnen, in der „Bewährten Anwendung der Arznei" (→ Literatur, S. 342) zu stöbern. Ihrem Wissensdrang wird dort Genüge getan.

61

Allergie

Die Neigung zu allergischen Erkrankungen ist einerseits ererbt, andererseits wird sie durch Lebensumstände, durch veränderte Umweltbedingungen und durch die Ohnmacht des Einzelnen diesen Bedingungen gegenüber verursacht. Wir haben uns von unserer äußeren Welt, die ja als Mikrokosmos in uns wohnt, abstrahiert und sie „Umwelt" genannt. Wir haben uns aber eine „Unwelt" geschaffen, indem wir orgastische Gifte und Vernichtungschemikalien künstlich herstellen, sie industrialisieren und sie uns als „unbedingt notwendig" aufschwätzen lassen. Der allergische Mensch ist auf diese Weise „durchlässig" geworden, hat sich Nischen und Lücken zugelegt oder widerstandslos zulegen lassen, durch welche allergisierende Giftsubstanzen eindringen. Es sind nicht die Pollen, Pilze und Mikroben, die uns schaden, es ist vielmehr die äußere Hülle des Menschen verletzt, die sein Inneres in Harmonie zusammenhält. Gestehen Sie also „Ihrer Allergie" von nun an ein tieferes Verständnis der Zusammenhänge zu.

Heuschnupfen

→ „Enders' Homöopathie für Atemwegserkrankungen",
Literatur, S. 342

Der Heuschnupfen beziehungsweise das Heuasthma ist ein Grundübel der gesamten Person. Er beginnt alljährlich durch Blütenpollen gegen Mitte bis Ende April, aber auch – bei sommerlichen Temperaturen – schon im Februar oder März. Wie Sie jetzt wissen, sind aber nicht jene in der Luft schwirrenden, erotisierenden Befruchtungspartikel die besondere Ursache, sondern die Lücken in Ihrer Körperhülle öffnen sich durch das vorherrschend trocken-heiße oder feucht-heiße Wetter. Währenddessen versucht Ihr Körper, über Tränen, Niesen, Nasenfluss und Bronchien sich seiner sonderlichen Gifte zu entledigen. Die homöopathische Arznei, ausgewählt nach den akuten Kriterien, verhilft ihm zu einer rascheren Ausscheidung.

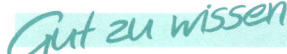

Allergien personenbezogen behandeln

In den Leidenspausen vergessen Sie bitte nicht, Ihre gesamte Person zu einem Homöopathen Ihres Vertrauens zu bewegen. Dann wird das nächste Frühjahr mit seinen stets aufblühenden romantischen Gefühlen möglicherweise sinnbezogener, zumindest aber erträglicher werden.

Plötzlicher Beginn, alles beginnt heftig

Typ: rot, warm, feucht

Bei plötzlichem, heftigem Beginn der Erscheinungen an Augen, Nase, Rachen und Bronchien mit Niesreiz, schleimigem Schnupfen, Jucken aller Schleimhäute, besonders der Nasenwurzel, und trockenem, brennendem Kitzelhusten in der Brustmitte nehmen Sie frühzeitig Euphorbium, die Wolfsmilch. Dann werden Sie Ihrem heftigen Niesreiz freien Lauf lassen können, Ihr Fieber wird sinken und Sie dürfen endlich raus an die frische Luft.

Euphorbium D6

2-stündlich, bis die Heftigkeit zurückgeht, danach nur noch 3 × täglich

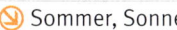 Sommer, Sonne

Frischluft

Allmählicher Beginn, mit mildcn Tränen und wund machendem Schnupfen

Typ: blass, kalt, erkältlich, greift sich an den Hals

Mancher Heuschnupfen beginnt mit Fließen (→ Schnupfen, S. 95). Die Tränen fließen mild, der innere Augenwinkel bitzelt, der Nasenausfluss fließt brennend und wund machend. Wärme und warme Zimmer verschlimmern die Erscheinung, während frische Luft lindert. Das ist beim Heuschnupfen sehr auffallend. Wissen Sie, was bei Zwiebelschneiden passiert? Darum wird Ihnen die Zwiebel, homöopathisch als Allium cepa aufbereitet, helfen. Den *Phosphor*-bedürftigen Menschen trifft es am ehesten.

Allium cepa D3

stündlich, später dann 3 × täglich

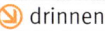 drinnen

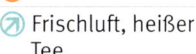 Frischluft, heißer Tee

Allmählicher Beginn, mit wund machenden Tränen und mildem Schnupfen

Typ: rot, warm, feucht

Erscheint Ihr Übel geradewegs mit umgekehrten Vorzeichen – die Augen schwimmen in wundem, scharfem Wasser, brennen mehr, als sie jucken, und brennende Tränen rinnen über rote, heiße Wangen, während die Nase sich mild ergießt – so wird Euphrasia, der Augentrost, seine Kraft für Sie entfalten. Besonders, wenn Sie nur tags geplagt werden und sich nachts unbekümmert Ihrem Schlaf ergeben dürfen.

Euphrasia D12

stündlich, später dann 2 × täglich

🌣 tagsüber, grelles Licht, Südwind

↗ Frischluft, Dunkel, nachts, Kaffee

Bei schwülem Wetter, alles schlimmer beim Erwachen aus dem Schlaf

Typ: kräftig, rot/blaurot, heiß, schwatzhaft

Wenn sich nach einem langen Winter die ersten heißen Sonnenstrahlen und schwüle Luft über die Lande ausbreiten, verschwinden jene kräftigen Frühjahrsleidenden in den kühlen Keller. Entsprechend ihrer inneren Kraft sind sie mit rot gefärbtem, schwitzigem Kopf, mit hitzigem, spritzigem Gemüt gezeichnet und machen ihren Stauungen mit höchst mitteilsamer Redefreudigkeit Luft. Nichts, kein noch so leichtes Geschmeide, darf ihren Hals berühren. Aus dem Schlaf heraus oder nach einem Schläfchen verschlimmern sich alle stockenden Heuschnupfen-Symptome, so dass sie kräftig niesen und nach Lachesis verlangen.

Lachesis D12

2- bis 3-stündlich bis zur Erleichterung, später nur noch 2 × 1 Gabe

🌣 Sonne, Hitze, Erwachen

↗ Kühle, Einengung

Bei schwülem Wetter, alles schlimmer nachts

Typ: rot, heiß, schlank

Sind Sie zwar ebenso hitzig, schwitzig, aber weniger spritzig und schlanker, werden Sie eher zu Arsenicum jodatum greifen. Sie leiden genauso in der schwülen Hitze und drinnen, aber meist nur nachts und mehr heuasthmatisch.

Arsenicum jodatum D12

2- bis 3-stündlich bis zur Erleichterung, später nur noch 2 × täglich

🌣 im Warmen, bei Schwüle, nachts

↗ sich aufsetzen, Frischluft

Bei kühlem Wetter, alles brennt, Wärme bessert
Typ: blass, zart, gütig, pedantisch

Arsenicum album D6

stündlich akut,
später weniger Gaben
einnehmend

🚫 Kälteeinbruch

↗ Wärme in jeder
Form

Wenn die Tage wieder kühler werden, tritt eine Erscheinungsart hervor, die sich in der frischen Luft verschlimmert – wie üblich – und sich im warmen Zimmer beruhigt. Alle Schleimhäute brennen, sind wund wie Feuer, und doch hilft Ihnen Wärme in jeder Weise und Arsenicum album.

Bei kühlem Wetter, Patient friert, vor allem draußen
Typ: blass, feucht, kalt, fröstelt

Sabadilla D6

2-stündlich anfangs,
dann weniger Gaben

🚫 Kälteeinbruch

↗ drinnen, Wärme in
jeder Form

Ein ähnliches Erscheinungsbild wie das vorangegangene, das sich jedoch in einigen Wesentlichkeiten charakteristisch unterscheidet. Der brennende Tränenfluss verschlimmert sich in kühler Luft, das Nasensekret ist klar, weiß, schleimig, und krampfartiges Niesen erschüttert den Kopf in Stirn und Schläfen. Der Rachen ist trocken, kratzig und zwingt zu ständigem Räuspern. Innerlicher Frost durchschauert Ihre Glieder, besonders im Rücken, so dass Sie die Wärme aufsuchen. Dann lindert Sabadilla die Beschwerden.

Bei kühlem Wetter, frische, kühle Luft bessert
Typ: blass, intelligent, mürrisch

Nux vomica D30

1 × täglich bis zur
Besserung

🚫 trockene, klare
Kälte, Zugluft

↗ Wärme, außer am
Kopf

Das eigentliche Problem dieses Menschen ist sein durcheinander geratener Lebensmodus, was seine wenig tolerante, niedrigschwellige Reizbarkeit zwar verständlich, aber nicht tolerierbarer macht. Er leidet auffallenderweise unter der sonnendurchdrungenen, trockenen Kälte mit einem Durcheinander von Störungen, entsprechend seiner frostigen, Lebenswärme vermissenden Person. Trotz Frost besänftig er sein Leid mit kühler, frischer Luft, wobei aber der geringste Luftzug irgendwo an seinem Körper denselben mit lauten Niesanfällen erschüttert. Zumindest, solange er die besänftigende Wirkung von Nux vomica noch nicht an sich erfahren durfte.

ALLGEMEINES & ALLERGIE

Letzte Zuflucht, infolge unterdrückten Ekzems oder Asthmas

Typ: blass, frostig, traurig

Psorinum D30

1 × täglich bis zum Rückgang der Beschwerden

 nachts

↗ sich einhüllen, selbst im Sommer

Es begegnen uns immer wieder Menschen, deren vielseitige Heuschnupfen-Beschwerden keinem Bild zuzuordnen sind. Oder aber die gut gewählte Arznei wirkt einfach nicht. Wenn es Ihnen derart misslich ergehen sollte, lassen Sie sich von Psorinum verwöhnen. Zumal, wenn Sie früher mal an Ekzemen litten, die mit Salbenschmiererei pseudogeheilt wurden, oder wenn ein früheres Asthma unter Kortisontherapie „endlich verschwand"!

▌ Sie haben die Qual der Wahl. Sollten Sie hierunter Ihre Arznei nicht gefunden haben, dann besorgen Sie sich „Enders' Homöopathie für Atemwegserkrankungen" (→ Literatur, S. 342). Dort finden Sie weitere wertvolle Hilfen sowie einen Einblick in die persönlichen Merkmale der Gequälten.

Kälteallergie

Tja, auch die Kälte kriecht durch die Lücken grenzproblematischer Menschen, hinterlässt Spuren von Unruhe verursachenden Quaddeln oder Ekzemausschläge jeglicher Couleur. Die wesentlichsten seien genannt.

Ekzem auf den Handrücken

Typ: blass, romantisch, sensibel

Natrium muriaticum D30

bedarfsweise

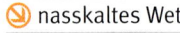 nasskaltes Wetter

↗ trockene Wärme, kalt abwaschen, Gegendruck

Im Sommer war ihm die Sonne zu heiß, im Winter ist ihm die Kälte zu kalt. Wie kann man ihn nur zufrieden stellen? Ich kann ihm nur Natrium muriaticum anbieten, sobald die Kälte seine Handrücken in ein juckendes Ekzem verwandelt.

Ekzem über den Fingergrundgelenken

Typ: blass, kalt, schlank

Er ist eher ein Bündel von Widersprüchen. Er ist frostig, aber stillt seinen Durst mit literweise eiskalter Milch. Er verträgt keine Wärme, auch keine warmen Räume, die Kälte jedoch ver-

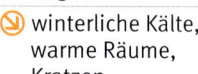

wandelt die Fingergrundgelenke seiner Handrücken allwinterlich in trocken rissige, allergisch juckende Ekzeme. Es sei denn, er besorgt sich Sanicula aqua und gestattet sich deren Labsal. Dann wird seine ungerichtete Umtriebigkeit in mehr Gelassenheit kanalisiert.

Sanicula aqua D30

1 × täglich

🌙 winterliche Kälte, warme Räume, Kratzen

↗ sommers

▪ Die Deutsche Homöopathische Union (DHU) hält diese Arznei nur in C30 vorrätig; sie wird wohl zu selten benutzt. Ganz gleich, ob D- oder C-Potenzart, in der Not ist die Dosis unerheblich.

Nahrungsallergie

→ „Enders' Homöopathie für Kinder", Literatur, S. 342

Durch Muttermilch; Behandlung der Person

Typ: rund, blass, lieb

Wenn ein Säugling spuckt, müssen Sie nicht gleich an eine Allergie gegen Muttermilch denken. Das kann auch von einer leichten Verkrampfung des Magenausganges, des Pförtners, herrühren, was sich meist legt. Bleibt das Erbrechen jedoch eine ständige Begleitung seiner Nahrungsaufnahme oder bildet er später als Kind nesselartige oder ekzematöse Ausschläge aus, so nehmen Sie das Geschehen ernst und lassen ihm Calcium carbonicum zukommen. Ihr eher träger Säugling wird daraufhin etwas lebendiger und sich rascher entwickeln als bisher.

Calcium carbonicum D12

2 × täglich

🌙 bei Entwicklungsstörung

↗ Ruhe, Geborgenheit

Durch Muttermilch; Behandlung der Anlage

Typ: blass, frostig, heiter, kreativ

Meist steckt hinter dem Milchspucken eine tuberkulinische Vererbung, besonders wenn Ihr Kind bereits als lebendiges, schlankes Wesen mit schmalem Kopf zur Außenwelt vordrang. Tuberculinum bovinum wird seine aktivierte Anlage bis zur Passivität beruhigen, so dass es damit ganz gut gedeihen kann. Auf jeden Fall so lange, bis andere Lebensumstände sie wieder zur Aktivität erwecken.

Tuberculinum bovinum D30

1 × wöchentlich, einen Monat lang

🌙 bei Lymphatismus

↗ Ablenkung jeder Art

ALLGEMEINES & ALLERGIE

Durch fremdländische Nahrung, zu Hause und auf Reisen

Okoubaka D2

alle 10 Minuten

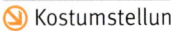 Kostumstellung

kühle Auflage

Typ: keine Ausprägung

Haben Sie Schwierigkeiten mit der Verdauung fremdländischen Essens? Wenn es ganz übel wird, übersät ein heftig juckender, nesselartiger Ausschlag Ihren Körper, kaum dass Sie einige leckere Bissen verschlungen haben? Nehmen Sie Okoubaka schon vorbeugend, wenn Sie die jähe Unterbrechung des Genusses schon mal erfahren haben.

Nesselsucht

Bei Nesselsucht oder Urticaria zeigen sich auf der Haut Quaddeln, erhabene, gerötete, juckende, glatte Ausschläge verschiedenster Ausdehnung nebeneinander. Ihre Auslösung beruht auf einer Unverträglichkeit der verschiedensten Substanzen, meist Tierhaare, Nahrungs- und Arzneimittel, die jedoch nur Indikator und nicht Initiator der Erscheinungen sind.

Einfache Quaddeln

Apis D30

alle 2 Stunden

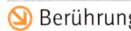 Berührung

Kälte

Typ: hellrot, durstlos, ruhelos

Die häufigste Art des Ausschlags tritt plötzlich auf, sein Schmerz ist von stechendem, brennendem Charakter, ähnlich dem eines Bienenstiches. Eine kühle Auflage besänftigt den Schmerz. Apis heilt die Haut und das Nesselfieber.

Quaddeln mit Bläschen

Rhus tox D30

alle 6 Stunden

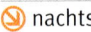 nachts

feuchtwarme Auflage

Typ: blass, kalt, feucht, ruhelos

Herrscht beim Schmerz eher Jucken als Brennen vor und bilden sich auf dem Nesselausschlag kleine, dunkelrote, juckende Bläschen, dann ist Rhus tox angezeigt, bis die Erscheinung sich bessert. Dann lassen Sie die Arznei auswirken und legen einen feucht-warmen Umschlag auf, der zur weiteren Linderung des Juckreizes und der inneren Unruhe beiträgt.

Nach bekannter Nahrung

Typ: keine Ausprägung

Wenig Kühle verträgt ein heftig juckender und brennender Nesselausschlag, der nach Genuss bestimmter Nahrungsmittel auftritt. Er spricht gut auf Urtica urens an.

Urtica urens D2

stündlich anfangs, später bis zu 3 × 1 Gabe

🔻 durch Meeresfrüchte

🔺 Wärme

Nach fremder Nahrung

Typ: keine Ausprägung

Eine ähnliche Reaktion auf Nahrungsmittel fremder Länder wird mit Okoubaka rasch besänftigt. Diese Arznei erinnert mich an meine Mutter-Freundin Petra, die eines Abends mit Kind und Kegel zum Chinesen essen ging. Kurz nach Beginn des Essens entwickelte ihr Sohn Jonas seine typische Nesselsucht im Gesicht. Das stets gegenwärtige und bewährte *Apis* half nicht! Doch eine homöopathische Mutter verzweifelt nie. Auf dem rasch eingeschlagenen Nachhauseweg überlegte sie: Wir waren beim Chinesen, also sind wir irgendwie gereist und haben fremdländische Küche genossen. Dabei fiel ihr die rettende Arznei ein, die sie zu Hause verabreichte.

Okoubaka D2

alle 10 Minuten

🔻 Kostumstellung

🔺 Kühle

Wie durch Quallenverletzung

Typ: blasses, ödematöses Gesicht

Ob zu Hause oder in den Meereswogen, der quallenartig verquollene, verbrannt und zerfetzt aussehende Nesselausschlag ruft nach Medusa. Trotz heftigem Verbrennungsschmerz lindert eine feuchtwarme Auflage sofort, und die Arznei bedingt den Rest wohltuender Linderung.

Medusa D30

bedarfsweise

🔻 unerheblich

🔺 feuchtwarme Auflage

Durch Katzenhaare

Typ: rund, lieb, wechselhaft, weinerlich

Für dieses Wesen voller Widersprüche, manchmal sympathisch, manchmal keck, sind Katzen schicksalhaft, da sie ihm in der Tiefe ihrer Seele verbunden sind. Kaum gestreichelt, jucken und tränen die Augen, und die Haut drum herum schwillt an. Die trockene Kehle kitzelt, Asthma beengt die Bronchien. Pulsatilla erleichtert zunächst derartige Krisen und heilt allmählich die Anlage zu solchem Übel.

Pulsatilla D30

bedarfsweise

🔻 Wärme

🔺 Frischluft, Kaltes

ALLGEMEINES & ALLERGIE

Schock durch Allergie

Der allergische oder anaphylaktische Schock ist ein dramatisches Ereignis mit den verschiedenartigsten Symptombildern. Meist erleben wir plötzliche Ohnmachtzustände, deren Ursache wir in den ersten Augenblicken des Dramas hilflos gegenüberstehen. Trotzdem sollten Sie sich dieser Hilflosigkeit nicht ohnmächtig ergeben, sondern im Kapitel Kreislauf bei Ohnmacht (→ S. 141) rasch eine entsprechende Arznei heraussuchen (*Camphora*, *Carbo vegetabilis* oder *Veratrum album*). Zwei Sonderbilder darf ich Ihnen bereits in diesem Kapitel zum umgehenden Handeln nahe legen.

Mit rotem Aussehen

Apis D30

alle 10 Minuten

🔽 Berührung

🔼 Kälte

Typ: hellrot, durstlos, ruhelos

Bei allen allergischen, nesselsuchtartigen Schwellungen versuchen Sie immer erst Apis zu geben, vorausgesetzt, die Haut und die Schleimhäute sind gerötet, brennen und bessern sich mit einer kühlen Auflage und kühlen Getränken. Die betroffenen Menschen sind so geschäftig unruhig wie eine Biene, ohne dabei etwas Sinnvolles zu leisten. Derart klagte meine Freundin Hildrut, dass Ihre Quaddeln bei jedem Bienenstich zunahmen, bis sie tatsächlich in einen Schock verfiel. Seither führt sie Apis mit sich und nimmt bei jedem Stich 1 Gabe. Seltsam genug ist, dass sie immer weniger von Bienen gestochen wurde, und selbst Stechmücken lehnten ihr Blut ab.

Mit blassem Aussehen

Acidum carbolicum D6

1 × jede Minute

🔽 Kaltluft, warmes Zimmer, Berührung

🔼 Druck

Typ: blass, kaltschweißig

Schlimmer noch ist jener dran, dessen Anaphylaxie mit einem stechenden Brennen der Haut und der Schleimhäute beginnt, bevor kalter Schweiß ausbricht und er in einen lähmigen Dämmerzustand verfällt, den Sie mit Acidum carbolicum günstig beeinflussen, so lange, bis Sie den Notarztwagen erblicken.

Sonnenallergie

Kaum schickt die Sonne ihre ersten warmen Strahlen, beginnen einige Menschen zu leiden. Ihre allergische Anlage fordert ihr Recht auf Ausbruch, obwohl im Gemüt die Sehnsucht nach der Sonne fortbesteht. Sie leiden an einem juckenden Frieselausschlag an den unbedeckten Stellen ihres Körpers.

Stiller Mensch

Typ: blass, ernst, frostig, melancholisch

So ergeht es diesem eher stillen, frostigen Menschen, dem die Sonne bereits die Kopfschmerzen verschlimmert oder eventuell das Ekzem. Natrium muriaticum in D30 darf er auch schon vorbeugend nehmen. Ihre wahre Kraft entwickelt diese Arznei erfahrungsgemäß erst in *D200*.

Natrium muriaticum D30

1 × täglich, 3 Tage lang, später bei Bedarf

🌀 sommers

↗ kalt abwaschen

Hektischer Mensch

Typ: dürr, derb, frostig

Oder diesem eher nervösen, getriebenen, frostigen Menschen, dem Calcium fluoratum die Sonne freundlicher scheinen lässt.

Calcium fluoratum D6

3 × täglich

🌀 sommers

↗ Kühle

Mit Blasenbildung

Typ: heiter, energiereich

Oder diesem eher hektischen, hitzigen Zeitgenossen, der kleinste Bläschen produziert und bei dem Acidum hydrofluoricum sich sehr bewährt hat. Sein Ausschlag kann aber auch blasig werden und heftig brennen. Gewöhnlich hilft auch hierbei die *Fluss-Säure*.

Acidum hydrofluoricum D6

3 × täglich

🌀 geringste Sonnenstrahlen

↗ Kälte

Mit Bläschenbildung

Typ: rot, warm, wütend, ruhelos

Oder wie meiner Kunstliebhaber-Freundin Priska, die sich jahrelang beklagte, dass sie mit *Acidum hydrofluoricum* erfolglos sei. Sie kam eines Nachsommers mit der freudig-hämischen Nachricht aus dem Urlaub zurück, dass ihr nur Cantharis geholfen habe. In der Tat litt sie an einem Frieselausschlag mit winzigen Bläschen.

Cantharis D6

3 × täglich

🌀 Hitze

↗ Umhergehen, Kälte

Kopfbereich

Ein delikater Bereich, der sich bis zum Hals erstreckt mit Hirngeschehen als Reflexion des Universums; mit Wahrnehmung und Austausch mit der Welt durch Sehen, Hören, Schmecken; mit Entzündlichkeiten und Drüsenfunktionen als Ausdruck der persönlichen Abwehr und der Hormonbewegungen.

Hirn

Das Hirn ist die zentrale Schaltstelle aller Nervensubstanz unseres Körpers. Wissenschaftliche Kapazitäten wollen heute auch das Gemüt im Stammhirn beheimatet sehen, was teilweise sicherlich seine Berechtigung hat. Das erhöht natürlich den Wert dieses Ortes ungemein. Vor allem bei Hirnschäden, Entzündungen und Hirnabbau. Einen Einblick in die bekanntesten Vorgänge darf ich Ihnen hierunter gewähren.

Gehirnerschütterung

Rotes Aussehen

Arnica D30

1 × täglich

🔽 Berührung

🔼 Ruhe

Typ: rot, kräftig

Die Gehirnerschütterung ist eine Verletzung, und wir alle kennen den begleitenden Kopfschmerz. Dumpfe Schwere im Kopf, Benommenheit und Schwindel, vor allem bei Erschütterung. Wir verlangen nach Ruhe und in Ruhe gelassen zu werden, und finden doch nicht den rechten Platz. Das Gesicht ist dabei gerötet, unruhig und ängstlich. Wie bei jeder Verletzung nehmen wir Arnica bis zur Linderung. Die Arznei wirkt danach weiter.

Blasses Aussehen

Hyoscyamus D12

2 × täglich

🔽 durch Schreck

🔼 Ruhe

Typ: blass, unruhig

Sind Sie blass, erschreckt und ängstlich-unruhig, so trifft eher Hyoscyamus zu. Hierbei sitzt Ihnen der Schreck nach dem Unfall tiefer als die Verletzung.

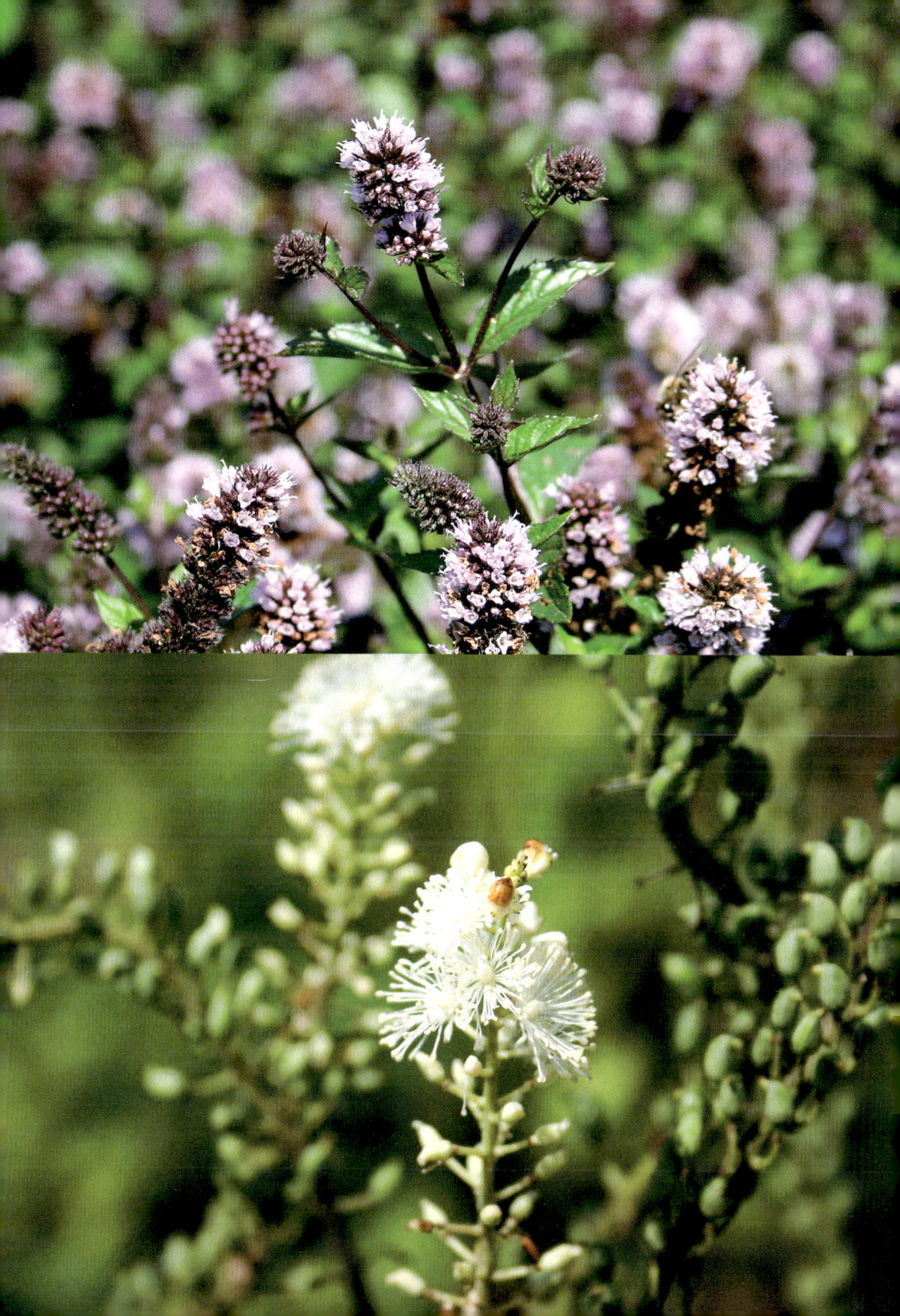

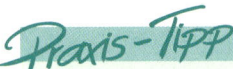

Gehirnerschütterung – Spätfolgen

Leiden Sie eher unter den Folgen einer lange zurückliegen-
den Gehirnerschütterung, zum Beispiel Kopfschmerzen und
Ängsten, die erst nach Ihrem Unfall in Erscheinung traten,
dann blättern Sie in der „Bewährten Anwendung der homöopathischen Arznei" (→ Literatur, S. 342), dort finden Sie Rat.

Hitzschlag

Bewundernswert für das immer noch gültige Schönheitsideal
sind jene Menschen, die stundenlang in der Sonne brüten und
nicht mal wesentliche Hautprobleme davontragen. Das ist aber
nicht bei allen Menschen so.

Hellrotes Aussehen, benommen

Apis D30

einmalig

🔴 Berührung

🟢 Kälte

Typ: hellrot, durstlos, ruhelos

Oft setzt sich danach ein stundenlanges Gefühl der Benommenheit im Kopf fest. Diese Empfindung entsteht durch eine
Schwellung des Gehirns. Nehmen Sie rasch Apis, und vermeiden Sie weiteres Sonnenaalen. Denn später gesellen sich unan-
genehmerweise trockenes Fieber, ohne Verlangen zu trinken,
Übelkeit, Erbrechen, stechende Kopfschmerzen und Phanta-
sieren hinzu, was wir als schweren Sonnenstich kennen. Gegebenenfalls wiederholen Sie die Gabe, kühlen Bauch und Oberschenkel mit feuchten Wickeln, beenden den Sonnenurlaub
und lesen im Schatten.

Dunkelrotes Aussehen, berührungsempfindlich

Lachesis D30

einmalig

🔴 Einengung

🟢 Kühle,
Ausscheidungen

Typ: kräftig rot/blaurot, heiß

Wenn Sie jedoch hohes Fieber ereilt, Ihr dunkelrotes Gesicht
später erblasst, reicht es nicht aus, nur die Sonne zu meiden.
Panische Angst ergreift Sie, ein Erwürgungsgefühl am Hals, äußerste Berührungsempfindlichkeit am ganzen Körper und heftige Unruhe. Ohnmachtsnah fröstelnd, werden Sie wahrschein-

lich ins nächste Notfall-Krankenhaus eingeliefert. Falls Ihnen jemand vorher noch Lachesis auf die Zunge legen kann, wird der Verlauf weniger peinlich, und vielleicht können Sie danach doch noch im Schatten lesen, während Ihr Hirn abschwillt und Ihre Haut ihr ursprüngliches Kolorit zurückgewinnt.

Hochrotes Aussehen, phantasiert

Typ: dunkelrot, gestaut, heftig

Wenn Sie mit Gefäßwallungen, Bluthochdruck oder Angina pectoris zu tun haben, sollten Sie ohnedies die Sonnenaufenthalte meiden. Diese enden mit hoch deliranten Zuständen in einem blutroten Gesicht. Bevor Sie die Orientierung verlieren und unbedingt nach Hause möchten, verpasst Ihnen hoffentlich ein anwesender guter Geist Glonoinum. Denn dann erholen Sie sich rasch.

Glonoinum D30

einmalig

🍷 Wein

↗ Entblößen, Kühle

Blasses Aussehen, durstlos, ohnmächtig

Typ: leichenblass, kaltschweißig

Beim dramatischsten Geschehen ist der Leidende bereits ohnmächtig. Sein Gesicht ist totenmaskenähnlich bleich und mit kaltem, klebrigem Schweiß bedeckt. Der Mund ist ausgetrocknet und verlangt nach kleinen Schlucken kühlen Wassers. Frost und unbändige ängstliche Unruhe beherrschen das Bild. Geben Sie rasch Arsenicum album und wickeln ihn gut in warme Decken ein, damit er Lebenswärme verspürt und seinen sonnenfreien Urlaub lesend und Briefe schreibend beenden kann.

Arsenicum album D30

einmalig bis zweimalig nach 15 Minuten

🥶 Kälte

↗ Wärme in jeder Form

Meningitis

Höchst selten erleben wir diese Erkrankung als akute Störung in der Praxis. Wir haben es eher mit den Folgen zu tun, dann nämlich, wenn die geistig und körperlich behinderten Kinder von der klinischen Medizin in ihre Schicksalhaftigkeit entlassen wurden (→ „Enders' Handbuch Homöopathie", Literatur, S. 342).

Durstloses Fieber, schrille Schreie

Apis D30

in Wasser

🔵 Berührung

🔺 Kälte

Typ: hellrot, durstlos, ruhelos

Die akute Erscheinung mit Fieber ohne Durst, zurückgezogenem Kopf (Meningismus) und gelegentlichem schrillem Aufschreien behandeln wir mit Apis, wie wir das bei den lokalen und systematischen Entzündungen noch näher kennen lernen werden.

Schlaganfall

Ein überhöhter Blutdruck, dürre, verkalkte Gefäße, schwere Krampfadern sind die klinischen Ursachen für einen Schlaganfall. Im Gehirn kommt es plötzlich zur Blutung oder zum Verschluss eines Gefäßes. Bis der Notfalldienst zur Stelle ist, können wir von Anbeginn des Geschehens an bereits regulierend eingreifen. Beherrscht Angst das Gesamtverhalten, dann benutzen Sie zunächst die Arzneien im Kapitel Gemüt (→ S. 229). Hier darf ich Ihnen drei der wichtigsten Arzneien benennen, die Sie dann einsetzen dürfen, wenn der Erkrankte die entsprechende Erscheinung aufweist.

Hochrotes Aussehen, „alles ist zu hart"

Arnica D30

1 × täglich

🔵 Erschütterung, Berührung

🔺 Kälte

Typ: rot, kräftig, unruhig

Das Gesicht des eher kräftigen Patienten ist hochrot, ängstlich, benommen. Unruhe plagt sein Verhalten, er möchte sich bewegen, kann nicht. Jede Erschütterung, selbst die Annäherung ans Bett, löst Schmerzen aus. Das Bett ist zu hart, er möchte sich weich legen. Arnica – auch nach der Klinikeinweisung – hilft die Hirnverletzung und die Schmerzen zu lindern.

Dunkelrotes bis bläuliches Aussehen, „alles ist zu weich"

Opium D30

1 × täglich

🔵 Wärme, Druck

🔺 kalt abwaschen, trinken

Typ: dunkelrot, bläulich, feucht

Ein anderes Bild zeigt der gestaute, bewusstlose Patient. Sein Gesicht erscheint dunkelrot bis bläulich, der Atemrhythmus ist unnatürlich (Cheyne-Stokes). Das Bett ist zu weich. Opium gibt ihm die Lebensgeister zurück (→ Ohnmacht, S. 137).

Blasses Aussehen, mit Aufschrei, verwirrter Geist

Typ: blass, flucht, spuckt, wütet

Seltener, aber desto eindrucksvoller zeigt der Ohnmächtige ein blasses Gesicht. Bevor er zu Boden fällt, hören wir einen durchdringenden Aufschrei, der die Wahl von Hyoscyamus anzeigt. Der unwillkürliche Abgang von Stuhl und Urin sollte sich ebenso rasch beheben wie der unwillkürliche Abgang verwirrter Gedanken.

Hyoscyamus D30

1 × umgehend, danach
1 bis 2 × täglich

🔻 nachts, Berührung

↗ in Ruhe lassen

Kopf

Der Kopf beheimatet das Hirn als zentrale Schaltstelle und die meisten Sinne als Instrumente unserer Wahrnehmung. Ein kostbarer Teil unseres Körpers, mit dem es gilt, pflegevoll umzugehen. Denn wir alle wissen, welche Beeinträchtigung der Lebensqualität ein unwohles Befinden dort bedeutet. Wie der Kopfschmerz zum Beispiel. Aber auch äußerliche Kriterien wie Beschaffenheit der Gesichtshaut oder ihr Ausdruck als Spiegelungen unsichtbarer Vorgänge oder eine simple Verringerung der Haarqualität können das Wohlbefinden in seiner Gesamtheit beeinträchtigen. Mit Letzterer möchte ich beginnen.

Haarausfall

Erwarten Sie nicht, hier Arzneien zu entdecken, die Ihnen die Anlage oder die Neigung zu Haarausfall vermindern. So sehr ich Ihnen allen eine pralle Haarpracht wünsche, ist doch das Übel ein Problem der gesamten Person und sollte als solches vor Ihrem Homöopathen ausgebreitet werden. Es gibt jedoch einen relativ raschen, kreisrunden Ausfall der Haare, der schnelles Handeln erfordert, bevor alle Analysen beim Dermatologen ins Ungewisse führen.

KOPFBEREICH

Feine Haare

Typ: zart, heiter

Phosphorus D12

2 × jeden 2. Tag

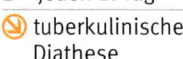 tuberkulinische Diathese

Wärme

Derart verunstaltet stellte sich mir meine hübsche, lebensbejahende Brüsseler EG-Freundin Rita vor, auf ihrem Kopf kahle Stellen, angefressen wie von Ratten, nur kreisrund. Sie hatte feine Haare, aber leicht brüchig in ihrer Struktur. Haar- und Personenstruktur sprachen für eine bewährte Anwendung von Phosphorus.

Strähnige Haare

Typ: zart, strähnig

Acidum hydrofluoricum D6

3 × jeden 2. Tag

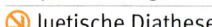 luetische Diathese

Kälte

Die *Fluss-Säure* ist komplementär zum *Phosphor*, das heißt, sie unterstützt seine Wirkung positiv. Im täglichen Wechsel gegeben, ergänzen sich die beiden Arzneien. Das hat sich bewährt, auch bei zuvor erwähnter gebrochener Schönheit.

Katerkopf

Die Puritaner unter den homöopathischen Ärzten verbieten ihren Patienten den Alkohol, auch den Kaffee und das Rauchen. Sie selbst sind bemerkenswerte, manchmal auch merkwürdige Heilige. Ich stelle diesen Anspruch weder an meine Person noch an meine Patienten, sondern empfehle Zurückhaltung bei chronisch lebererkrankten, gichtigen Patienten und bei Trinkern. Bei Letzteren hat die Empfehlung, von wem auch immer, ohnedies kaum Aussicht auf Erfolg. So „sündigen" wir allemal, und das gesellschaftliche Gefüge ist dazu angetan, der „Sünde" nachzugeben. Wobei ich den Genuss nur dann als „Sünde", als krankhaft betrachte, wenn ich Schnaps brauche hinter verschlossener Tür, Kaffee brauche, um mich fortwährend aufzuputschen, und kettenweise Zigaretten inhaliere. Ein Glas Wein, eine Tasse Kaffee, eine gute Zigarette oder Zigarre mit liebenswerten Menschen geteilt, haben eher den Charakter einer heilenden Zutat.

Vorbeugend bei Ausschweifung jeder Art

Typ: blass, intelligent, reizbar, mürrisch

Gelegentlich sündigen wir, sind übermäßig gefräßig, geil und versoffen. Wenn Sie Ihre Vorhaben voraussehen, nehmen Sie schon vorher Nux vomica und wiederholen diese Gabe nochmals nach Ihrer Ausschweifung, was vor dem Zubettgehen nötig wird. In der Regel erwachen Sie dann morgens, auch notwendigerweise frühzeitig, mit klarem Kopf, wenn Sie ansonsten den Kater erwarten.

Es gibt aber auch morgendliche Zustände, bei denen Nux vomica nicht ausreichte, um die Leber von alkoholischen Abfallprodukten zu reinigen. Drei Folgezustände sind mir bekannt und drei hilfreiche Arzneien dafür.

Nux vomica D30

einmalig

nach Durcheinander

Wärme, außer am Kopf

Erschöpfung

Typ: blass, kalt, gestaut

Carbo vegetabilis behebt nicht nur die allgemeine Müdigkeit sondern auch den Nacken-Hinterkopfdruck sowie den geblähten Oberbauch.

Carbo vegetabilis D30

einmalig

muffige Luft

Luft zufächeln, Aufstoßen

Übelkeit

Typ: blass-blau, kalt, feucht

Ist Ihnen obendrein noch übel und elend im Oberbauch zumute, so befreit Sie Tabacum von dem mulmigen Gefühl, dass sie an eine Nikotinvergiftung in Ihren frühen Jugendtagen erinnern mag.

Tabacum D30

einmalig

Einengung

Kühle, kalt abwaschen

Schwindel

Typ: blass, kalt, schusselig

Schwindelige Dusseligkeit, so dass Ihnen die Kaffeetasse aus der Hand rutscht, wird durch Cocculus behoben. Eventuell sollten Sie die Gabe wiederholen, denn hier liegt als Auslösung der Störung keine Folge des Genusses, sondern eine Folge der Übernächtigung, also mangelnder Schlaf, zugrunde.

Cocculus D12

einmalig

nach Übernächtigung

Wärme, Ruhe

Kiefersperre

Beim Kauen

Magnesium phosphoricum D4

alle 10 Minuten

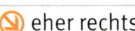 eher rechts

Gegendruck

Typ: blass, kalt, feucht

Stellen Sie sich vor, Sie sitzen beim Essen und plötzlich verkrampfen sich die Kaumuskeln während des Kauens. Eine Grimasse sonderlicher Art, die Sie mit Magnesium phosphoricum rasch lösen.

▌ Neigen Sie generell zu Krämpfen, sollten Sie die Arznei einige Wochen lang einnehmen.

Beim Gähnen

Zincum metallicum D12

alle 10 Minuten

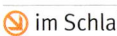 im Schlaf

Gegendruck

Typ: blass, grau, trocken, nervös

Ereilt Sie die Muskelverkrampfung eher beim Gähnen, so sollten Sie auf Zincum metallicum nicht verzichten.

Kopfschmerzen

Dieses Leid ist so vielfältig in seiner Auslösung und Ausprägung und so vielgestaltig mit der Anlage und Verfassung der betroffenen Person verbunden, dass diese in ihrer Gesamtheit ärztlich erfasst werden muss. Es fällt mir nicht leicht, die wesentlichen heilenden Arzneien und Arzneihilfen für Sie auszusuchen. Als Folge von Auslösungen finden Sie Hilfe in den entsprechenden Kapiteln hier oder im „Handbuch Homöopathie" oder in der „Bewährten Anwendung der homöopathischen Arznei" (→ Literatur, S. 342).

Hinterkopf: mit Bandgefühl

Gelsemium D30

einmalig

Einbruch von Schwüle, Erwartungsangst

massives Harnen

Typ: dunkelrot, rund, warm, feucht

Angst, Ärger, Aufregung, Erwartung, Prüfung oder auch Wetterwechsel, Föhn und Erkältung sind die Auslösungen für einen weit verbreiteten Hinterkopfschmerz. Der Schmerz sitzt krampfend im Nacken und zieht über den Hinterkopf, die Schädeldecke, zur Stirn, zu den Augen. Wie ein Band, wie einen Reifen empfindet der Kopf die Zusammenschnürung. Trotzdem fühlt er sich an wie zu groß. Die Augen flimmern. Der Erkrankte zittert, ist berauscht, benommen und schläfrig. Sein Gesicht ist eher dunkelrot, erschöpft. Nehmen Sie Gelsemium. Mit dem Nachlassen des Schmerzes werden Sie Unmengen farblosen Urins lassen.

Praxis-Tipp

Den Kopfschmerz richtig einschätzen

Achten Sie bitte bei Kopfschmerzen genau auf den Sitz des Schmerzes, die Lokalisation sowie auch auf die Schmerzempfindung, den Gesichtsausdruck, das Aussehen und auf das Verhalten des Leidenden.

Hinterkopf: wie „Katerkopf"
Typ: blass, überarbeitet, reizbar

Exzesse mit Genussmitteln in zeitlichem Durcheinander, Übernächtigung aus gesellschaftlichen Anlässen, Überanstrengung bei geschäftlichen Belangen sind die Auslösungen für den eher zivilisatorischen Katerkopfschmerz mit Hauptsitz im Hinterkopf. Auch Erkältung und Unterkühlung bei trocken-kaltem Wetter können einen ähnlichen Kater auslösen. Der Katerkopf – wer kennt ihn nicht! – brummt, ist wie zu groß, benommen. Das Gesicht sieht verlodert, gequollen, aufgeschwemmt, übermüdet und überarbeitet aus. Reichen Sie schweigend ein kühles Tuch und frühzeitig Nux vomica, denn jedes Reden, jede Kleinigkeit reizt den Leidenden. Bei Erkältungen kuschelt er sich in eine warme Bettdecke bis zum Hals, gut eingepackt, denn jeder kleinste Luftzug unter der Decke reizt ihn zum Niesen, als wolle er platzen.

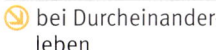

Nux vomica D30

einmalig

🌙 bei Durcheinanderleben

↗ Wärme, außer am Kopf

KOPFBEREICH

Hinterkopf: Gefühl, als ob die Schädeldecke sich öffne und schließe

Typ: blass, dünn, ruhelos

Cimicifuga D3

alle 10 Minuten

🔽 Unterkühlung, hormonelle Störungen

🔼 warm einhüllen

Gelenk- und Muskelrheuma, Periode, Wechseljahre und Nervosität sind die Auslöser eines Hinterkopfschmerzes, der eher Frauen befällt. Der krampfartige Schmerz beginnt mit steifem Nacken, zieht neuralgisch über die Schädeldecke und Augen bis in die Wangen und die Kiefer. Sie hat das Gefühl, als öffne und schließe sich die Schädeldecke. Von innerer Unruhe geplagt, seufzt sie ängstlich, denn sie glaubt, nicht mehr gesund zu werden. Trotzdem überfällt uns ein Redeschwall mit sehr wechselhaften Inhalten. Sie schließt dabei die Fenster und hält ihren Kopf warm. Cimicifuga in D3 bei Kopfschmerz, ansonsten in höherer Potenz.

Hinterkopf: nach Übernächtigung

Typ: blass, kalt, nervös, schusselig

Cocculus D12

stündlich, später 2 × täglich

🔽 mangelnder Schlaf, elektronische Welt

🔼 Wärme, Ruhe

Autofahren, Fliegen, Übernächtigung, übermäßiges Fernsehen statt Hinsehen sowie geistige Überanstrengung sind die Auslösungen für einen Hinterkopfschmerz mit Nackenschwäche. Der Kopf ist benommen, wie leer, wie mit einem Band zusammengepresst, und Sie haben das Gefühl, als öffne und schließe sich die Schädeldecke. Wie ein Brett vor dem Kopf, klagen Schüler, wenn sie in der Schule infolge der Auslösungen versagen. Es sind nervös überreizte, schusselige, vergessliche Hampelmänner. Essen und Trinken verweigern sie, weil es ihre Beschwerden verschlimmert. Frische Luft, warm oder kalt, vertragen sie nicht. Geben Sie Cocculus, bis die Folgen der Auslösungen ausgeglichen sind.

Hinterkopf: bei geistiger Erschöpfung

Typ: abgehärmt, sonst heiter

Phosphorus D30

einmalig

🔽 Anstrengung

🔼 Ruhe, Frischluft, kaltes Essen

Schulmüdigkeit und geistige Überanstrengung lösen einen heftig drückenden, pulsierenden Hinterkopfschmerz aus. Der Betroffene sieht verfallen und abgehärmt aus – bei üblicherweise blühender Erscheinung –, ist höchst reizbar. Er braucht nur etwas zu essen, Ruhe und Schlaf in frischer Luft mit einem kalten

Waschlappen auf dem Gesicht. So erholt er sich rasch wieder, so rasch, wie er erschöpfte. Phosphorus, bevor er sich zur Ruhe legt, wirkt überraschend schnell und erfrischt das üblicherweise heitere Gemüt.

Linksseitig: stechender Schmerz, im Sonnenverlauf

Typ: blass, blutarm

Manche Menschen plagt ein linksseitiger, eher neuralgischer Kopfschmerz, der auf dem linken Scheitel bohrt und sticht, zum linken Nacken, zum linken Stirnhöcker und zum linken Auge zieht. Auf dem Schädel haben sie das Gefühl, als stünde die Pfeilnaht offen. Jede Erschütterung und Berührung schmerzt, so dass sie sich niederlegen und gegen die Augen drücken, um den Schmerz zu lindern. Der Schmerz nimmt allmählich zu und fällt allmählich ab, und zwar mit dem Verlauf der Sonne. Spigelia, bis die Beschwerden nachlassen.

Spigelia D4

alle 10 Minuten

🔄 Erschütterung

↗ Gegendruck

Linksseitig: als ob ein Nagel eingehämmert würde

Typ: zart, seufzend

Akuter Kummer und Sorge sind die Auslöser für eine andere Art von linksseitigem Kopfschmerz. Er hämmert, als ob ein Nagel in den Scheitel eingehauen würde, und zieht in den Nacken. Dort krampft er und lastet als Bürde auf den Schultern. Sie seufzen hörbar, wollen dies und jenes und nachher doch nicht mehr. Insbesondere beschäftigt Esslust Ihre Wünsche, da Essen Ihre Beschwerden und den Frust vorübergehend lindert. Nehmen Sie noch vor dem Kummerfuttern Ignatia und seufzen Sie tief, auch wenn Sie das Gefühl haben, nicht recht durchatmen zu können.

Ignatia D30

einmalig

🔄 Sorgen, Kummer, Zuspruch

↗ lautes Seufzen, Essen

Rechtsseitig: pulsierender Schmerz, im Sonnenverlauf

Typ: hochrot, heiß, gedunsen

Der rechtsseitige Kopfschmerz pulsiert an der Schläfe, zieht über den rechten Scheitel in den Nacken. Das Gesicht ist hochrot, die Ohren sausen durch den Blutandrang zum Kopf. Die Stirn scheint zu bersten und eine Faust das Auge aus seiner

Sanguinaria D6

alle 10 Minuten

🔄 Sonne, Hitze

↗ Dunkel, Nasenbluten

Höhle zu treiben. Manchmal schießt das Blut aus der Nase, was Linderung verschafft. Auch dieser Schmerz steigt und fällt mit der Sonne allmählich an und wieder ab. Sanguinaria bei starken, hämmernden Schmerzen, wenn Ihnen obendrein noch übel ist bis zum Erbrechen und wenn Ruhe, Liegen und Verdunklung wohltuend wirken.

Entspannungskopfschmerz

Typ: blass, kalt, bewegt sich zwanghaft

Iris D6

alle 10 Minuten

🌙 Ruhe halten

↗ zwanghaftes Bewegen

Die sogenannte Sonntagsmigräne tritt gar nicht so selten auf. Wenn Sie sich gerade am Wochenende einrichten zu entspannen, überfällt Sie ein heftiger Hinterkopfschmerz mit Übelkeit und saurem Erbrechen. Er zieht bis zu den Augen. In der ersehnten Ruhe verschlimmern sich die Beschwerden, so dass Sie sich zwanghaft bewegen. Iris bis zur Besserung. Danach die Gabenhäufigkeit verringern, je nach Bedarf.

Erschöpfungskopfschmerz: mit Oberbauchvölle

Typ: blass, kalt, gestaut

Carbo vegetabilis D30

bedarfsweise

🌙 Schwüle, muffige Luft

↗ Luft zufächeln, Aufstoßen

Ein Erschöpfungskopfschmerz besonderer Art zwingt uns nach langfristig überzogener, körperlicher und geistiger Überanstrengung endlich ins Bett. Nichts geht mehr: weder das Denken noch die Verdauung. Der Hinterkopf krampft, die Schädelbasis bohrt, der Oberbauch gärt, die Gedanken schwinden. Reichlich frische, kühle Luft und Carbo vegetabilis erweckten die Lebensgeister wieder.

Auge

Wann immer ich an das Auge denke, fällt mir dazu die einfach formulierte Stelle aus Matthäus 6, Vers 22 bis 23 ein, die da lautet: „Das Auge ist das Licht des Leibes. Wenn dein Auge strahlt, dann wird dein ganzer Leib licht sein. Wenn aber dein Auge finster ist, so wird dein ganzer Leib finster sein. Wenn nun das Licht, das in dir ist, Finsternis ist, wie groß wird dann die Finsternis sein." Es lohnt sich, darüber nachzudenken.

Bindehautreizung

Wund machende Tränen, milder Nasenfluss

Typ: rot, warm, feucht

Für die leichte Bindehautreizung stellt uns die Homöopathie eine schöne Arznei zur Verfügung: Euphrasia, im Volksmund bezeichnenderweise „Augentrost" genannt. Meist ist der freie Blick getrübt, weil sich ein Schleier von Schleim über die Hornhaut legt. Insofern wirkt unsere Arznei wie ein Scheibenwischer.

Euphrasia D12
2 × täglich
◑ Licht, Sonne
◈ nachts

Boxerauge

Der Bluterguss um das Auge, auch Brillenhämatom genannt, entsteht durch einen Schlag von außen, sei dies die Faust bei Raufereien oder beim Boxkampf – daher der volkstümliche Name – oder der stumpfe Gegenstand, der im Dunkeln oder im Suff im Wege steht. Nachdem Sie zunächst Arnica eingenommen habe, entscheiden Sie sich jetzt zwischen zwei Arzneien.

Bluterguss mit ausgefranstem Rand

Typ: rot, kräftig, hitzig/blass, gelb, welk

Erscheint Ihr Auge mit einer glasigen Schwellung, der Rand des Blutergusses wie ausgefranst, und drücken Sie lieber einen warmen Waschlappen dagegen, wird Acidum sulfuricum den Erguss rasch schwinden lassen.

Acidum sulfuricum D3
3 × täglich
◑ Berührung
◈ Wärme

KOPFBEREICH

Blutherguss mit glattem Rand

Typ: blass, kalt, feucht

Oder Ihr Blutherguss weist einen glatten Rand auf, fast wie eine aufgemalte Brille, und bedarf einer kalten Auflage. Hierbei wird eher Ledum das Menschenmögliche tun, damit Sie in der Öffentlichkeit mit Ihrem „blauen Auge" nicht allzu sehr dem Spott Ihrer Mitbürger ausgesetzt sind.

Ledum D3

3 × täglich

🔽 Hitze

↗ Kälte

Entzündungen

Kühle lindert

Typ: schlank, unruhig

Jede akute Entzündung am Auge, sei es am Lidrand, an der Bindehaut, Regenbogenhaut, Augeninnenhaut (Uveitis, selten) oder Netzhaut (Retinitis) verlangt schon im Beginn der geringsten Beschwerden Aconitum. Besonders, wenn sie plötzlich, unerwartet und mit Heftigkeit auftritt. Sie ist meist die Folge von Unterkühlung durch Zugluft bei entsprechender Empfindlichkeit der Person. Lokale Kühle lindert die Schmerzen.

Aconitum D30

einmalig

🔽 Zugluft

↗ Kühle

Wärme lindert

Typ: rot, rund, kräftig

Lindert lokale Wärme die Beschwerden und besteht eine äußerste Empfindlichkeit gegen Berührung und Licht, dann ist schon die zweite Entzündungsarznei, Belladonna, angezeigt, die so rasch lindert, wie die Störung auftrat.

Belladonna D30

einmalig

🔽 Licht, Berührung

↗ Wärme

Praxis-Tipp

Diagnose unerlässlich

Für alle anderen Entzündungsarten lassen Sie beim Augenarzt eine Diagnose stellen. Aber vergessen Sie nicht: Ihr Homöopath hält eine Arznei für Sie bereit, selbst wenn es sich um die gefährliche Gürtelrose (Herpes zoster) der Hornhaut handelt. Mehr darüber in „Enders' Handbuch Homöopathie" (→ Literatur, S. 342).

Gerstenkorn

Viele Menschen wissen nicht, dass wir dafür zwei höchst bewährte Arzneien besitzen, die nach meinen Erfahrungen bisher allen geholfen haben. Obendrein haben sie die früher recht
häufige, kosmetisch hässliche Erscheinung mit einer Gabe nach
der Behandlung für immer geheilt.

Am Oberlid
Typ: rund, lieb, mild, wechselhaft
Erscheint das Gerstenkorn am Oberlid, so hat sich Pulsatilla als
Trost erwiesen.

Pulsatilla D30
einmalig
🔄 Erkältlichkeit
↗ kühle Auflage

Am Unterlid
Typ: blass, kalt, zornig
Tritt das Gerstenkorn eher am Unterlid auf, so nehmen Sie
Staphisagria.

Staphisagria D30
einmalig
🔄 Kälte
↗ warme Auflage

Hornhautverletzung

Unerträglicher Schmerz
Typ: schlank, unruhig
Nicht nur eine Prellung, sondern auch die Verletzung durch
Fremdkörper oder durch Entfernen eingetrockneter Linsen löst
jenen unerträglichen Schmerz aus, jene unruhige, ängstliche,
schockartige Verzweiflung, die sich erstaunlicherweise rasch
mit Aconitum besänftigt. Sollten sie zuvor *Arnica* eingenommen haben, werden Sie bemerkt haben, dass Aconitum am
Auge durchgreifender wirkt.

Aconitum D30
bedarfsweise
🔄 Berührung
↗ Kühle

Lidschwellung

Quincke-Ödem
Typ: durstlos, ruhelos
Wir kennen blasse Schwellungen wie beispielsweise morgens
beim Erwachen, doch diese sind eher chronischer Natur. Akuter erscheint uns das Quincke-Ödem, die allergische Anschwel-

Apis D30
bedarfsweise
🔄 Berührung
↗ Kälte

KOPFBEREICH

lung der Augenlider. Sie sticht, juckt, brennt, ist hell gerötet und bedarf der Kälte. Ungeachtet der stofflichen Ursache wird Apis immer lindern.

Müde Augen

Augen brennen wie Feuerbälle

Ruta D3

alle 10 Minuten

🌙 Überanstrengung

↗ Augen schließen

Typ: blass, feucht, kalt

Nach Überanstrengung unserer Augen durch dauernde Fixierung auf eine Arbeit brennen sie oft wie zwei Feuerbälle. Jede Faser der Augen scheint schmerzhaft gereizt, die Sicht verschwimmt und passt sich der Ferne nicht mehr so leichtgängig an. Korrigieren wir Schmerz und Sicht mit Ruta.

Netzhautablösung

Rotes Aussehen

Apis D30

2-stündlich

🌙 Berührung

↗ Kälte

Typ: hellrot, durstlos, ruhelos

Der Ablösung gehen manchmal entzündliche Prozesse voraus. Der Augenarzt hat deshalb schon erwähnt, dass Ihr Augenhintergrund geschwollen sei (Retinaödem). Apis wird der Entzündung gewiss entgegenwirken, wenn sich das plötzliche Geschehen mit einem kräftigen Stich ankündigt.

Blasses Aussehen

Arsenicum album D30

2-stündlich

🌙 Kälte

↗ Wärme in jeder Form

Typ: blass, zart, gütig, pedantisch

Die Entzündung liebt es, sich bei blassen Menschen mit Bluthochdruck oder mit Diabetes an der Netzhaut zu äußern (diabetische Retinopathie). Beiden Leidenden wird Arsenicum album Linderung gewähren.

Netzhautblutung

Immer häufiger tritt die Netzhautblutung oder die Neigung dazu auf. Eine nicht unerhebliche Ursache dafür sind die zunehmenden Radio- und Funkwellen, die über eine Antenne in Augennähe empfangen werden (zum Beispiel eingebautes Radio im Kopfhörer, Funktelefone usw.).

Bei durchlässigen Arterien
Typ: rot/blass, zart, frostig, heiter

Zwar werden Sie auf dem entsprechenden Auge vorübergehend teilweise oder ganz blind und der Laserstrahl „näht" den Netzhautriss wieder zusammen, aber für den Notfall halten Sie sich jedenfalls Phosphorus in Ihrer Hausapotheke.

Phosphorus D30

alle 10 Minuten zu Beginn

🜨 Kälte

↗ Ruhe

Durch Verletzung, Verkalkung
Typ: rot, kräftig, unruhig

Seltener ist die Blutung durch eine starke Verletzung oder eine Gefäßverkalkung bedingt. Beide Ursachen lassen sich mit unserer Arnica günstig beeinflussen.

Arnica D30

2-stündlich

🜨 Erschütterung

↗ Kälte

Ohr

→ „Enders' Homöopathie für Kinder" (→ Literatur, S. 342)

Das Ohr gibt uns die Fähigkeit des Hörens und des Zuhörens, also des Empfangens und Gebens. Das ist der Fluss all dessen, was Lebendigkeit bedeutet. Ist diese lebendige Bewegung beeinträchtigt, so leiden wir als Person in unserer Ganzheit. Erkrankungen der Ohren überlagern unser Hören und Zuhören oder beherrschen unser Hören- und Zuhören-Können. Es wäre auch denkbar, dass der Leidende sein Wollen aufgegeben hat, weil er zeitlebens hören, gehorchen und zuhören musste, der Möglichkeit beraubt, seiner eigenen inneren Stimme zu lauschen.

Hörsturz

Beim Hörsturz geht der Gehörsinn verloren und damit der Sinn des Hörens, des Zuhörens und des Teilnehmens. Die Umwelt des Geschädigten muss schon recht laut werden, um sich Gehör zu verschaffen, vielleicht war sie ja auch nie leise gewesen? Vor Lärm und Geräuschen verschließen wir allzu gern unsere Ohren, weil wir im Wohlbefinden unseres Menschseins im Grunde Unharmonisches und Disharmonisches verabscheuen. Dieser Wesenheit begegnen wir in der Wesenheit der zugehörigen Arzneien.

Nach Verletzung durch Lärmbelastung

Arnica D4

3 × täglich

🔽 Lärm

↗ Ruhe

Typ: ängstlich, nörglerisch, stumpfsinning

Lärmbelastung hat diesen Menschen erschüttert und sein Gehör verletzt, hat sein sehnsüchtiges Ruheverlangen und seinen inneren Friedenswunsch gehörig gestört. Nun hat das Schicksal ihn vom Lärm der Welt befreit, aber auch von den zarten, feinen Schwingungen, die unser Leben beflügeln. Ärgerlich, ängstlich und nörglerisch, als wolle man ihm zu nahe treten, als fühle er sich verulkt, verfolgt und vergiftet, gleitet er hoffnungslos und stumpfsinnig zurück in die Starre der Vereinsamung, aus der wir ihn mit Arnica wieder hervorholen können.

❚ Beim Hörsturz geben wir die Arznei, auch ungeachtet der zugehörigen Person, weil hier meist nicht die Verletzlichkeit des Menschen, sondern der Lärm die Auslösung des Übels ist.

Nach Blutung ins Innenohr

Lachesis D12

2 × täglich

🔽 Einengung, linksseitig

↗ Reden, Bewegung

Typ: kräftig rot/blaurot, heiß, schwatzhaft

Der Hörsturz beruht meist auf einer plötzlichen, kleinen Blutung ins Innenohr. Mit *Arnica* sind wir ihr bereits entgegengetreten in der Annahme, dass verkalkte Adern brüchig geworden sind. Jetzt nehmen wir an, dass zerstörende Gifte das Blut verändert haben und die Adernwände durchlässig werden. Es muss schon ein ziemlich giftiger, intrigenreicher und gehässiger Mensch sein, bissig und mit beißendem Humor, dem Lachesis das Gehör für sein lautes, ununterbrochenes Gerede wiederschenkt.

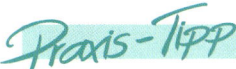

Lachesis am besten in die Vene spritzen

Es lohnt sich, die Arznei unmittelbar in die Vene zu spritzen, denn im festen Glauben an symbolische Zusammenhänge sollte das, was die Haut verletzend beißt (die Schlange) in gleicher Weise, die Haut verletzend, verabreicht werden.

Innenohrschwindel

Behandlungsbeginn

Typ: kräftig rot/blaurot, heiß, schwatzhaft

Der Innenohrschwindel (Morbus Menière) ist ein Kreuz für alle HNO-Fachärzte. Es bleibt jenen die medikamentöse Beruhigung oder letztlich die operative Durchtrennung bestimmter Nerven. Homöopathisch haben wir eine Chance, mit zwei Arzneien die schwere taumelnde Beeinträchtigung des Patienten zu beheben. Geben Sie möglichst schon zu Beginn Lachesis.

Lachesis D30

einmalig

🔵 links, beim Erwachen

↗ Bewegung

Folgearznei

Typ: rot/blass, zart, frostig, heiter

Ab dem folgenden Tag lassen Sie regelmäßig Phosphorus folgen, bis zum Verschwinden der Erscheinung.

Phosphorus D12

2 × täglich

🔵 Dunkel

↗ Ruhe

Mastoiditis

Knochen empfindlich

Typ: rot, mollig, träge, frostig

Selten springt die Entzündung auf den Knochen hinter dem Ohr über, auf das *Mastoid*. Das können Sie prüfen, indem Sie mit dem Finger auf diesen Knochen klopfen. Beklagt sich Ihr Kind, dann ist Capsicum sicher die rechte Arznei.

Capsicum D6

2-stündlich

🔵 nasskaltes Wetter, Zugluft, Berührung

↗ Wärme

KOPFBEREICH

Mittelohrentzündung

Ohrentzündungen haben sich im Laufe der Jahre immer scheußlicher, hartnäckiger und tief greifender verbreitet. Inzwischen sind Röhrchen im Trommelfell schon fast so in Mode wie Zahnspangen. Zumindest solange das soziale Kassensystem für die Kosten aufkommt! Die Homöopathie will den Beginn der Störung erhaschen, behandeln und heilen, damit dem Chronischen und den Folgen der Narkose kein Nährboden bereitet wird.

Akute Phase: plötzlich stechende, pulsierende Schmerzen

Typ: rot, rund, kräftig, brav

Belladonna D30

einmalig

🌀 Entblößung, nachts, Berührung

🡭 Wärme, Ruhe

Der Beginn der Ohrenentzündung, die wir vor allem bei unseren Kindern plötzlich auftretend erleben, ist äußerst schmerzhaft, pulsierend und hitzig. Die ganze Ohrgegend ist berührungsempfindlich, besonders der Tragus, das kleine vordere Ohrläppchen. Nachdem Sie *Aconit* nach kaltem Wind, *Chamomilla* bei feucht-heißer Kopfdecke oder *Dulcamara* bei jedem Wetterwechsel ausgeschlossen haben, bleibt Ihnen noch Belladonna für die rasche Behandlung des Beginns. Meist wird ein warmer Umschlag verlangt oder wärmende Ohrentropfen. Warten Sie mit der folgenden Gabe den nächsten Tag ab.

Folgearznei

Typ: hellhäutig, blutarm, feucht, hitzig

Ferrum phosphoricum D12

2 × täglich

🌀 nachts

🡭 Wärme, Ablenkung

Sollten dann noch Schmerzen bestehen, was Sie am besten prüfen, indem Sie auf den Tragus gegen das Ohr drücken, dann lassen Sie Ferrum phosphoricum bis zur absoluten Schmerzfreiheit folgen.

Bei mildem Ohrausfluss

Typ: rund, lieb, mild, wechselhaft

Pulsatilla D6

3 × täglich

🌀 Kälte, nasskaltes Wetter

🡭 Wärme

Nach dieser akuten Entzündung bildet sich oft ein Sekret, das am äußeren Gehörgang sichtbar wird. Der Facharzt wird Ihnen bestätigen, was Sie ohnehin schon wissen, dass es sich um eine Mittelohrentzündung handelt. Konsultieren Sie gleich Ih-

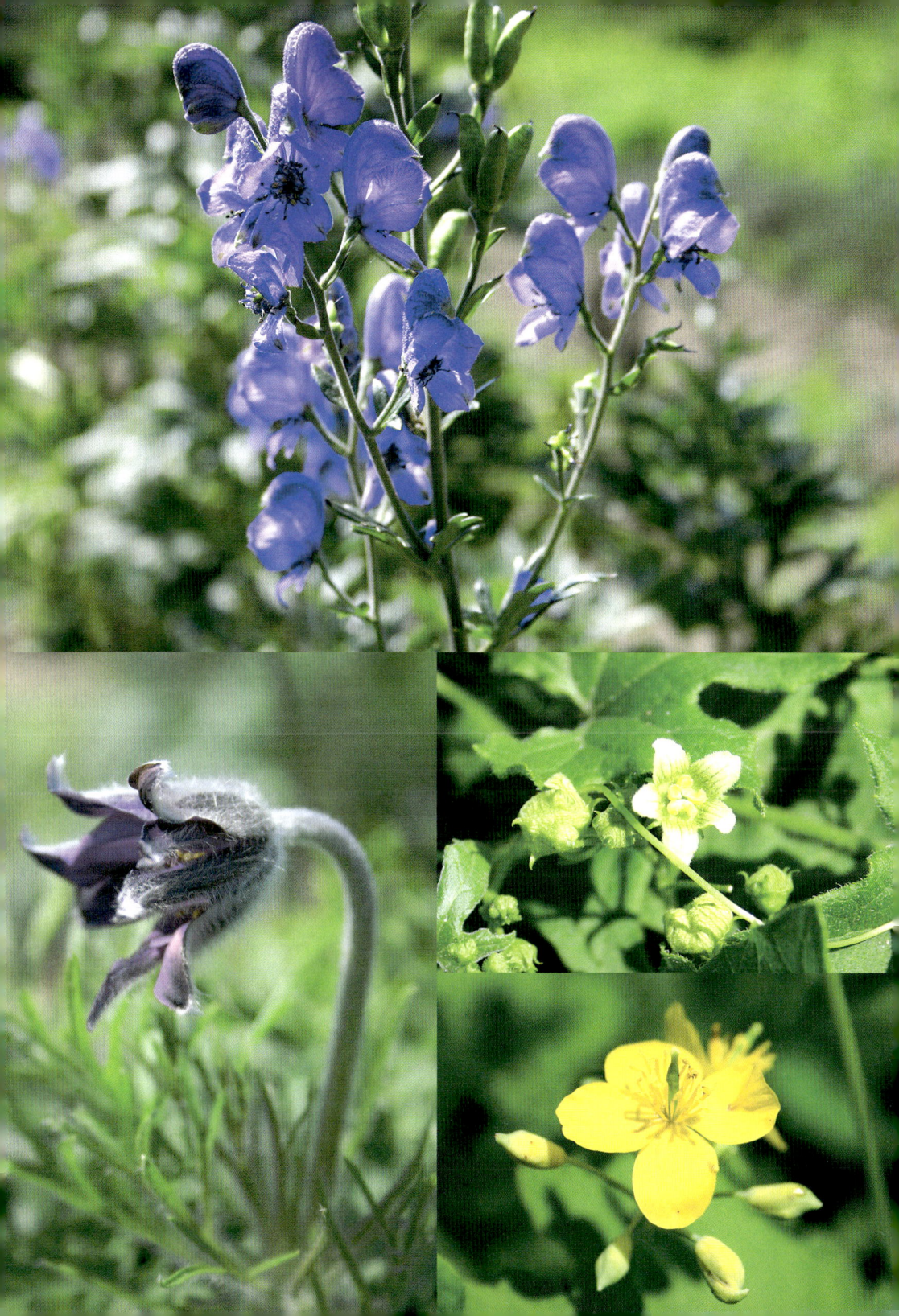

ren homöopathischen Arzt. Trotzdem hier schon mal zwei der bewährtesten Arzneien bei verschiedenem Ohrsekret. Der milde, gelb-grüne, geruchlose Ausfluss verlangt nach Pulsatilla. Sie wird das Geschehen ausheilen.

Bei wund machendem Ausfluss

Acidum nitricum D6

3 × täglich

🚫 Hitze, nachts

➚ Wärme

Typ: zornig, flucht

Der wund machende, gelb-zähe, stinkende Ausfluss verlangt nach Acidum nitricum.

Tubenkatarrh

Die Ohrtube, die sogenannte Eustachische Röhre, ist die Verbindung zwischen Mittelohr und Nasenrachen. Fällt sie zu, beeinträchtigt das unser Gehör. Das passiert entweder bei einem akuten Schnupfen, einer Grippe, Erkältung oder als Folge solch „banaler" Übel. Spaßige Spötter jedenfalls sind immer in der Nähe, wenn der Betroffene versucht, mit Hilfe seiner Handmuschel die Hörmuschel zu erweitern und dabei näher an den Redenden heranrutscht. Aber das Näherrutschen hat ja auch etwas für sich ...

Milder Ausfluss

Pulsatilla D6

3 × täglich

🚫 Kälte, nasskaltes Wetter

➚ Wärme

Typ: rund, lieb, wechselhaft

Dieses Wesen rutscht gerne nahe, lässt sich streicheln und trösten. Meist im Zuge einer Erkältung oder Entzündung mit milden Sekreten, mild wie ihr ganzes Wesen, fällt die Tube zu. Bei eventuellem Spott zieht sie sich weinerlich beleidigt zurück. Aber Trost und Pulsatilla werden ihr Wesen und ihre Tube für die Umwelt wieder öffnen.

Ohne Ausfluss, „alles wie zu"

Kalium chloratum D4

3 × täglich oder öfter

🚫 Kälte

➚ Sekretfluss

Typ: blass, kalt, feucht

Wenn der Schnupfen eher stockt, beim Schnäuzen wenig weißliches Sekret hervortritt, wenn die Nebenhöhlen, die Stirn, die Ohren „zu" sind und die Nase wund wird, hat sich nach meiner Erfahrung am besten Kalium chloratum bewährt. Die Sekrete kommen rasch zum Fließen. Die in die Bronchien absteigende Erkältung wird ebenso vermieden wie der chronische Ohrtubenkatarrh.

Zäher Ausfluss

Typ: blass, erschöpft, frostig

Dicke, zähe Sekrete bei verstopften Erkältungslöchern reagieren eher auf Hydrastis, besonders wenn obendrein summende Geräusche im Ohr zu vernehmen sind.

Hydrastis D4

3 × täglich

🚫 Kälte

↗ Wärme

Nase

Die Nase ist das Instrument, das uns riechen lässt: Die Sinne erregenden Genüsslichkeiten des Lebens und natürlich den Mitmenschen, bis zur Betäubung oder bis zum Verlust. Ein Verlust des Riechens bedeutet nichts anderes, als dass ich „die Nase voll habe", mit Schnupfen, Polypen usw. Ich kann den anderen im wahrsten Sinne des Wortes „nicht mehr riechen". Vielleicht ist es aber auch so, dass ich für mich selbst den „Sinn" verloren habe und dem Ballast erlaube, meine Sinnbestimmung zu kaschieren?

Nasenbluten

Nasenbluten hat vielerlei Ursachen. Wenn es häufig wiederkehrt, brauchen Sie ärztlichen Rat.

Hellrotes Blut: spontan bei schlanken Menschen

Typ: rot/blass, zart, frostig, heiter

Zunächst jedoch, wenn es plötzlich, ohne ersichtlichen Grund, hell und heftig blutet, hilft Ihnen Phosphorus, das Sie bis zum Versiegen der Blutung einnehmen.

Phosphorus D30

alle 10 Minuten

🚫 Anstrengung

↗ Ruhe, Frischluft, kaltes Essen

Hellrotes Blut: spontan bei blutarmen Jugendlichen

Typ: blond, blutarm, feucht, hitzig

Ferrum phosphoricum D12

2 × täglich

🌙 nachts, Sommer

☀ nach Essen

Hellhäutige, blonde, blutarme pubertierende Jugendliche mit häufigem, hellem Nasenbluten brauchen Ferrum phosphoricum, um auch die Blutarmut, die Erschöpfbarkeit und die Empfänglichkeit für Krankheiten zu bessern.

Hellrotes Blut: spontan bei rundlichen Menschen

Typ: rot, rund, kräftig, brav

Belladonna D30

bedarfsweise

🌙 Hitze, nachts

☀ Wärme

Zu häufig übersehen wir paradoxerweise, dass auch die rundlichen, liebenswerten Kinder und Jugendlichen des Öfteren an kräftig rotem Nasenbluten leiden, ohne dass sie in der Nase popeln. Denken wir daran, Ihnen Belladonna zu verabreichen, dann wird sich viel mehr ändern als nur das spontane Bluten.

Hellrotes Blut: nach Verletzung

Typ: rot, kräftig, unruhig

Arnica D30

alle 10 Minuten

🌙 Berührung

☀ Kälte

Die Blutung beim Nasepopeln ist als Folge einer Verletzung zu verstehen, weshalb wir Arnica geben und das blutende Nasenloch fest verschließen, indem wir von außen gegen die Nasenscheidewand drücken, damit das verletzte Blutgefäß tamponiert wird.

Dunkelrotes Blut: flüssiges Blut

Typ: blassgelb, kalt, matt, schläfrig

Crotalus D12

2 × täglich

🌙 Schwüle

☀ Kühle

Bisher haben wir nur von hellen, flüssigen Blutungen berichtet. Hier nun eine Blutung, die dunkel und flüssig erscheint. Behandeln Sie mit Crotalus über 6 Wochen, damit die Nase nicht wieder blutet.

Dunkelrotes Blut: zähes, klumpiges Blut

Typ: rot, kräftig, geil

Crocus D12

2 × täglich über 6 Wochen

🌙 Schwüle

☀ Ablenkung

Während der Pubertät der Mädchen und während der Wechseljahre erscheint gern eine dunkle, zähe, klumpige Blutung, die – geronnen – manchmal wie eine Perlschnur aus der Nase hängt. Sie ist mit Crocus auszuheilen.

Statt Periodenfluss: in der Pubertät

Typ: rund, lieb, mild, wechselhaft

Wenn in der Pubertät die Regelblutung fällig wäre, aber ausbleibt und anstatt dessen die Nase blutet, dann ist unsere bewährte Pulsatilla über drei Perioden hinweg angezeigt. Die Arznei reguliert den Blutfluss wie auch den Periodenrhythmus selbst.

Pulsatilla D6

3 × täglich

🌀 Wärme/Kälte

🠕 Frischluft, Kaltes

Nebenhöhlenentzündung

Mit pochendem Schmerz

Typ: blass, kalt, trocken

Sehr lästig ist es, wenn sich zuerst die Nebenhöhlen akut entzünden, bevor sich Nasensekret entwickelt. Die äußere Wange fühlt sich heiß an, die Stirn schmerzt, der Schmerz ist pochend, pulsierend. Nachdem Sie zuerst mit *Aconit*, anschließend mit *Belladonna* behandelt haben, nehmen Sie jetzt Cinnabaris. Das Sekret verfärbt sich grünlich, und sein Lauf befreit die Höhlen.

Cinnabaris D4

3 × täglich

🌀 nasskaltes Wetter

🠕 Frischluft

Säuglingsschnupfen

Mit weißem, zähem Sekret

Typ: rot/blass, hitzig, gedunsen

Den typischen Säuglingsschnupfen mit weißlich-zähem Sekret behandeln Sie mit Sambucus. Es kann sich auch Husten und Fieber hinzugesellen. Das Geschehen ähnelt dem einer Erkältung.

Sambucus D4

3 × täglich

🌀 nach Mitternacht

🠕 sich aufsetzen, Wärme

Mit gelbem, weißem Sekret

Typ: blass, erschöpft, frostig

Bei länger andauernder Erkältung kann das Sekret eine gelbzähe Beschaffenheit annehmen. Die Nasenlöcher sind rot, wund und brennen. In diesem Fall lassen Sie auf *Sambucus* Hydrastis folgen.

Hydrastis D4

3 × täglich

🌀 Kälte

🠕 Wärme

Ammonium carbonicum D4

3 × täglich

🔵 Feuchtwetter

↗ Wärme

Mit anhaltend verstopfter Nase

Typ: blass-blau, schwach

Sollte die Nase Ihres Kindes jedoch anhaltend verstopft sein, probieren Sie Ammonium carbonicum. Stoppen Sie die Gaben, sobald es wieder fließt, denn das ist dann gesund.

Schnupfen

→ Erkältung, S. 34, Heuschnupfen, S. 62 und „Enders' Homöopathie für Atemwegserkrankungen", Literatur, S. 342

Um die passende Arznei für einen Schnupfen zu finden, ist es wichtig, verschiedene Eigenschaften wie die Beschaffenheit des Sekrets, den Ort der Verschlimmerung und die Zeit des Auftretens zu erfassen. Die Fragen lauten:

▌ Wie ist das Sekret: trocken, flüssig, zäh, weiß, gelb, grün, mild, wund machend?
▌ Wo wird er schlimmer: drinnen, draußen, in der Wärme, in der Kühle?
▌ Wann tritt er auf: tags, nachts, morgens, abends?

Fließschnupfen

Schlimmer im Warmen

Typ: blass, kalt, erkältlich

Allium cepa D3

stündlich

🔵 warme Räume, nasskaltes Wetter

↗ Kopf warm halten, heißer Tee

Die Nase fließt, Sie kommen mit dem Schnäuzen nicht mehr nach. Viele Erkältungsarten beginnen mit diesem klassischen Fließschnupfen. Der Fluss verschlimmert sich im Warmen und stockt im Kühlen. Allium cepa verändert das Sekret gewöhnlich in einem Tag und leert die folgende zähe Sekretion.

Schlimmer im Kühlen

Typ: blass, zart, gütig, pedantisch

Arsenicum album D6

stündlich bis 2-stündlich

🔵 Kälte in jeder Form

↗ Wärme in jeder Form

Der gleiche Fließschnupfen mit Verschlimmerung im Kühlen und Linderung in der Wärme braucht Arsenicum album. Die Nase ist wund und rot, das Gesicht eher blass.

Weißes, gelbes, grünes Sekret

Typ: blass, erschöpft, frostig, unappetitlich

Äußerst hilfreich für Schnupfen, der sich in eine weiß-gelbliche bis grüne Sekretbeschaffenheit verändert mit wunden Nasenlöchern, ist Hydrastis. Für unsere Kinder können wir es bei solcher Erscheinung unbedacht einsetzen. Wir Älteren unterscheiden dann eher unter den *Kalium-Arzneien*.

Hydrastis D4
3 × täglich
🌙 Unterkühlung
➚ sich warm halten

Stockschnupfen

Behandlungsbeginn

Tp: blass, müde, matt

Beginnt die Erkältung mit verstopfter Nase, so nehmen Sie für diesen Stockschnupfen zunächst Luffa und zusätzlich Luffa-Nasentropfen von der Deutschen Homöopathischen Union (DHU), bis das Sekret sich verflüssigt.

Luffa D6
3 × täglich
🌙 trockene Luft
➚ feuchte Wärme

▌ Anschließend beurteilen Sie die Art des Sekretes und behandeln sich entsprechend mit den im Folgenden aufgeführten Arzneien.

„Kopf wie zu"

Typ: blass, kalt, feucht

Wenn der Schnupfen eher stockt mit nur wenig weißlichem Sekret beim Schnäuzen, die Nebenhöhlen, die Stirn, die Ohren „zu" sind und die Nase wund wird, hat sich nach meiner Erfahrung am besten Kalium chloratum bewährt. Die Sekrete kommen rasch zum Fließen. Die in die Bronchien absteigende Erkältung wird ebenso vermieden wie der chronische Ohrtubenkatarrh.

Kalium chloratum D4
3 × täglich oder öfter
🌙 Kälte
➚ warm halten

Sekrete lösen sich

Typ: blass, warm, feucht

Beginnt der Schnupfen mit leichtem, gut löslichem, weißlichem Sekret, dann hilft eher Kalium sulfuricum.

Kalium sulfuricum D4
3 × täglich
🌙 im Warmen
➚ Frischluft

▌ Kalium sulfuricum folgt oft der *Pulsatilla*, wenn diese nicht so gut heilt, wie wir es von ihr erwarten.

Kalium jodatum D4

3 × täglich

🔄 bücken, nachts, drinnen

↗ draußen

Arum triphyllum D6

3 × täglich

🔄 nasskaltes Wetter

↗ Gurgeln

Hepar sulfuris D30

2 × täglich

🔄 trocken, schön, kalt, windig

↗ Regenwetter, warm einhüllen

Silicea D6

3 × täglich

🔄 Zugluft, nasskalt, Entblößen, Winter

↗ sich warm einhüllen, trockenes Schönwetter

Druck über der Nasenwurzel

Typ: rot/blass, hitzig/frostig

Ist das Schnupfensekret gelb-zäh mit wunder Nase und heftigem Druckschmerz über der Nasenwurzel, dann nehmen Sie Kalium jodatum. Das Sekret läuft eher draußen und stockt drinnen.

Nase und Lippen „wie rohes Fleisch"

Typ: rot, warm, feucht

Dieser stockende Schnupfen unterscheidet sich von allen anderen dadurch, dass Nase und Lippen des Betroffenen so rot und wund sind, dass sie wie rohes Fleisch erscheinen. Wenn Sie jedoch Arum triphyllum schon dann einsetzen, wenn beim Schnäuzen der krustig geschwürigen Nase Blut erscheint und die Nasenlöcher rissig werden, dann brauchen Sie obige Unterscheidungsmerkmale nicht abzuwarten. Viel Glück!

Ausheilung: bei grünem, „reifem" Sekret

Typ: blass, kalt, pastös, frostig, zornig

Endlich ist der Schnupfen „reif", ist gut löslich, läuft grünlich aus der Nase, so dass wir mit Hepar sulfuris Nase und Nebenhöhlen reinigen.

▮ Wenn das Wetter schön, trocken, kalt und windig ist, kann diese zur ersten Arznei werden.

Ausheilung: bei wässrigem, wund machendem Sekret

Typ: dünn, zart, ernst, frostig

Möchten Sie „sichergehen" und gut ausheilen, dann nehmen Sie danach noch einige Tage Silicea.

Ausheilung: zur Giftausscheidung

Typ: rot, dick/schlank, muskulös, schmuddelig

Die ganz Gewissenhaften nehmen am Ende der Erkältungser-
scheinungen wie auch am Ende eines jeden Infektes Sulfur, um
die eventuell noch im Körper verbleibenden Gifte (Toxine) aus-
zuleiten.

Sulfur D30
einmalig
⊗ nasskaltes Wetter, Sommer
⊘ warmes Wetter, Frischluft

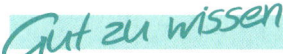

Wenn der Schnupfen immer wiederkehrt

Bedenken Sie bitte, dass ich Ihnen in diesem Kapitel nur
Hilfen für den akuten Erkältungsschnupfen anbieten kann.
Sich häufig wiederholende Störungen sind Ausdruck unserer
verminderten Abwehrlage, die wir meist ererbt haben. Eine
tief greifende Heilung bedarf verständlicherweise der Hilfe
Ihres Homöopathen, weil Ihre empfindliche, anfällige Verfassung zuerst gestärkt werden muss.

Mund

Der Mund ist nicht nur der Ort, an dem sich der Geschmack
entfaltet, er ist auch der Ort der Einverleibung von Nahrung, von Kügelchen und symbolisch der Ort der Aufnahme unserer Konflikte, Probleme und Sorgen. Dazu muss ich meinen
Mund öffnen wollen. Denn durch simples Anschauen, durch
intellektuelles Analysieren oder Verdrängen des Einzuverlei-
benden wird es seine geistige Kraft verweigern. Ähnliches geschieht dann, wenn unsere Schleimhäute sich entzünden. Sind
wir jedoch bereit aufzunehmen, um dann zu verinnerlichen,
wird uns die aus dem Stofflichen gelöste Energie und Kraft zu-
geführt, die wir zum Anfeuern lebendiger Funktionen, zur Auf-
rechterhaltung unseres Lebensmotors brauchen.

Mundfäule

Die Mundfäule oder Aphthen bilden sich aus kleinen, brennenden Bläschen zu kleinen, oberflächlichen, heftig schmerzenden Geschwüren aus; auf der Schleimhaut der Wangen, der Lippeninnenseite und des Schlundes.

Soor mit heißem Atem

Borax D3

3 × täglich

🌙 Berührung

↗ warm trinken

Typ: blass, kalt, trocken

Säuglinge schreien beim Trinken und Zufüttern, weil ihre Schleimhaut brennt. Mundhöhle und Atem sind heiß. Bei ihnen wird die Mundfäule häufig als weißer Pilzbefall (Soor) diagnostiziert. Borax bessert die Situation mit viel Geduld.

Gelbweiße Plaques, splitterartige Schmerzen

Acidum nitricum D6

3 × täglich

🌙 Hitze, nachts

↗ warm trinken

Typ: blass, zornig, flucht

Gelb-weißliche, geschwürige Placken mit einem wunden, stechenden Schmerz wie von einem Splitter bei Berührung, wobei die Mundhöhle und der Atem streng und scharf riechen, werden mit Acidum nitricum gut geheilt.

Eitrige Plaques, splitterartige Schmerzen

Hepar sulfuris D30

1 × täglich

🌙 kalt trinken

↗ warm trinken

Typ: blass, kalt, pastös, frostig, zornig

Eitrige Aphthen mit einem stechenden Schmerz, wie von einem Splitter. So weit wie die vorige. Aber hier riecht die Mundhöhle käsig, und ein warmes Getränk zusammen mit Hepar sulfuris, lindert den Schmerz und heilt das Geschehen.

Brennende Plaques, stinkender Atem

Mercurius corrosivus D4

3 × täglich

🌙 nachts

↗ kühl trinken

Typ: graufahl, kalt, klebrig

Menschen mit einer großen, geschwollenen, schmutzig belegten Zunge, die an den Rändern Zahneindrücke abbildet, wobei die Mundhöhle und der Atem übel stinken, brauchen Mercurius corrosivus, insbesondere wenn sie obendrein durstig sind und ihre Drüsen übermäßig Speichel produzieren. Vielleicht liegt hinter diesem Übel eine tiefer greifende Störung?!

Verbrühen der Zunge

Sehr bewährt

Typ: blass, kalt, feucht

Eine frisch gekochte Suppe, ein Schluck frisch gebrühter Tee oder Kaffee, und schon ist es geschehen. Ein Schrei schmerzlichen Entsetzens. Lippen, Zunge und Mundschleimhaut brennen wie Feuer. Löschen Sie rasch mit Hamamelis.

Hamamelis D4

alle 5 Minuten

⊘ Wärme

⊅ Kühle

Zähne

Mit den Kauinstrumenten zermalmen wir die substantielle Nahrung. Nach dem ich meinen Mund geöffnet habe, beginnt jetzt die Verfeinerung der groben Strukturen. Das ist Kultur. Kaukultur! Kauen der Nahrung, Kauen der Probleme. Wenn ich wegen ungesunder Zähne nicht kauen kann, erhebt sich die Frage, ob dem Nicht-Können eventuell ein Nicht-Wollen lange vorausging. Konfliktscheu? Angriffsunlust? Packen wir es an!

Zahnfistel

Mit dünnem, scharfem Sekret; Wärme bessert

Typ: dünn, zart, ernst, frostig

An sich sind es eher schlanke Menschen, Kinder und Erwachsene, die zu Zahnfisteln neigen. Nach meiner Erfahrung spricht jedoch fast jeder Leidende auf Silicea an, ungeachtet der Person. Die Eigenheiten müssen jedoch stimmig sein: Falls offen, ergießt sich ein dünnes, scharfes Sekret, die vorwiegend nächtlichen Schmerzen reagieren empfindlich auf kalte Luft und warmes Essen, aber lindern sich trotzdem auf Wärmeanwendung. Versuchen Sie es!

Silicea D6

3 × täglich

⊘ nachts, kalte Luft, Warmes

⊅ Wärme

KOPFBEREICH

Zahnfleischbluten

Nach Zahnziehen

Arnica D30

einmalig

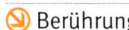 Berührung

↗ Kälte

Typ: rot, kräftig, unruhig

Das Zahnfleischbluten erscheint nur bei und nach dem Zahnziehen (→ Zahnziehen, S. 106) bedrohlich. Nehmen Sie möglichst schon vorher Arnica Es lindert zusätzlich die Schmerzen der Verletzung.

Beim Zähneputzen

Acidum salicylicum D12

morgens nüchtern

⊗ Berührung

↗ Wärme

Typ: rot, warm, feucht

Das morgendliche Zahnfleischbluten beim Zähneputzen behandeln wir mit Acidum salicylicum über längere Zeit, bis sich das Zahnfleisch gestärkt anfühlt.

Zahnschmerzen

Sie sind ein unerträgliches Übel und bedürfen rascher zahnärztlicher Hilfe. Oft stehen der Soforthilfe aber lange Wartezeiten entgegen oder einfach die Eigenart dieser Art von Schmerzen, in der Regel nachts oder am Wochenende aufzutreten. Ich selbst habe aus diesen Gründen drei Tage gelitten und empfand die folgenden Arzneien als sehr hilfreich.

Akute Entzündung: plötzliche Schmerzen

Aconitum D30

einmalig

⊗ Wärme

↗ Kühle, Bewegung

Typ: hellrot, schlank, unruhig

Erinnern wir uns an die Arzneien der Entzündungsreihe (→ Mandelentzündung, S. 113), dann fällt uns die Wahl nicht mehr schwer. Wie immer vergaß ich, bei den plötzlich auftretenden Beschwerden sofort Aconitum einzunehmen.

Akute Entzündung: pulsierende Schmerzen

Belladonna D30

einmalig

⊗ nachts, Berührung

↗ Wärme

Typ: rot, rund, kräftig, brav

Die Schmerzen ließen gegen Abend nach, kamen jedoch desto heftiger gegen Mitternacht wieder, hart pulsierend, bohrend, reißend mit hochrotem Zahnfleisch und dicker Wange, die ich mit einem Wollschal umwickelte. Mein Kopf war benommen, meine Augen fiebrig glänzend und mein Körper, den ich gut zugedeckt hielt, dampfte hitzig. Belladonna erlöste mich diese und die folgende Nacht.

Akute Entzündung: eitriger Prozess

Typ: blass, kalt, pastös, frostig, zornig

Am dritten Tag, bei gleichem Verlangen nach Wärme, quoll der Eiter aus den Zahnfleischtaschen. Hepar sulfuris hielt mein Leid in Grenzen bis zum vierten, zahnextrahierenden Tag.

Hepar sulfuris D30

2 × täglich

🔽 kalte Luft einatmen

🔼 Wärme

Verletzung des Nervs nach Zahnentfernung

Typ: rot, erregt, gedunsen

Nach der Zahnentfernung nahm ich sofort Hypericum. Schließlich hatte man mir den Zahnnerv zerrissen!

Hypericum D30

einmalig

🔽 Wärme

🔼 Kopf nach hinten beugen

Eitrige, stinkende Wunde nach Zahnentfernung

Typ: graufahl, kalt, klebrig

Und, wieder zu Hause angelangt, musste ich mir Mercurius solubilis zuführen, weil die Wunde wie eine Kloake stank. Nach zwei weiteren Tagen hatte ich Ruhe. Die Wunde heilte ohne Antibiotikumeinlage ab. Machen Sie es nach! Nur wer erfährt, kann heilen.

Mercurius solubilis D30

2 × täglich

🔽 nachts

🔼 Kühle

Zahnungsschmerzen

Mit feuchtheißer Schädeldecke

Typ: rot, hitzig, heftig, unleidlich

Erwähnenswert seien hier die Beschwerden beim Zahnen unserer Kinder. Die bewährteste unter allen Arzneien ist Chamomilla, inbesondere wenn der Schmerz durch lautes, verdrießliches und unerträgliches Schreien artikuliert wird, wenn Ihr Kind sich nur auf dem Arm schaukelnd beruhigt, gar singend grinst, aber sein Geschrei wieder loslässt, sobald Sie es niederlegen möchten.

In der Tat leidet es. Das Zahnfleisch ist geschwollen, äußerst berührungsempfindlich, die Kopfdecke ist heiß, feucht und fiebrig. Schnupfen, Husten, unverdauter bis grüner Durch-

Chamomilla D30

einmalig

🔽 Wärme, Niederlegen

🔼 getragen werden

fall und Fieber mit heißer, feuchter Schädeldecke können sich entwickeln, aber nur wenn Sie die Arzneigabe zu lange hinauszögern.

Mit anhaltendem Fieber

Ferrum phosphoricum D12

2 × täglich

🌙 nachts

↗ Kühle

Typ: blond, blutarm, feucht, hitzig

Ein weniger schmerzhafter Zustand, weniger unleidlich, aber ständig erhöhte Temperatur bei geschwollenem Zahnfleisch, eventuell mit nicht beeinträchtigendem Durchfall, verlangt nach Ferrum phosphoricum. Ihr Kind fühlt sich im Allgemeinen wohl, spielt, singt und lacht dabei.

Mit gussartigem Durchfall

Podophyllum D6

3 × täglich

🌙 frühmorgens

↗ Kühle

Typ: rot, heiß, feucht

Besteht ein heftig stinkender, auf dem Wickeltisch herausschießender Durchfall, so denken Sie an die Zahnung, und geben Sie Podophyllum, damit der Schmerz nicht mehr die Leber plagt.

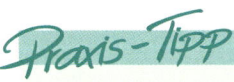

Die Homöopathie unterstützt uns

Auch wenn ein Kind allem Anschein nach bei guter Gesundheit ist, sollten wir uns doch unserer angeborenen Unvollkommenheit erinnern und der Entgleisung vorbeugen. Lassen Sie sich und Ihrem Kind 4- bis 6-mal im Jahr eine „Hochpotenz" zukommen, die Ihr Homöopath für Sie aussucht, damit Ihre Verfassung und die Ihres Kindes harmonisch bleiben.

Zahnziehen

Wenn Sie mit länger bestehenden Zahnschmerzen zum Zahnarzt gehen, findet er meist einen Eiterherd an der Zahnwurzel und entfernt den Zahn, oder auch nicht. Letztlich müssen Sie der Entscheidung des Zahnarztes vertrauen.

Durch Verletzung des Gewebes

Typ: rot, kräftig, unruhig

Deshalb sorgen Sie vor. Nehmen Sie eine bis zwei Stunden vor Ihrem Termin Arnica. Das lindert den Schmerz und verhindert eine starke Blutung.

Arnica D30

einmalig

🚫 Berührung

↗ Kälte

Durch Verletzung des Nervs

Typ: rot, erregt, gedunsen

Gleich nach der Zahnentfernung nehmen Sie Hypericum und wiederholen diese Gabe, wenn nach zwei Stunden die lokale Betäubung nachlässt und die Schmerzen zurückkehren.

Hypericum D30

einmalig

🚫 Wärme

↗ Kopf nach hinten beugen

Hals

D er Hals vereinigt mancherlei Funktionen: lymphatische Abwehr mittels der Mandeln, Atemwegskanal, Sitz der Schilddrüse und Schluckakt. Jede für sich kann erkranken und trägt ihre sinnhafte Bedeutung darin. Das, was uns akut am meisten plagt, sei hierunter aufgeführt.

Halsschmerzen

Mit plötzlichem Schmerz

Typ: hellrot, schlank, unruhig

Plötzlicher Anflug eines kratzigen Gefühles im Hals, plötzlich fühlen Sie ihn als körperlichen Gegenstand. Nur in diesem allerersten Stadium ist Aconitum wirksam, besonders wenn ein kaltes Getränk vorübergehend die Empfindungen lindert.

Aconitum D30

einmalig

🚫 Wärme

↗ Kühle, Bewegung

Mit hämmerndem Schmerz

Typ: rot, rund, kräftig, brav

Ebenso heftig überkommt uns ein trockener, brennender Schluckschmerz, der uns zum Schlucken zwingt, sich jedoch mit einem warmen Getränk und Belladonna beruhigt. Beim Hineinschauen glänzt uns ein trockener Hals entgegen.

Belladonna D30

einmalig

🚫 Berührung

↗ Wärme

Apis D30

einmalig

🚫 Berührung

↗ Kälte

Cantharis D30

einmalig

🚫 Heißes

↗ Wärme

Mercurius solubilis D30

einmalig

🚫 bei jedem Wetterwechsel

↗ Kühle

Nux vomica D30

einmalig

🚫 Überanstrengung

↗ feuchte Wärme

Mit stechendem Schmerz

Typ: hellrot, durstlos, ruhelos

Hier glänzt ein wässriger Hals im Innern, ein stechender Schmerz hindert am Schlucken. Kaltes besänftigt kurzzeitig, Apis langzeitig.

Mit brennendem Schmerz

Typ: rot, warm, wütend, ruhelos

Jetzt wird der Schmerz zum brennenden Pfeffer, der Hals glänzt entzündlich und krampft, als sei die Passage zu eng. Versuchen wir Cantharis, die Blasen ziehende „spanische Fliege".

Mit wundem Schmerz

Typ: graufahl, kalt, klebrig

Sollte unser Hals auf jeden Wetterwechsel mit Entzündlichkeit antworten, wobei er sich in der Folge wund und rau anfühlt, wenn außerdem der Atem übelst stinkt, werden wir Mercurius solubilis allen anderen Arzneien vorziehen.

Mit drückendem Schmerz

Typ: blass, intelligent, mürrisch

Durch Überanstrengung der Halsorgane bei Vielrauchern, Vieltrinkern und Vielrednern entflammt gelegentlich den Hals. Sie seufzen dann mit tausend liebenswerten, aber ungültigen Versprechen nach Nux vomica zur Linderung.

Heiserkeit

Der Kehlkopf ist die Avenue der Sprache. Die Stimme verleiht der Sprache ihren Ausdruck. Ausdruck ist das Urbedürfnis des Seelisch-Geistigen, sich durch das Leibliche zu manifestieren als zum Wort gewordener Gedanke, als zum Wort gewordenes Gefühl, als Verbalisierung des schöpferischen Flusses. Wenn ich meine Stimme verliere – sei es durch Erkältung, Entzündung, Belastung, Schreck, Papillome oder Tumore –, verliere ich das Vermögen, mich auszudrücken, bin unfähig, für mich selbst zu sprechen, darf weder schreien noch lachen. Für manche Umstehende ist der Zustand ein geruhsamer Segen, für manche ein Fluch. Das ist eine Frage des Standpunktes. Für den Betroffenen bleibt er immer ein Fluch.

Nach Schreck, nach Unterkühlung
Typ: hellrot, schlank, unruhig

Dem Schreckhaften verschlägt es die Stimme durch Schreck. Er sollte in seiner Hand- oder Hosentasche immer Aconitum bei sich führen, solange ihn die Umwelt zu erschrecken vermag. So vermeidet er Herzklopfen, Zittern und Stimmverlust. Auch im plötzlichen Beginn einer Unterkühlungsfolge sollte er mit einer Gabe zugreifen.

Aconitum D30

einmalig

🗴 Wärme

🗷 Kühle, Bewegung

Mit schwammartigem Gefühl
Typ: blass, hitzig, trocken

Die Unterkühlung beschert uns viele Arten von Heiserkeiten und entsprechend viele Arzneien. Eine davon ist Spongia, sie hat mir immer gute Dienste geleistet, wenn das Gefühl im Hals sich zu einem Schwamm ausweitet, durch den zu atmen Schwierigkeiten bereitet. Wir kennen sie auch als große Asthmahilfe bei gleicher Empfindung (→ „Enders' Handbuch Homöopathie", Literatur, S. 342).

Spongia D3

3 × täglich

🗴 Unterkühlung

🗷 warmes Trinken

Bei stolpernden Sängern und Rednern
Typ: hager, hektisch, getrieben

Wer seine Stimme zu sehr belastet wie Sänger, Redner, Nörgler und Krakeeler, dem sei Argentum nitricum empfohlen, besonders wenn seine Rede und sein Gang stottern, stolpern, stochern und stocken.

Argentum nitricum D30

bedarfsweise

🗴 Überanstrengung

🗷 festhalten

Bei ausgetrockneten Rednern
Typ: fahl, frostig, trocken, alt

Der trockenste unter allen Rednern mit ausgemergelter Stimme hat auch ein ausgemolkenes Gehirn. Zäher Schleim haftet in seinem Rachen, ständig muss er sich zwanghaft räuspern, und das Schlucken fällt so schwer! Und das besonders, wenn das Wetter zum Trockenen umschlägt. Gestatten Sie ihm einen

Alumina D12

2 × täglich

🗴 Vielreden

🗷 feuchte Wärme

Aufenthalt am südlichen Meer und stecken Sie Alumina in seine Reisetasche. Als Stimmgewaltiger kehrt er zurück, allerdings – sofern er es einrichten kann – erst nach sechs Monaten.

Stimme überschlägt sich

Arum triphyllum D6

3 × täglich

🚫 Überanstrengung

↗ Gurgeln, Frischluft

Typ: rot, warm, feucht, zupft sich

Auch dieser Mensch sollte sich und seine Stimme nicht überbelasten. Er hat schon genug Ärger mit seiner Nervosität, reibt mit der Hand an der Nase, bohrt mit den Fingern in der Nase, zupft sich mit den Zähnen die Lippenhaut ab, fasst sich bei jedem zähen Hustenstoß und Räuspern mit beiden Händen an den Hals. Lassen Sie ihn gurgeln, gestatten Sie ihm Freiheit in frischer Luft und Arum triphyllum. Die frische Luft sollte nicht nasskalt sein, nicht stürmisch und nicht gewittrig. Schicken Sie ihn an den Rand der Wüste.

Stimme wie ein hohler Bass

Verbascum D6

3 × täglich

🚫 Kälte, Zugluft

↗ warm einhüllen

Typ: blass, kalt, feucht

Eine tief sitzende Heiserkeit mit hohler Bassstimme und einem trockenen Husten, als trompetete eine stotternde Kuh nach frischer Unterkühlung, spiegelt sich im Bild von Verbascum wider. Rachen, Kehlkopf und Brust sind von Wundheit geschlagen und verlangen nach Wärme.

Chronische Heiserkeit

Causticum D6

3 × täglich

🚫 Kälte, Zugluft

↗ kalt trinken

Typ: blass, schwach, gereizt

Wer chronisch heiser ist wie dieser blasse Mensch, ist so nervös, gereizt und doch erschöpft, dass ihm die Kraft fehlt, sich auszudrücken. Rachen, Kehlkopf und Stimme kratzen, sind ätzend wund wie die Bronchien und die Seele hinter dem Brustbein. Frische Kühle als Wasser oder Luft begehrt sein Brennen, aber das Wetter muss warm sein und feucht wie das Wasser. Unter diesen Vorbedingungen siedeln Sie am besten ans südliche Meer um, sorgen für eine stets frische Brise und für Causticum, das über sehr lange Zeit einzunehmen ist, denn auch die Schleimhäute seiner Verdauungsröhren sind wie beim *Alumina*-Menschen hilfebedürftig.

▮ Nicht nur *Be*lastbarkeit allein ist ein Zeichen von Gesundheit, auch *Ent*lastbarkeit hat darauf ein gleichwertiges Anrecht.

Kehlkopfschwellung

Allein die Vorstellung eines geschwollenen Kehlkopfes lässt uns erschaudern. Wenigen wird es so ergehen wie meiner Fachschul-Freundin Marita, die seit diversen Impfauffrischungen im nahezu 40. Lebensjahr („Man tut ja nur das Beste für sich") beängstigende Allergien an Haut, Bronchien und Kehlkopfdeckel produzierte. Seit der Begegnung mit der Homöopathie nimmt sie die Krisen ihrer Erstickungsgefahr gelassener hin. Ohne Kortisonsprays konnte sie vorher nicht existieren. Ihre Existenz nimmt sie jetzt besser und freudiger wahr.

Geschwollener Kehlkopf
Typ: hellrot, durstlos, ruhelos

Wie bei allen allergischen Reaktionen, bei denen die Haut oder Schleimhaut bedrohlich anschwillt und jeder Atemzug „der letzte" zu sein scheint, wird Apis der erste Rettungsversuch sein.

Apis D30
alle 5 Minuten
🌑 Berührung
↗ Kälte

Krampfender Kehlkopf
Typ: rot/blass, hitzig, gedunsen

Der Kehlkopf verkrampft sich immer mehr, der Gequälte versucht mit weit geöffnetem Mund die letzten Atemzüge und Sambucus zu erhaschen.

Sambucus D30
alle 5 Minuten
🌑 nach Mitternacht
↗ sich aufsetzen, Wärme

Patient kann nicht mehr ausatmen
Typ: fürchtet, leicht verrückt zu werden

Ganz schlimm wird es, wenn Sie zwar einatmen, aber nicht mehr ausatmen können. Dazu versperrt ein plötzlicher Kehlkopfkrampf zusätzlich die Atmung. Das ist höchste Not, der Sie mit Chlorum so lange entgegenwirken, bis eine Klinik in Sichtweite ist.

Chlorum D30
alle 5 Minuten
🌑 feuchte Luft
↗ einatmen

Krupp

Der Krupp-Husten ist meist ein plötzliches mitternächtliches Geschehen mit lebensbedrohlicher Dramatik, Atemnot, Halsenge, trockenem, blechernem Husten oder mit Giemen, Pfeifen und Atmen wie durch einen feuchten Schwamm. Es gilt also, rasch zu handeln. Kortisonzäpfchen oder erste Hilfen durch Homöopathie. Sie allein entscheiden jetzt das Schicksal Ihres Kindes. Ein Zäpfchen zu verabreichen, ist keine Kunst. Wohl aber die Arzneiwahl.

Bei plötzlichem Anfall

Aconitum D30

einmalig

🌀 Wärme

↗ Kühle, Bewegung

Typ: hellrot, schlank, unruhig

Bereiten Sie zuerst Aconitum, 20 Kügelchen oder besser Tropfen, falls zur Hand, in ¼ Liter Wasser vor und geben Sie alle 5 Minuten einen Kaffeelöffel davon. Das beruhigt die zunehmende Angst des Kindes und die der Eltern. Oft genügen einige Kaffeelöffel, um den Anfall zu unterbrechen.

Mit hohlem Krampfhusten

Drosera D3

alle 10 Minuten, ab dem folgenden Tag 3 × täglich

🌀 Mitternacht bis 2 Uhr

↗ sich aufsetzen

Typ: blass-blau, gedunsen

Bleibt ein hohler, blecherner Krampfhusten zurück, dann lassen Sie Drosera folgen.

Mit bellendem Räusperhusten

Spongia D3

alle 10 Minuten, ab dem nächsten Morgen 3 × täglich

🌀 vor Mitternacht, im Warmen

↗ sich aufsetzen, warmes Trinken

Typ: blass, hitzig, trocken

Bleibt ein eher bellender Räusperhusten mit schwammartiger, giemender Atmung zurück, dann lassen Sie Spongia folgen. Wenn Sie die Nerven behalten, werden Sie erleben, dass Ihr Kind keinen Kortison spritzenden Notfallarzt mehr benötigt. Sie selbst verlieren Angst und Unwissenheit in dieser Notlage.

Als Zwischengabe

Pyrogenium D30

bedarfsweise

🌀 DTP-Impfung, im Winter

↗ warm zudecken

Typ: blass, frostig, überreitzt

Nach meinen Beobachtungen begann der Krupp – oder die chronische Bronchitis – nach der zweiten DTP-Impfung im sechsten bis achten Lebensmonat. Nicht nur mein kleiner *phospho-*

rischer Patient Roman musste die Folgen seiner unwissenden Eltern tragen, Tausende leiden mit ihm. Und wer sich der Homöopathie zuwendet, wird auf Pyrogenium als Zwischengaben bei Halsentzündungen, Husten und Bronchitis nicht verzichten wollen.

Mandelentzündung

Meist eine Plage für Kinder und Jugendliche, denn selten habe ich Erwachsene mit noch vorhandenen Mandeln angetroffen. Sicherlich ist die Mandeloperation besser als eine periodische Einnahme von Antibiotika über längere Zeit, denn die Gefahr der „Entzündungsstreuung" auf Herz (Herzmuskel- und Herzbeutelentzündung), auf Niere (chronische Nierenentzündung) und auf Gelenke (Rheuma, Arthritis) ist zu häufig. Doch eine frühzeitige homöopathische Behandlung einer Mandelentzündung hat überraschende Erfolge gezeigt.

Plötzlicher Entzündungsbeginn
Typ: hellrot, schlank, unruhig

Häufig beginnt sie mit Schluckbeschwerden in der Mitte des Halses, und die beiden Lymphdrüsen am Kieferwinkel des äußeren Halses sind druckempfindlich. Die erste Arznei, wie bei jeder Entzündung, ist Aconitum. Doch nehmen und geben Sie es sehr früh, sobald das Gefühl beginnender Halsschmerzen auftritt; insbesondere wenn sie plötzlich, wie angeflogen, erscheinen. Der Rachenring ist dabei hellrot und trocken. Ein kalter Halsumschlag und ein kühles Getränk, das reichlich genossen wird, lindern die Beschwerden. Viele meiner Patienten beherrschen mit einer Gabe Aconit die sonst üblicherweise tief greifenden Halsentzündungen.

Aconitum D30
einmalig
🔵 Wärme
🔵 Kühle, Bewegung

Kühle lindert
Typ: hellrot, durstlos, ruhelos

Wird das Entzündungsstadium von *Aconit* verpasst, so stellt sich in der Regel ein trockener, stechender Schmerz beim Schlucken ein. Ist der Rachen trocken, geschwollen und hellrot, ist Apis

Apis D30
stündlich
🔵 Berührung
🔵 Kälte

KOPFBEREICH

die Arznei, meist nicht länger als einen Tag einzunehmen. Wie bei *Aconit* beschrieben, lindern ein kühler Halsumschlag und ein kühles Getränk, nach dem jedoch kein Verlangen besteht.

Wärme lindert

Belladonna D30

einmalig

🌙 Berührung

➶ Wärme

Typ: rot, rund, kräftig, brav

Schreitet die Entzündung fort, indem der Rachen hellrot erscheint wie eine Tollkirsche mit feuchten Ausschwitzungen, mit einer an die Oberfläche einer Erdbeere erinnernden Zunge und mit unerträglich hämmernden Schmerzen, dann nehmen Sie rasch Belladonna und warten bis zum folgenden Tag. Jetzt lindern ein warmer Halsumschlag und ein warmes Getränk.

Entzündung mit Eiterstippchen

Hepar sulfuris D30

2 × täglich

🌙 Zugluft

➶ warm einhüllen

Typ: blass, kalt, pastös, zornig

Sind Sie am nächsten Tag noch geplagt, dann entdecken Sie im Rachen gelbe Eiterstippchen auf den Mandeln. Jetzt ist Hepar sulfuris angezeigt. Wie bei *Belladonna* beschrieben, lindern ein warmer Halsumschlag und ein warmes Getränk.

Entzündung mit Eiterbelag

Mercurius solubilis D30

2 × täglich

🌙 nasskalt, nachts

➶ Kühle

Typ: graufahl, kalt, klebrig

Selten erleben Sie das letzte Stadium der Entzündung, den eitrigen Belag. Der Hals stinkt, die Zunge ist dick geschwollen und kräftig schmutzig-grau belegt. Kühle lindert. Die Arznei ist Mercurius solubilis.

Bei rohem, wundem Schmerz

Pyrogenium D30

einmalig

🌙 im Winter, DTP-Impfung

➶ Warmes

Typ: blass, frostig, überreizt

Beginnen Ihre Halsschmerzen mit einem wunden Schmerz und haben Sie *Aconit* schon genommen, dann folgen Sie mit Pyrogenium und warten ab, welche Erscheinung und Empfindung sich herauskristallisieren werden.

❚ Im Winter wird diese Arznei häufiger gebraucht, vor allem bei DTP-geimpften Kindern!

Schmerz erst rechts, dann links

Typ: fahl, frostig, hager, ernst

Beginnt Ihre Mandelentzündung rechts und wandert nach links, so nehmen Sie Lycopodium. Das hat sich einfach bewährt.

Lycopodium D6

3 × täglich

🔵 Wärme, ab 17 Uhr

🔵 Warmes

Immer der Entzündungsreihe nach:

Die Aufeinanderfolge dieser Arzneien nennen wir die Entzündungsreihe:

▌ Aconit
▌ Belladonna
▌ Apis
▌ Hepar sulfuris
▌ Mercurius solubilis

Je öfter Sie Ihre Hals- oder Mandelentzündung mit einer oder mit aufeinander folgenden Arzneien behandeln, desto seltener werden Sie daran erkranken.

Schmerz wechselt die Seiten

Typ: blass, kalt, trocken

Beginnt Ihre Mandelentzündung ebenso rechts, wandert nach links, aber die sogleich verschlungene vorige Arznei bleibt erfolglos, dann denken Sie an Lac caninum, besonders wenn die Beschwerden inzwischen von links wieder nach rechts gewandert sind. Schauen Sie in den Rachen, werden Sie dort einen glasigen, milchig-glänzenden, ja silbrigen Belag vorfinden.

Lac caninum D4

3 × täglich

🔵 Berührung

🔵 Kaltes

Schmerz erst links, dann rechts

Typ: kräftig rot/blaurot, heiß

Beginnt Ihre Mandelentzündung links und wandert nach rechts, so nehmen Sie Lachesis. Das hat sich ebenso bewährt.

Lachesis D12

2 × täglich

🔵 beim Erwachen

🔵 Kaltes

Bei aneinander stoßenden Mandeln

Typ: blass, rundlich, träge

Die größten, geschwollensten Mandeln, die selbst im nicht entzündlichen Zustand so groß sind, dass sie sich in der Mitte berühren, bedürfen des Barium carbonicum. Auch die Lymph-

Barium carbonicum D6

3 × täglich

🔵 nasskalt, Zugluft

🔵 Wärme, Geborgenheit

drüsen am Hals sind groß und geschwollen und manchmal auch die Oberlippe. Die Entzündung entwickelt sich langsam, wie alles an diesem Kind sich träge entwickelt.

Bei schmerzlosem, purpurfarbenem, geschwürigem Rachen

Baptisia D6

3 × täglich

🜄 Druck, Anfassen

🡕 frische Luft

Typ: verwirrt, stumpfsinning

Dagegen beginnt diese Entzündung wie ein Blitz aus heiterem Himmel. Im Nu sehen Mund und Rachen purpurfarben faulig, schwammig geschwollen, geschwürig aus. Und Sie wundern sich, dass der Betroffene keine Schmerzen äußert. Das genügt an Beobachtung, um ihm Baptisia angedeihen zu lassen, damit er sich erstaunlich rasch aus seinem verwirrten, stumpfsinnig in seinem stinkenden Schweiß dahindösenden Zustand erholen kann.

Schlucken bessert die Schmerzen

Ignatia D30

einmalig

🜄 Zuspruch

🡕 beim Essen und Trinken

Typ: zart, fein, ernst, widersprüchlich

Die ungewöhnlichste Form der Halsbeschwerden ist die, bei der das Schlucken nicht schmerzhaft ist, sondern lindert, so dass man ständig Speichel sammelt und runterschluckt oder Flüssiges trinkt. Sobald Sie diese paradoxe Erscheinung bemerken, nehmen Sie Ignatia jetzt und einmal täglich weiter, falls nötig.

Schilddrüse

Die Schilddrüse ist ein zentrales Drüsenorgan mit Beziehungen zum Gehirn, zum Gemüt, zum Temperament und zu den Organen Herz, Leber, Galle, Milz, Bauchspeicheldrüse, Eierstöcke. Hieraus verstehen wir auch die Vielzahl der Begleitstörungen bei Über- und Unterfunktion der Schilddrüse. Einige Arzneien sollen Ihnen erste Hilfe gewähren.

Depression des Gemüts

Typ: blass, zurückgezogen

Häufig ist die Erkrankung der Drüse mit einer Gemütsdepression verbunden. Manche Menschen wissen auch von einem einschneidenden Ereignis zu berichten, von dem an die Störung begann (→ Depression, S. 241). Abmagerung trotz genügender Nahrungsaufnahme, Durchfälle, großer Durst bei trockenem Mund, Herzklopfen morgens beim Erwachen bei ohnehin gestörtem Schlaf. Viel Grübeln, Sorgen und Seufzen beschreiben diesen in sich gekehrten Menschen. Natrium muriaticum wird ihm Gutes tun, wenn Kummer, Kränkung, Demütigung das Sosein auslöste.

Natrium muriaticum D30

bedarfsweise

↻ nach Kummer, Demütigung, Trost

↗ trockene Wärme

Anhaltendes Herzklopfen

Typ: blond, blutarm, feucht, hitzig

Wenn die vermehrte Herztätigkeit Sie den ganzen Tag über erregt, so nehmen Sie zusätzlich Ferrum phosphoricum bis zur Beruhigung des Herzschlages und der Übererregbarkeit.

Ferrum phosphoricum D4

3 × täglich

↻ tagsüber

↗ nach Essen

Herzklopfen beim Niederlegen

Typ: rot, heiß, feucht, ruhelos

Wenn die stürmischen Herzreaktionen besonders abends nach dem Niederlegen im Bett auftreten, wobei der Herzschlag fühlbar und hörbar pulsiert, Unruhe und Zittrigkeit Sie ergreifen, dann nehmen Sie Lycopus. Diese Arznei wirkt besonders gut bei Menschen, denen gleichzeitig die Leber beschwerlich ist und deren Galle gelegentlich zwickt.

Lycopus D12

abends vor dem Schlafengehen

↻ Niederlegen

↗ Kühle

Herzklopfen mit Blutwallungen, mit dampfenden Schweißen

Typ: rot, rund, kräftig, brav

Plötzliche Blutwallungen zum Kopf sind gelegentliche Zwischenerscheinungen von unangenehmer Heftigkeit. Der Kropf pulsiert, die Halsschlagadern pochen, dampfende Schweiße überfallen tags und nachts den Erkrankten. Belladonna bei Auftreten der Störung beruhigt das erregte Gefäßsystem.

Belladonna D30

bedarfsweise

↻ Sonne, Hitze, Berührung

↗ Wärme, Trost

KOPFBEREICH

Seitenstrangangina

Zu den Ohren ziehende Schmerzen

Typ: rot, frostig, gedunsen, zerschlagen

Phytolacca D4

3 × täglich

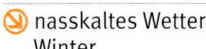 nasskaltes Wetter, Winter

kalt trinken

Viele Menschen haben keine Mandeln mehr, aber trotzdem Halsschmerzen, meist in der Folge von Zugluft und/oder Unterkühlung. Hier hilft nach *Aconit*, Phytolacca. Der Rachenring ist dunkelrot bis bläulich-rot verfärbt. Diese Seitenstrangangina ruft Schmerzen hervor, die gern zum Ohr hin und den Rachen hinunter ziehen. Ist starke Unterkühlung vorausgegangen, kann sich der Rücken wie zerschlagen anfühlen.

▮ Diese Arznei reservieren Sie eher für die kalte Jahreszeit.

Verschlucken

Mit Erstickung

Typ: blass, kalt

Cicuta D30

jede Minute

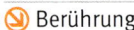 Berührung

sich rückbeugen

Sie sitzen im Restaurant und erleben, wie am Nachbartisch plötzlich jemand einen hustenähnlichen Anfall erleidet. Er hat sich einfach am Essen (zum Beispiel an der berüchtigten Gräte) verschluckt. Für manch einen kam jede Hilfe zu spät, er ist gnadenlos erstickt. Wenn Sie in solchen Augenblicken Cicuta in D30 oder höher in der Tasche haben, werden Sie zu seinem Retter in letzter Minute.

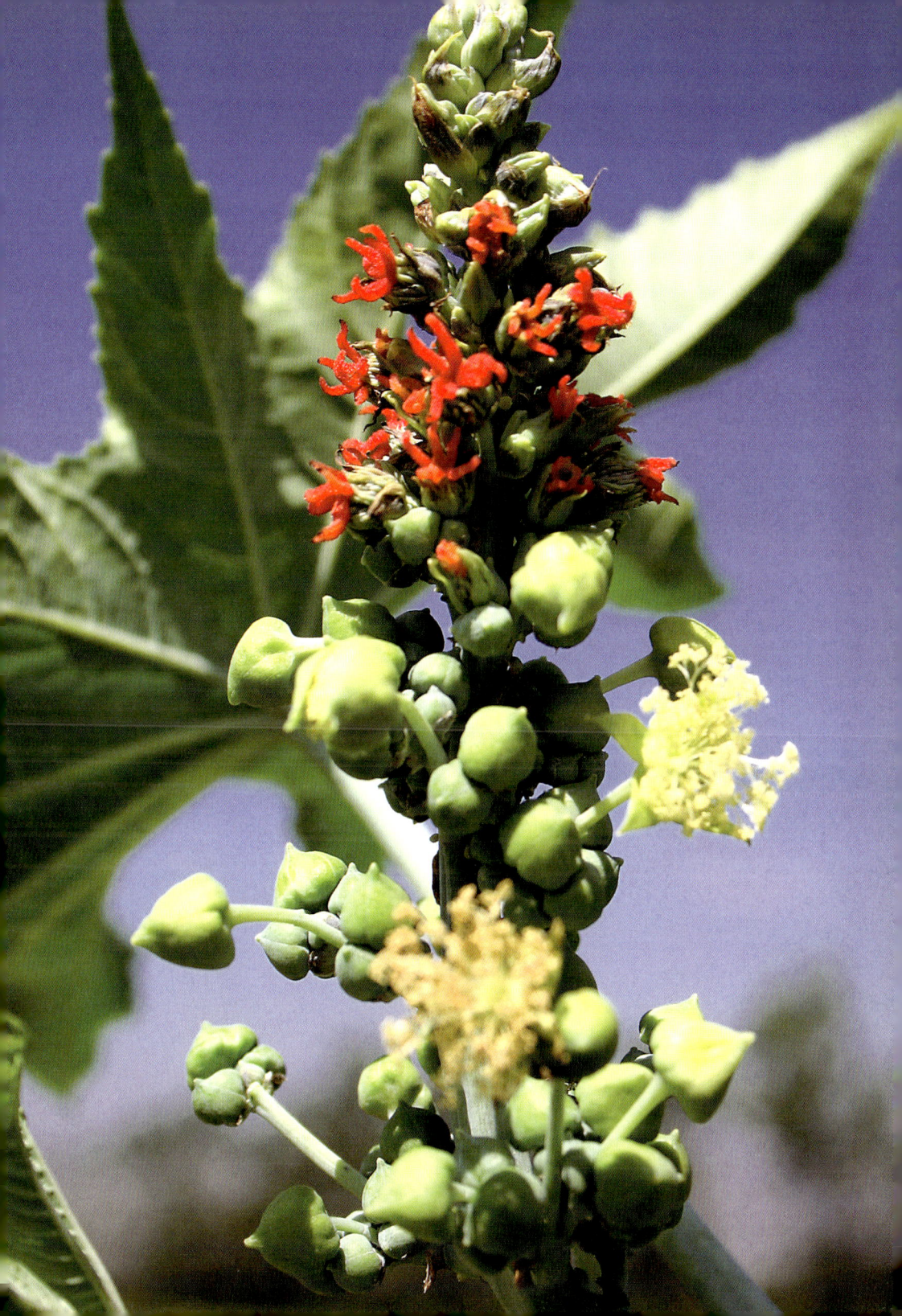

BRUSTRAUM

Brustraum

Der Brustraum umfasst den Brustkorb mit den darunter liegenden, lebenswichtigen Organen Herz und Lunge, aber auch die (weibliche) Brust mit ihren lebensspendenden Funktionen. Verletzungen und Schmerz in diesem Bereich stellen eine wahre Bedrohung dar.

Brustkorb

Der Brustkorb ist die starke Hülle für Lunge und Herz, die schützende Rüstung für Atem und Gefühl. In seinem Inneren wird die rhythmische Bewegung zum Symbol des allumfassend Lebendigen.

Rippenneuralgie

So bezeichnet wird ein Nervenschmerz entlang den Rippen mit ziehendem, stechendem und/oder bohrendem Charakter. Die Haut im Verlauf der Nerven (Rücken bis Brustbein) ist höchst berührungsempfindlich.

Bei plötzlichen Schmerzen

Aconitum D30

einmalig

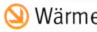 Wärme

⤴ Kühle, Bewegung

Typ: hellrot, schlank, unruhig

Zugluft, Wind, Sturm, Wetterwechsel können diesen Schmerz auslösen. Wie so oft steht auch dabei – bei plötzlichem Beginn – Aconitum an erster Stelle der arzneilichen Behandlung.

Bei anhaltenden Schmerzen

Ranunculus bulbosus D30

3 × täglich

🔵 Lagewechsel, Druck

⤴ Ruhe halten

Typ: rot, feucht, zerschlagen

Bei Nervenschmerzen ohne offenkundige Auslösung steht Ihnen eine sehr bewährte Arznei, Ranunculus bulbosus, zur Verfügung, die Sie zu Anfang der Beschwerden nehmen oder der Einnahme von *Aconit* folgen lassen.

Rippenprellung

Es ist für uns selbstverständlich, dass wir nach einem stumpfen Schlag oder Stoß zuerst Arnica einsetzen. Sie beugt nicht allein Schmerz- und Blutungsausbreitung vor, sondern auch besorgniserregenden Komplikationen, vor allem im Fall von Prellungen in Herznähe.

Schmerz wie ein „Schlag auf die Brust"

Typ: rot, warm, feucht

Die bewährteste aller Arzneien zeigt sich jedoch im Bild von Bellis, selbst beim Rippenbruch. Der Betroffene empfindet die Prellung in der Tat „wie einen Schlag auf die Brust". Lokale Kühle und festes Einbinden lindern die Schmerzen zusätzlich.

Bellis D3

3 × täglich

⤵ Druck

⤴ Kühle, festes Einbinden

Mit einschnürenden Schmerzen

Typ: rot, hitzig, ängstlich

Seltener, aber wichtig zu wissen ist ein Zustand heftigster Einschnürung im Brustbereich mit Atemnot und Ängstlichkeit, dem wir Cactus zuweisen. Wahrscheinlich hat sich das Trauma reflektorisch auf die Herzkranzgefäße übertragen.

Cactus D3

alle 10 Minuten

⤵ Anstrengung

⤴ frische Luft

Brüste

Brüste sind nicht ausschließlich ein erotisches Lustsymbol. Der Busen ist vielmehr der Inbegriff des Weiblichen. Wenn es heißt: „An deinem Busen lass mich rasten", so ist die Rede von sanfter Ruhe und stillem Nähren. In diesem Sinn stellen die Erkrankungen der Brust eine Entartung des weiblichen Elementes dar, die über Brustknoten im Krebs ihre unheilvolle Vollendung findet. Fragen wir uns, ob diese betroffene Frau es sich selbst versagte oder ob ihr die Umwelt nicht erlaubte, sich in ihrer Rolle zu verwirklichen.

BRUSTRAUM

Brustentzündung

Wie bei jeder Entzündung verfahren Sie auch hierbei gelassen, indem Sie die Qualitäten derselben als Grundlage Ihrer Wahl gelten lassen. Sollten Sie gerade stillen, verweigern Sie das Abstillen mit Östrogenen, lassen Sie die Milch für Ihr Kind abpumpen, legen Sie kühlende Alkoholumschläge auf und binden Sie Ihre Brust zur Ruhigstellung hoch.

Plötzliche Schmerzen, Kühle lindert

Aconitum D30

einmalig

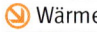 Wärme

Kühle, Bewegung

Typ: hellrot, schlank, unruhig

Nicht nur die Hitze, auch die begleitende Schwellung vergrößert das Schmerzempfinden. Rasch handelnd, zuerst mit Aconitum – wenn ein plötzlicher Frost das Geschehen einleitet und eine kühle lokale Auflage lindert – werden Sie ebenso rasch davon befreit sein. Meist reicht 1 Gabe dieser oder der folgenden Arzneien, um den Prozess am Fortschreiten zu hindern.

Pochende Schmerzen, Wärme lindert

Belladonna D30

in Wasser

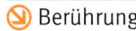 Berührung

Wärme

Typ: rot, rund, kräftig, brav

Pocht Ihre Brust vor Hitze, ist sie von roten Streifen durchzogen, verlangt sie nach Wärme, so ziehen Sie Belladonna als erste Arznei vor.

Stechende Schmerzen, mäßige Wärme lindert

Bryonia D30

in Wasser

geringste Bewegung, Berührung

Gegendruck

Typ: rot, rund, kräftig, heftig

Oder es bildet sich eine harte Schwellung aus, begleitet von stechenden Schmerzen bei jeder Bewegung, nach Ruhe, Halt und mäßiger Wärme verlangend, dann dürfte Bryonia als erste oder als Folgearznei in Frage kommen.

Berührungsschmerz, Kälte lindert

Lachesis D12

2 × täglich

linksseitig

Kühle

Typ: kräftig rot/blaurot, heiß, schwatzhaft

Beißt die Rötung sich eher links fest, schmerzt bei leichtester Berührung, wobei Kälte gut lindert, so wird Lachesis allein genügen, Ihre Brust zu heilen.

Eiterbildung; Wärme lindert

Typ: blass, kalt, pastös, frostig, zornig

Selten kommt Hepar sulfuris als erste Arznei in Frage. Aber sie folgt gut auf eine der vorerwähnten, wenn die Brust wieder weicher wird, weil sich der Eiter zusammenzieht. Eine warme Auflage tut dabei gut.

Hepar sulfuris D30

2 × täglich bis zur Besserung

🔻 Kaltes

↗ Wärme

Eiterbildung; Kühle lindert

Typ: graufahl, kalt, klebrig

Noch seltener wird die Eiterbildung mit heftigem Klopfen wie bei *Belladonna* und mit kurzen Frostschauern den Rücken rauf und runter beginnen. Doch im Unterschied dazu wird Sie eine kühle Auflage und Mercurius solubilis erfreuen. Wenn Sie jedoch gleich handeln, indem Sie sich eine der Anfangsarzneien zugestehen, werden Sie die Letzteren kaum in Anspruch nehmen müssen. Wie bei jeder Entzündung!

Mercurius solubilis D30

2 × täglich bis zur Besserung

🔻 nachts

↗ Kühle

Brustprellung

Wärme lindert

Typ: rot, warm, feucht, geil

Nach einem Stoß oder Schlag kann sich das Drüsengewebe knotig verhärten, auch an Lymphknoten und am Hoden. Im Allgemeinen begleitet – im Gegensatz zur folgenden Arzneibedürftigkeit – ein nur geringer Schmerz die Folgen der Prellung und dürfte sich am ehesten mit Wärme und Conium zurückbilden.

Conium D6

3 × täglich

🔻 Stoß, Lageänderung

↗ Liegen

Kühle lindert

Typ: rot, warm, feucht

Die Folgen der Prellung, die nach Bellis verlangen, sind äußerst schmerzhaft, lindern sich bei starkem Gegendruck und mit kühler Auflage. Ergo: Brust hochbinden und Arznei schlucken!

Bellis D3

3 × täglich

🔻 Druck

↗ Reiben

123

Bruststau

Ausstrahlender Schmerz

Phytolacca D4

3 × täglich

🗲 durch Stauung, Druck

🗷 Kühle

Typ: rot, frostig, gedunsen

Kommt es nicht zur Entzündung, sondern nur zu einer harten, empfindlichen Stauung der Brust, so dass bei Berührung oder beim Stillen die Schmerzen in den ganzen Körper ausstrahlen, dann reicht Phytolacca aus, um das Fortschreiten in eine Entzündung zu vermeiden.

Messerscharfer Schmerz

Conium D30

bedarfsweise

🗲 vor Periode

🗷 Wärme

Typ: rot, warm, feucht, geil

Der Bruststau vor der Periode ist ein weit verbreitetes Phänomen. Wenn die Milchgänge Ihrer Brust ohnedies eher zystisch verknotet sind und kleine, messerscharfe Stiche durchschießen, werden sich diese mit Hilfe von Conium und zusammen mit dem rückläufigen Stau erweichen.

Drückender Schmerz

Sepia D12

2 × täglich

🗲 vor Periode

🗷 Wärme, fester Halt

Typ: blassgelb, trocken, derb

Die meisten Frauen werden jedoch zu Sepia greifen, wenn sie nicht nur mit Ihren Brüsten leiden, sondern die kommende Periode sich gleichzeitig mit weiteren Beschwerden wie einer widerlich depressiv-gereizten Stimmung, Putzsucht – verstanden als reiner Versuch, wieder mal Ordnung zu schaffen – und einem gestauten Becken ankündigt.

Herz

Die Homöopathie ist eine menschliche Medizin. Bei den Herzbeschwerden zeigt sich die menschlichste Seite des Erkrankseins. Keine Organbezeichnung des menschlichen Organismus hat sich so stark im Sprachgebrauch verbreitet wie das Herz: herzlich, herzhaft, herzlos, Herzensgüte, Herzenslust, Herzensqual. Das Herz ist ohne Zweifel der Sitz des Gemüts. So werden Störungen des Gemüts zu Störungen am Herzen.

Angst, Kummer und Kränkung sind die eigentlichen menschlichen Auslösungen. Das dürfen wir nicht vergessen, wenn ein Mensch durch Herzenskränkung herzkrank wird. Um diese tiefe Schicht der Person kümmert sich der Homöopath. Für die verschiedenartigen, am Herzen empfundenen Störungen wie Klopfen, Stechen, Brennen, Beklemmung, Druck, Unruhe und Angst gibt es Arzneien. Arzneien für die augenblickliche Herzensnot.

Angina pectoris

Erste Hilfe: Herz wie „von einer Faust gepackt"

Typ: rot, hitzig, ängstlich

Manchmal, wenn die Angst sich durch *Aconit* gelegt hat, verbleibt ein beständiger Druck in der linken Brustseite, wie eine Herzenge, eine Angina pectoris, mit dem Gefühl, als werde das Herz von einer eisernen Faust umschlungen. Nehmen Sie Cactus, und der rasche, kleine, stolpernde Puls wird voll, stark und regelmäßig schlagen und die wieder aufkommende Angst besänftigen.

Cactus D3

alle 10 Minuten

🔽 Anstrengung

↗ frische Luft

Rotes Aussehen: Herz wie umschnürt, Erstickungsgefühl

Typ: kräftig rot/blaurot, heiß, schwatzhaft

Pectanginöse Beschwerden, die mit dramatischer Angst aus dem Schlaf schrecken lassen, mit Blutwallungen zur Brust, zum Gesicht, mit Erstickungsangst aus dem Gefühl, Herz und Hals werden zusammengeschnürt, überfallen den eher roten, kräftigen, hektischen Menschen, besonders in den weiblichen, aber auch männlichen Wechseljahren.

Die Bluse oder das Hemd sind auch im Winter geöffnet, denn Hals wie Herz, Taille und Lebenslage vertragen keine Berührung. Misstrauen, Missgunst und gekränkte Eifersucht sind die eigentlichen Auslösungen ihrer Beengung. Mit einem sprudelnden Redeschwall verschaffen sich diese Menschen Luft zum Durchatmen. Nur die Herzumklammerung, die Venenentzündung, die drohende Embolie verurteilen sie zu zwangs-

Lachesis D12

2 × täglich oder bedarfsweise

🔽 Hitze, Enge, Erwachen

↗ Kühle, Redeschwall

BRUSTRAUM

weiser Ruhe, in der sie trotz fröstelnder Ohnmachtsneigung keine Wärme vertragen. Lachesis befreit sie vom Zwang dieser Ruhepause.

Rotes Aussehen: Herzdruck nach tiefer Verletzung

Typ: rot, kräftig, unruhig

Eine andere Art von Druck überfällt den kräftigen Herzpatienten mit Bluthochdruck und Neigung zum Schlaganfall: ein Druck wie von einem Elefantenfuß. Angst und Unruhe begleiten auch ihn wie jeden Herzleidenden. Jede Erschütterung, Berührung und Bewegung verstärkt das Gefühl, das Herz könne aufhören zu schlagen. Trotzdem findet er keine Ruhe, keinen rechten Platz. Erst Arnica wird die Blutwallungen zum Herzen und zum Gesicht entkräften, wird ihn die Ruhe und den rechten Platz in seiner Lebenslage wiederfinden lassen.

Arnica D30

einmalig

🔄 Erschütterung, Berührung

↗ Ruhe

Rotes Aussehen: Herzdruck nach tiefer Enttäuschung

Typ: rot, kräftig, untersetzt

Es überfällt Sie das gleiche Druckgefühl, doch sind Sie ein eher rundlicher, untersetzter, kurzatmiger Patient mit hochrotem Gesicht, mit hohem Blutdruck, mit verfetteter Leber. Ein Leben lang haben Sie erfolgreich geschuftet, Geld und Gold gehortet, viele Positionen und Freunde erworben. Jetzt drückt das Herz, droht der Infarkt und immer weniger Freunde bekümmert Ihr Leid. Nur noch den Arzt besorgt und beunruhigt Ihre verhaltene, depressive Ängstlichkeit, die Ihr Gesicht widerspiegelt. Er wird Ihnen Aurum geben und Ihnen empfehlen, diese Gabe zu wiederholen, wann immer Sie Herzdruck verspüren.

Aurum D30

einmalig

🔄 nachts

↗ kühle Luft

Blasses Aussehen: Herz wie umschnürt, Erstickungsgefühl

Typ: blass, kalt, kollapsig

Die gleichen Beschwerden, die gleichen Erscheinungen, die gleichen Empfindungen wie beim *Lachesis*-bedürftigen Menschen überfallen den blassen, kalten, ohnmachtsnahen Leidenden. Nur, sein Gesicht bleibt erschreckend blass dabei. Sei-

Vipera D12

2 × täglich oder bedarfsweise

🔄 Herabhängen der Beine

↗ Kühle

ne Beine fühlen sich an, als wollten sie zerplatzen, wenn er sie, durch seine Hektik aus dem Bett getrieben, am Bettrand herunterhängen lässt. Ihm hilft eher das Gift der Schlange Vipera. Es wirkt so rasch, wie Schlangen beißen.

Blasses Aussehen: mit Todesangst
Typ: blass, kaltschweißig

Sind Sie aber jener blasse, dürre, unter „Angst" im Kapitel „Gemüt" beschriebene, gütige und skrupellos pedantische Mensch, dann wird Sie, meist nachts, eine unerträgliche Herzenge überfallen mit heftigem Brennen in der linken Brust, mit kalten Schweißausbrüchen, mit Elendigkeit, als stünde der Tod bevor. Ihr Gesicht gleicht einer Totenmaske, Sie nennen in Augenblicken plötzlicher Unruhe die Namen der Lieben und verlangen nach einem kleinen Schluck kalten Wassers. Danach sinken Sie erschöpft, gemartert und kaltschweißig in die Kissen zurück, bis ein qualvoller, angstvoller Aufschrei Sie sich aufbäumen und nach dem Leben greifen lässt. Hier geben wir Arsenicum album, die wir als letzte Arznei aufbewahren, um die Herzenge, die Lebensenge oder den Tod zu besänftigen.

Arsenicum album D30
in Wasser
 nachts
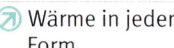 Wärme in jeder Form

> Im Umfang der Lebensangst erkennen wir als Umstehende den Grad des persönlichen Zerfalls.

Herzinfarkt

Der frische Infarkt ist selten unmittelbar am Herzen zu verspüren. Vielmehr umarmt den Betroffenen eine unbändige Übelkeit in der Magengegend, die in verschiedenen Qualitäten zum Herzen ausstrahlt. „Mir ist so furchtbar elend", werden Sie mit hinfälliger Stimme hören. Hier nun Ihre ersten Hilfen, nachdem Sie den Notarzt zur Hilfe riefen. Niemals werden Sie hilflos zuschauen müssen, wie ein von Ihnen geliebter Mensch mit Ihnen elendig leidet.

BRUSTRAUM

Rotes Aussehen: mit unruhiger Todesangst

Aconitum D30

in Wasser

🔴 Berührung

➚ Kühle, leichte Bewegung

Typ: hellrot, schlank, unruhig

Wenn diese Elendigkeit plötzlich und heftig beginnt, sich in hochrotem Gesicht die Todesangst ausbreitet, greifen Sie zu Aconitum.

Rotes Aussehen: mit Erstickungsangst

Lachesis D30

in Wasser

🔴 Hitze, Enge, beim Erwachen

➚ Kühle

Typ: kräftig rot/blaurot, heiß, schwatzhaft

Noch ein hochroter, vom Grauen erfasster Mensch, dessen Not sich in enormer Angst zu ersticken darbietet. Mit Lachesis wird die Angst sich legen.

Blasses Aussehen: mit unruhiger Todesangst

Arsenicum album D30

in Wasser

🔴 nachts

➚ Wärme in jeder Form

Typ: blass, zart, gütig, pedantisch

Dieser Leidende sieht bereits aus wie der Tod. Kaum dass die Not begonnen hat, verfällt er ungewöhnlich rasch. Der kalte Schweiß steht ihm auf der Stirn, während er sich mit ängstlicher Unruhe auf der Liege wälzt, nach einer warmen Decke und nach Arsenicum album verlangt.

Blasses Aussehen: mit angstfreier Sterbenselendigkeit

Tabacum D30

in Wasser

🔴 Enge, Wärme

➚ Kühle, Abdecken

Typ: blass-blau, kalt, feucht

Totenelendigkeit und Herznot stehen diesem blassen Menschen ins Gesicht geschrieben, während er relativ gelassen, nach Tabacum verlangend, seinem Schicksal entgegenschaut.

Blasses Aussehen: in Stille vergehend

Carbo vegetabilis D30

in Wasser

🔴 Schwüle, muffige Luft

➚ Luft zufächeln

Typ: blass, kalt, erschöpft

Fast schon blass-bläulich schaut jener aus, der in Stille mit dem Tod ringt, um frische Luft und Carbo vegetabilis bittet. Ist der Notarztwagen endlich da, wird es ihm bereits besser gehen.

Herzkollaps

Blasses, blaues Aussehen

Typ: keine Ausprägung

Die drohende Herzlähmung mit Atemnot, blauen Lippen, blauen Fingerspitzen und saurem Aufstoßen erleben wir nur bei herzgeschädigten Menschen. Da die Erscheinungen jedoch häufig mit einem „Kreislaufkollaps" verwechselt werden, möchte ich eindringlich auf Strychninum nitricum hinweisen.

Strychninum nitricum D4

alle 10 Minuten

🚫 Berührung

↗ Aufsitzen

▌ Jeder, der weiß, wie es derart um sein Herz steht, sollte diese Arznei – neben *Aconit* – zu seinem Begleiter werden lassen!

Herzrasen

→ Schilddrüse, S. 116 und Schulangst, S. 249

Rotes Aussehen: plötzliches Herzrasen

Typ: hellrot, schlank, unruhig

Jeder Mensch, den plötzlich, unerwartet, heftiges und kräftiges Herzklopfen überfällt, sollte Aconitum in ¼ Liter Wasser gelöst trinken, alle 5 Minuten einen gewöhnlichen Schluck. Es unterbricht den Kreislauf von Auslösung, Beschwerden und Angst, sei es nun Ärger, Aufregung oder Wind, Sturm, Föhn, Zugluft oder Wetterwechsel. Nach ½ Stunde sollten Sie sich entschieden wohler fühlen. Die hektische Röte des Gesichts verblasst zum ursprünglichen Kolorit, die Ruhe kehrt zurück. Unterwegs nehmen Sie 1 Gabe unter die Zunge und bewegen sich vorsichtig weiter, denn Bewegung lindert die innere Unruhe. Oft habe ich die heilsame Linderung dieser Arznei erleben dürfen. Jeder herzkranke Mensch sollte diese Arznei mit sich führen.

Aconitum D30

in Wasser

🚫 nachts

↗ Kühle, leichte Bewegung

Blasses Aussehen: Herzrasen beim Niederlegen

Typ: blass, romantisch, sensibel

Menschen, die nach einer Kränkung sich schweigend zurückziehen, in der Stille weinen oder nicht mehr weinen können, stattdessen nur noch seufzen, verblassen, abhärmen und abmagern, trotzdem mit zähem Charakter ihren Standpunkt ver-

Natrium muriaticum D30

in Wasser

🚫 beim Erwachen, Trost

↗ kalt abwaschen, Gegendruck

BRUSTRAUM

teidigen, leiden an Anfällen von starkem Herzklopfen, besonders beim Erwachen aus dem Schlaf. Hier wird die Angst vor dem kommenden Tag zur zusätzlichen auslösenden Belastung. Diesen bewundernswert tapferen, geistig feinfühligen, tief leidenden Menschen geben Sie Natrium muriaticum in ¼ Liter Wasser gelöst, alle 5 Minuten einen Schluck, damit ihre seufzende Beengung sich wieder zu befreiter Atmung entfaltet.

Blasses Aussehen: attackenweises Herzrasen mit Stolpern

Convallaria D2

bedarfsweise

🔄 Anstrengung, Tabak

⤴ Ruhe halten

Typ: reizbar, manchmal hysterisch

Eine bewährte Hilfe finde ich für mich und für solche, die Ähnliches empfinden, stets in Convallaria, 20 Kügelchen auf einmal, wenn mein Herz attackenweise rast, stolpert, sticht, wenn es irgendwie „verrückt spielt" und sich feine Wassereinlagerungen an den Beinen zugesellen. Das hat bisher immer gewirkt. Probieren Sie es!

Herzstechen

Messerscharfe Schmerzen

Spigelia D4

alle 10 Minuten

🔄 Erschütterung

⤴ Gegendruck

Typ: blass, blutarm

Nach Einnahme von *Aconit* oder *Natrium muriaticum* verbleibt oft ein Stechen am Herzen, als ob mit einem spitzen Messer darin gebohrt würde. Erschütterung und Berührung lösen ängstliche Unruhe aus. Bei nächtlichen Anfällen begleiten unbegründete üble Ahnungen das Herzklopfen. Spigelia lindert den Druck, das Stechen, das hörbare und sichtbare Klopfen.

Lunge

→ Erkältung, S. 34, Heuschnupfen, S. 62 und „Enders' Homöopathie für Atemwegserkrankungen", Literatur, S. 342

Wahrnehmbarer und spürbarer als am Herzen vermittelt uns das Auf und Ab der Lungenbewegung den schöpferischen Rhythmus, der alles Lebendige beseelt. Das Blut versorgt er mit frischem Odem bis in jede Zelle unseres Leibes. Das ist der Schöpfungsplan. Entgleist der Plan, werde ich krank. Verkrampft und beengt kann ich nicht mehr frei atmen, kann ich die Freiheit nicht mehr atmen, die mir Verantwortung für meine selbständige Entfaltung im Ich und im Du und den frei fließenden Austausch zwischen beiden garantierte.

Herbstbronchitis

Asthmatische Atmung; Nasenpolypen

Typ: blass, kalt, feucht, ruhelos

Wenn die nasse Kälte des Herbstes naht, Husten und Auswurf den Bronchitiker vermehrt plagen, dann hat sich, neben den Arzneien für Herbstrheumatiker (→ Rheuma in „Enders' Handbuch Homöopathie", Literatur, S. 342), Marum verum sehr bewährt. Die Bronchitis hat oft eine asthmaähnliche Komponente und das Riechvermögen ist von Polypen überwuchert (→ Nasenpolypen in „Enders' Handbuch Homöopathie", Literatur, S. 342).

Marum verum D4

3 × täglich

🜚 nasskaltes, nebliges Wetter, abends

↗ sich strecken

Asthmatische Atmung; emphysematöse Lunge

Typ: rot, warm, feucht

Grindelia lassen Sie 4–6 Wochen nach der Behandlung mit *Marum verum* folgen. Der Bedürftige ist ebenso mit Asthma, mit Emphysem und mit Erstickungshusten geplagt. Wenn das nasskalte Wetter über den Herbst weg andauert, wie es mehr und mehr den Anschein hat, dann verfolgen Sie die Behandlung mit beiden, alle 4 Wochen im Wechsel, bis sich die klirrende Kälte einstellt.

Grindelia D4

3 × täglich

🜚 nasskaltes Wetter, beim Einschlafen

↗ klare Kälte

Husten

Die wichtigsten Eigenarten bei der Beobachtung des Hustens sind:

- die Art: trocken, feucht, feines Rasseln, grobes Rasseln, Giemen, Pfeifen
- die Zeit: tags, nachts, morgens, abends, um Mitternacht

■ der Ort: drinnen im Warmen oder draußen im Kühlen, beim Übergang vom Warmen ins Kalte oder vom Kalten ins Warme, beim Niederlegen oder Aufstehen, in Ruhe oder Bewegung
■ die Beschaffenheit des Sekretes: weiß, gelb, grün, flüssig, zäh, leicht löslich, schwer löslich

Akuter Husten: beim Rausgehen

Typ: rot, hitzig, unruhig

Der Kitzelhusten, der sich anfühlt, als habe man eine Feder im Hals, tritt beim Übergang ins Kalte auf. Kaum dass man das Haus verlässt, beginnt man zu hüsteln, zu niesen und die Nase läuft, was nach Rumex verlangt.

Rumex D6

3 × täglich oder 1 Gabe bedarfsweise nach Hustenanfall

🔄 Übergang ins Kalte

↗ warm einhüllen

Akuter Husten: beim Reinkommen

Typ: blass, rund, kalt

Der gleiche Husten beim Übergang ins Warme, kaum dass man die Wohnung betritt, braucht Bromum. Kaltes Wasser in kleinen Schlucken lindert die trockenen Attacken vorübergehend.

Bromum D6

3 × täglich

🔄 Übergang ins Warme

↗ kalt trinken

Akuter Husten: Bellhusten vor Mitternacht

Typ: rot, rund, kräftig, brav

Der trockene, tief bollernde Husten, der oft Kinder nach dem Niederlegen ins Bett ereilt mit Verschlimmerung gegen Mitternacht, mit Schweiß und Wärmebedürfnis, verlangt nach Belladonna. Sie können die Gabe am folgenden Tag bedarfsweise wiederholen.

Belladonna D30

einmalig

🔄 Niederlegen, Mitternacht

↗ Wärme, Ruhe

Akuter Husten: blechern um Mitternacht

Typ: blass-blau, gedunsen

Der nächtliche, trockene, hohl und blechern klingende, krampfartige Husten mit Verschlimmerung um Mitternacht kann ein Hinweis auf einen beginnenden Keuchhusten (→ Kinderkrankheiten, S. 44) oder auf einen sich anbahnenden Krupp-Anfall sein. Hier kann Drosera äußerst effektiv helfen, wobei Sie die Gabe nachts stündlich wiederholen.

Drosera D3

3 × täglich

🔄 Mitternacht bis 2 Uhr

↗ sich aufsetzen, die Brust halten

Erkältungshusten: mit plötzlichem Beginn

Typ: hellrot, schlank, unruhig

Jede Erkältung oder Entzündung verlangt schon im Beginn nach Aconitum, insbesondere wenn sie plötzlich, ungeahnt auftritt. Damit vermeiden Sie rasches, tief greifendes Fortschreiten der Erkrankung. Leider vergessen wir bei vielen Störungen, bereits den Beginn zu erfassen und zu behandeln. Wie viel Leid könnten wir uns durch gewandte Beobachtung und umgehende Arzneigabe ersparen.

Aconitum D30

einmalig

🔻 Wärme

🔺 Kühle, Bewegung

Erkältungshusten: eher nachts

Typ: rot, heiß, feucht

Ein Erkältungshusten, der uns ganzjährig ereilt, beginnt meist mit einem Schnupfen (→ Nase, S. 95) und steigt langsam über den Rachen in die Bronchien hinab, während der Schnupfen sich bessert. Trocken, auch mäßig feucht, verschlimmert er sich beim Niederlegen und die ganze Nacht. Er hinterlässt bei jedem Hustenstoß ein Gefühl, als platzten, als zersprängen Brust und Hinterkopf. Brust- und Kopfschmerzen vom vielen Husten sind die Folge. Er braucht Sticta.

Sticta D6

3 × täglich

🔻 Temperaturwechsel, nachts

🔺 sich aufsitzen, sich bewegen

Erkältungshusten: eher tagsüber

Typ: blass, fahl, mitfühlend

Ein ähnlicher Husten, ein ähnlicher Schmerz, jedoch eher tagsüber und mit wundem, brennendem Gefühl im Rachen und hinter dem Brustbein. Der Husten lindert sich auf viel frische, kühle Luft und viele Schlucke frischen, kühlen Wassers und wird mit Causticum geheilt. Meist setzt sich beim Husten unbemerkt tröpfchenweise Urin ab.

Causticum D6

3 × täglich

🔻 Kälte, Zugluft, 2 bis 4 Uhr

🔺 feuchtwarm, kalt trinken

❚ Setzen Sie diese Arznei nie akut ein, sondern erst ab dem zweiten oder dritten Tag, wenn die Stimme rau und heiser wird. Mischen Sie sie auch nie mit Phosphorus, auch nicht als Folgearznei. Beide sind Feinde, und die Ausheilung Ihres Katarrhs würde sich verzögern.

Anhaltender Husten: nachts schlimmer

Typ: rot, schlaff, müde

Ammonium bromatum D4

3 × täglich

⊘ Wärme

⬈ kalt trinken

Ein andauernder Husten mit ähnlichen Empfindungen verschlimmert sich im Warmen und eher nachts, ist trocken bis mäßig feucht und braucht Ammonium bromatum, bis die Sekrete sich verflüssigen.

Anhaltender Husten: frühmorgens schlimmer

Typ: blass-blau, frostig, schwach

Ammonium carbonicum D4

3 × täglich oder öfter

⊘ Feuchtwetter

⬈ sich aufsetzen

Ein ähnlich quälender Husten ereilt uns in den frühen Morgenstunden mit Hustenattacken nach bereits tagelanger Erkältung. Er hört sich mäßig feucht an, empfindet sich tief festsitzend in der Lunge, das Sekret will sich nicht lösen. Die Hustenstöße, der Kreislauf, das Herz, der Allgemeinzustand werden immer schwächer. Hier hilft nur noch Ammonium carbonicum, bis das Sekret sich abhusten lässt.

Anhaltender Husten: mit süßlichem Geschmack des Auswurfs

Typ: blass, kalt, trocken

Stannum jodatum D4

3 × täglich oder bedarfsweise öfter

⊘ nachts

⬈ Frischluft

Einen ebenso schwachen Allgemeinzustand beobachten wir bei länger andauerndem Husten mit ebenso schwachen Hustenstößen, jedoch leichter löslichem, aber doch schwer abhustbarem Sekret, das von gelber bis grüner, zäher, klumpiger Beschaffenheit ist und wie beim *Phosphor*-Bedürftigen widerlich-süßlich schmeckt. Allein schon bei letzterer Eigenart setzen Sie Stannum jodatum auch nachts ein. Denn die Hustenanfälle treten eher nachts in Erscheinung.

Anhaltender Husten: mit Krampfhusten beim Niederlegen

Typ: blass, flucht, spuckt, wütet

Hyoscyamus D12

2 × täglich oder vor dem Zubettgehen

⊘ Niederlegen

⬈ in Ruhe lassen

Ein eigenartiger, selten akuter, krampfartig trockener Hustenanfall beim Niederlegen mit Kopfschmerz bei jedem Hustenstoß wird durch Hyoscyamus beruhigt. Meist liegt eine seelische Komponente zugrunde wie bei chronischer Atemnot oder Asthma.

Anhaltender Husten: mit eitrigem, „reifem" Sekret

Typ: blass, kalt, pastös, frostig, zornig

Ist der Katarrh endlich „reif", das Sekret gelb-grün und locker abhustbar, dann nehmen Sie zum Ausheilen Hepar sulfuris. Wenn Sie ein solcher Husten bei trockenem, schönem Wetter ereilt oder solches verschlimmert und feuchte Luft lindert, dann sprechen Sie auf diese Arznei besonders gut an.

Hepar sulfuris D30

2 × täglich

🌑 trockenes, schönes, kaltes, windiges Wetter

↗ Regenwetter, warm einhüllen

Resthusten: trockener Husten mit Wundheitsgefühl

Typ: hochrot, heiß, gedunsen

Endlich klingt der Katarrh ab, doch unsere Freude trübt sich, wenn wir morgens wieder mit einem trockenen Husten erwachen, der auf keine der bisher erwähnten Arzneien anspricht. Trotzdem erwägen wir, *Causticum* zu nehmen, weil wir ihn ähnlich schmerzhaft wund und brennend empfinden. Hier hilft jedoch nur noch Sanguinaria, bis Sie endlich wieder frei atmen können.

Sanguinaria D6

3 × täglich

🌑 Kälte, trockene Hitze, Zugluft

↗ Rückenlage

Resthusten: hohler, heiserer Husten

Typ: blass, kalt, feucht

Ein selten tiefer, hohler, heiserer Husten, der uns manchmal lange nach Unterkühlung plagt, spiegelt das Bild von Verbascum wider. Der Husten hat oft den Klang eines röhrenden Hirsches, der stottert – falls Sie einem solchen mal begegnet sind.

Verbascum D6

3 × täglich

🌑 Kälte, Zugluft

↗ warm einhüllen

Akute Bronchitis bei Kindern: mit grobblasigem Sekret

→ „Enders' Homöopathie für Atemwegserkrankungen", Literatur, S. 342

Typ: warm, rote Wangen, reine Zunge

Für die leichte und häufige Bronchitis unserer zunehmend anfälligen Kinder mit Würge- oder Brechhusten haben wir zwei bewährte Arzneien, die Sie leicht zu unterscheiden lernen. Die eher zarten, blonden Kinder mit noch rosigen Wangen und reiner, nicht belegter Zunge brauchen Ipecacuanha. Das Sekret hört sich grobblasig an.

Ipecacuanha D3

3 × täglich

🌑 Einatmen, Niederlegen, nachts, Kälte, Schwüle

↗ Frischluft

Akute Bronchitis bei Kindern: mit feinblasigem Sekret

Tartarus stibiatus D6

3 × täglich

🔄 nasskaltes Wetter, Wärme, Niederlegen

↗ sich aufsetzen, Auswurf, Erbrechen

Typ: blass-bläulich, kalt

Die blassen, übelgelaunten Kinder mit belegter Zunge und feinblasigem Sekret brauchen Tartarus stibiatus. Diese Arznei finden Sie stellenweise auch unter dem Namen *Antimonium tartaricus*.

Hyperventilation

Jedes emotionale Ereignis kann bei empfindlichen Menschen zur vermehrten, überschnellen Atmung führen, mit tetanieähnlicher, kribbelnder Verkrampfung der Hände (Pfötchenstellung). Für die Blässe der Ohnmachtsanwandlung wählen wir zwischen Tabacum und Carbo vegetabilis, zu finden bei Ohnmacht (→ Ohnmacht, S. 141).

Blaues, kaltschweißiges, eiskaltes Aussehen

Acidum hydrocyanicum D4

alle 5 Minuten

🔄 Ohnmacht

↗ unerheblich

Typ: blass-blau, zuckt, krampft

Bestimmte Menschen verfallen jedoch in eine bläuliche Verfärbung mit eiskalter, kaltschweißiger Haut. Ihnen steht nur noch Acidum hydrocyanicum heilend zur Seite. Bei häufiger Wiederholung des Geschehens sollte eine personenbezogene Behandlung ins Auge gefasst werden.

Lungenembolie

Ein Blutgerinnsel, meist aus einer Krampfader, hat sich gelöst und verstopft die Arterie ähnlich wie bei der Hirnembolie oder der Thrombose (→ Gefäße, S. 146). Drei wesentliche Erscheinungsformen prägen das qualvolle Bild dieser plötzlichen Erkrankung: Schmerz, Erbrechen, Kollaps (→ Ohnmacht, S. 141).

Rotes Aussehen: Patient wird blass, kaltschweißig

Typ: kräftig rot/blaurot, heiß, schwatzhaft

Das Ereignis beginnt mit einem plötzlichen, zerreißenden Schmerz. Der ansonsten kräftige Getroffene verfärbt sich blass, kalter Schweiß ergießt sich über sein Gesicht und sein Ausdruck zeigt uns, dass er zu ersticken droht. Rasch fällt er in Ohnmacht, falls Sie ihm nicht schon Lachesis zubereitet haben.

Lachesis D30

in Wasser

🌙 eher links, nachts

⚙ Kühle

Rotes Aussehen: Patient hustet dunkles Blut

Typ: blassgelb, kalt, matt

Ein anderes Schlangengift beschert uns das gleiche Bild, den gleichen Schmerz, den gleichen Verlauf. Nur hustet der Getroffene massig dunkles Blut. Ihm wird Crotalus rasch Erleichterung verschaffen.

Crotalus D30

in Wasser

🌙 beim Erwachen, Einengung

⚙ Kühle

Blasses Aussehen: mit blauen Lippen

Typ: blass, kalt, trocken

Das ohnmächtige Vergehen steht ab jetzt im Vordergrund. Blasses Gesicht und blaue Lippen verlangen nach Carbo vegetabilis und nach reichlich frischer Luft, möglichst zugefächelt.

Carbo vegetabilis D30

in Wasser

🌙 muffige Luft

⚙ Luft zufächeln

Blasses Aussehen: mit Sterbenselendigkeit

Typ: blass-blau, kalt, feucht

Leichenblässe ohne Schweiß, Sterbenselendigkeit und Erbrechen wie bei einer Nikotinvergiftung nach dem ersten Zigarettengenuss werden mit Tabacum und einer warmen Zudecke sicherlich verschwinden.

Tabacum D30

in Wasser

🌙 Enge, Wärme

⚙ kalt abwaschen

Blasses Aussehen: mit eiskalter Haut; verlangt Kälte

Typ: blass, frostig, verkrampft

Leichenblässe mit Schweiß, ohne Übelkeit, mit eiskaltem Körper, wobei der Getroffene sich aber verweigert, warm zugedeckt zu werden, reagieren erstaunlich rasch auf Veratrum album, dessen Einnahme er hoffentlich nicht verweigert.

Veratrum album D30

in Wasser

🌙 Wärme

⚙ Abdecken

BRUSTRAUM

Lungenentzündung

→ Lungenentzündung in „Bewährte Anwendung der homöopathischen Arznei", Literatur, S. 342

Erste Arzneiwahl

Phosphorus D12

2 × täglich

 Kälte

⚠ Ruhe, Frischluft

Typ: rot/blass, zart, frostig, heiter

Mit ähnlichen Symptomen wie die Rippenfellentzündung beginnt eine Lungenentzündung, die auch gleichzeitig mit ihr auftreten kann. Wenn *Bryonia D4, 1 Gabe stündlich,* nicht gleich durchgreifend wirkt, geben Sie zusätzlich Phosphorus. In wenigen Tagen sind Sie oder Ihr Kind geheilt.

Rippenfellentzündung

Ohne Durst

Apis D4

1- bis 2-stündlich

⚠ Berührung

⚠ Kälte

Typ: hellrot, ruhelos

Die Rippenfellentzündung beginnt meist mit Fieber, viel Hitze und trockenem Husten mit stechenden Schmerzen in den unteren Brustabschnitten. Geben Sie erst Apis, besonders wenn kein Durst besteht und Abkühlung verlangt wird.

Mit viel Durst

Bryonia D4

2-stündlich

⚠ im Warmen, geringste Bewegung

⚠ Gegendruck

Typ: rot, rund, kräftig, heftig

Besteht bei denselben Beschwerden heftiger, brennender Durst und eher Verlangen nach einem warmen Umschlag, dann geben Sie Bryonia. Der Hustenanfall verschlimmert sich trotz Verlangen nach Wärme beim Übertritt ins Warme.

Kreislauf & Gefäße

Der Blutfluss in den Gefäßen übersteigt in hohem Maße das rein Organische. Was Seele und Geist aussenden, breitet sich in ihrer Dynamik aus, prägt unsere Beschwerden an anderen empfänglichen Organen und lässt uns schwindeln oder vergehen. Dabei muss der Blutdruck objektiv weder hoch noch niedrig sein. Denken Sie nur an die Ohnmacht bei kummervoller Nachricht trotz eines normalen Blutdrucks.

Kreislauf

Der Kreislauf des Blutes vom und zum Herzen befördert die Lebensgeister in alle herznahen und herzfernen Gebiete, um den dortigen Zellen Lebendiges einzuhauchen. Eine Verminderung dieser Aufgabe mündet zwangsläufig in Schwindel und Ohnmacht.

Kreislaufschwäche

Der Schwindel ist eine große Allgemeinerscheinung und verweist nur auf tiefer liegende Störungen, auf Kreislauf, Herz, Hochdruck, Verkalkung, Stoffwechsel (Diabetes), Innenohrschädigung, Überanstrengung und Übermüdung.

Bei niedrigem Blutdruck

Typ: blass, frostig, verkrampft

Der leichte Kreislaufschwindel bei schwachen Menschen mit niedrigem Blutdruck spricht sehr gut auf Veratrum album an, wenn es über längere Zeit eingenommen wird. Der Schwindel bessert sich, während der Blutdruck meist niedrig bleibt.

Veratrum album D6
3 × täglich
⊗ Wärme, Nähe
⊘ Abdecken

▌ Vergessen Sie nicht, dass der kreislaufschwache Mensch in seiner Gesamtverfassung behandelt werden muss.

Bei Diabetikern

Tabacum D6

3 × täglich

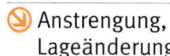 Enge, Wärme

⬀ kalt abwaschen, Abdecken

Typ: blass-blau, kalt, feucht

Der zuckerkranke Mensch mit seinen ständigen (verständlichen) Schwankungen kennt den Schwindel allzu gut als Begleiter seiner leiblichen Erkrankung. Meist geht er mit Übelkeit im Oberbauch einher. Hierfür hat sich Tabacum sehr bewährt. Bei akuter Erscheinung nehmen Sie 1 Gabe alle 10 Minuten, weshalb Sie diese Arznei sowohl im Hause haben als auch in Ihrer Hosen- und Handtasche mitführen sollten.

Im Alter

Conium D6

3 × täglich

⬊ Anstrengung, Lageänderung

⬀ Liegen

Typ: rot, warm, feucht, geil

Ältere Menschen leiden oft an unerklärlichen Schwindelanfällen. Sie fühlen sich eigentlich nur im Liegen wohl, bei Ruhelage. Sobald sie sich bewegen, den Kopf erheben, den Körper drehen, schwankt der Kopf, und die Umwelt dreht sich mit ihnen. Conium schafft rasche Abhilfe, insbesondere bei kräftigen, roten Menschen, die ihre sexuellen Gelüste nicht verbergen können, obwohl diese sich mehr im Wollen als im Können ausdrücken.

Nach Übernächtigung

Cocculus D12

bedarfsweise

⬊ elektronische Welt, Reisen, Frischluft

⬀ Wärme, Ruhe

Typ: blass, kalt, schusselig

Müdigkeit und rasche Erschöpfbarkeit sind Zeichen unserer Zeit. Zeitliche, berufliche und private Anforderungen tragen dazu bei. Eher schwache, blässliche und schlanke, empfindliche Menschen sind besonders empfänglich dafür, weil sie nervös werden, wenn sie überarbeitet und überreizt sind. Schwindel überfällt das Gehirn bei jeder Bewegung, auch beim Autofahren (→ Reisekrankheit, S. 57). Cocculus klärt die Gedankengänge. Ich selbst liebe diese Arznei und halte sie in meiner Nähe am Frühstückstisch und im Auto.

Nach geistiger Überarbeitung

Phosphorus D30

einmalig

⬊ beim Gehen

⬀ Ruhe, Frischluft

Typ: rot/blass, zart, frostig, heiter

Schwindel beim Gehen mit pochendem Hinterkopfschmerz und drückenden, brennenden Rückenschmerzen sind die Folge geistiger Überanstrengung und Überarbeitung. Das geistige

Feuer ist erloschen und wird mit Phosphorus wieder gezündet. Oder Sie werden angenehm müde, schlafen tief und erwachen frisch mit kräftigen Lebensgeistern. Probieren Sie es, meine Geister haben sich öfter an dieser Arznei gelabt!

Ohnmacht

Die Ohnmacht oder der Kollaps sind immer ein dramatisches Geschehen, wobei es gilt, rasch zu reagieren. Deshalb ist es anzuraten, die folgenden Arzneien gut zu kennen.

Praxis-Tipp

Erste Hilfe bei Ohnmacht

Legen Sie den Ohnmächtigen flach auf den Rücken, um Verletzungen zu vermeiden, und heben Sie seine beiden Beine möglichst hoch, um die Blutzufuhr zum Gehirn zu gewährleisten.

Dasselbe machen Sie mit sich selbst beim leichtesten Vergehensgefühl, falls Sie noch Zeit dazu haben!

Am häufigsten ereilt die Ohnmacht Menschen mit schwachem Herzen, schwachem Kreislauf bei den verschiedensten Grunderkrankungen, aber auch als Folge von Auslösungen verschiedenster Art wie Erschöpfung, Überanstrengung, Vergiftung, Hitze, Schwüle usw. Schwindel jeden Grades, Flimmern und Schwarzwerden vor den Augen, das Gefühl, als sacke alles ab, als gehe man wie auf Watte und Wolken, sind übliche, aber nicht notwendige Begleitempfindungen.

Blasses Aussehen: in jedem Notfall

Typ: blass, kalt, feucht

In erster Linie sollten Sie Camphora mit sich führen. Es trifft vielleicht nicht den Nagel auf den Kopf, aber im Notfall verlässt es Sie nie. Sie können zusehen, wie der Ohnmächtige in kürzester Zeit seine Gesichtsmuskeln verzieht und das Bewusstsein

Camphora D1

1 bis 2 Tropfen einmalig

🚫 Kälte

 sich abdecken

zurückerlangt. Außerdem dient es im Winter durch seine kreislaufanregende Wirkung als Erkältungsvorbeugung bei entsprechender Empfindlichkeit (→ Erkältung, S. 34).

Blasses Aussehen: Kühle lindert

Veratrum album D30

einmalig und bedarfsweise wiederholen

🔂 Bücken, Aufrichten, Umdrehen, Schock

↗ Abdecken

Typ: blass, frostig, verkrampft

Menschen mit niedrigem Blutdruck leiden häufig unter Schwindel beim Bücken, Aufrichten und Umdrehen und unter ohnmachtartigen Zuständen in der Folge von Schreck, Ärger, Aufregung, Furcht, Zorn, bei Infektionserkrankungen und länger andauernden Durchfällen. Die Augen sind eingefallen, das blass-bläuliche Gesicht mit kaltem Schweiß bedeckt. Die geschäftige Unruhe lindert sich durch Auf- und Abgehen und vorübergehend durch Essen und kaltes Trinken. Der Ohnmächtige selbst friert bis in die Tiefe seiner Seele, verweigert jedoch jegliches warme Einhüllen. Veratrum album wird schon bei den ersten Anzeichen hilfreich sein.

Blasses Aussehen: Luft zufächern lindert

Carbo vegetabilis D30

einmalig

🔂 Schwüle, muffige Luft

↗ Frischluft

Typ: blass-bläulich, kalt

Eine andere Art von Kreislaufgeschehen beginnt mit Ohrensausen und Schweiß an Händen und Füßen. Das ganze Gesicht ist eingefallen, blass-bläulich, wächsern, der Kopf ist schwer wie Blei. Der Ohnmächtige friert, verträgt warmes Einhüllen, aber keinen überheizten Raum, keine Schwüle und möchte kühle Luft zugefächelt bekommen. Er hört alles und reagiert auf nichts!

> ▌ Wichtig für die Umstehenden: Wie oft sprechen wir Unüberlegtes am Bett eines Sterbenden. Wie entsetzlich muss es für ihn sein, alles zu hören und nicht reagieren zu können!

Geben Sie Carbo vegetabilis, und wiederholen Sie es bedarfsweise. Bei solcher Störung liegen meist Stoffwechselerkrankungen zugrunde mit Oberbauchbeschwerden (→ Blähbauch, S. 152). Auch herz- und asthmakranke Menschen sollten diese Arznei mit sich führen.

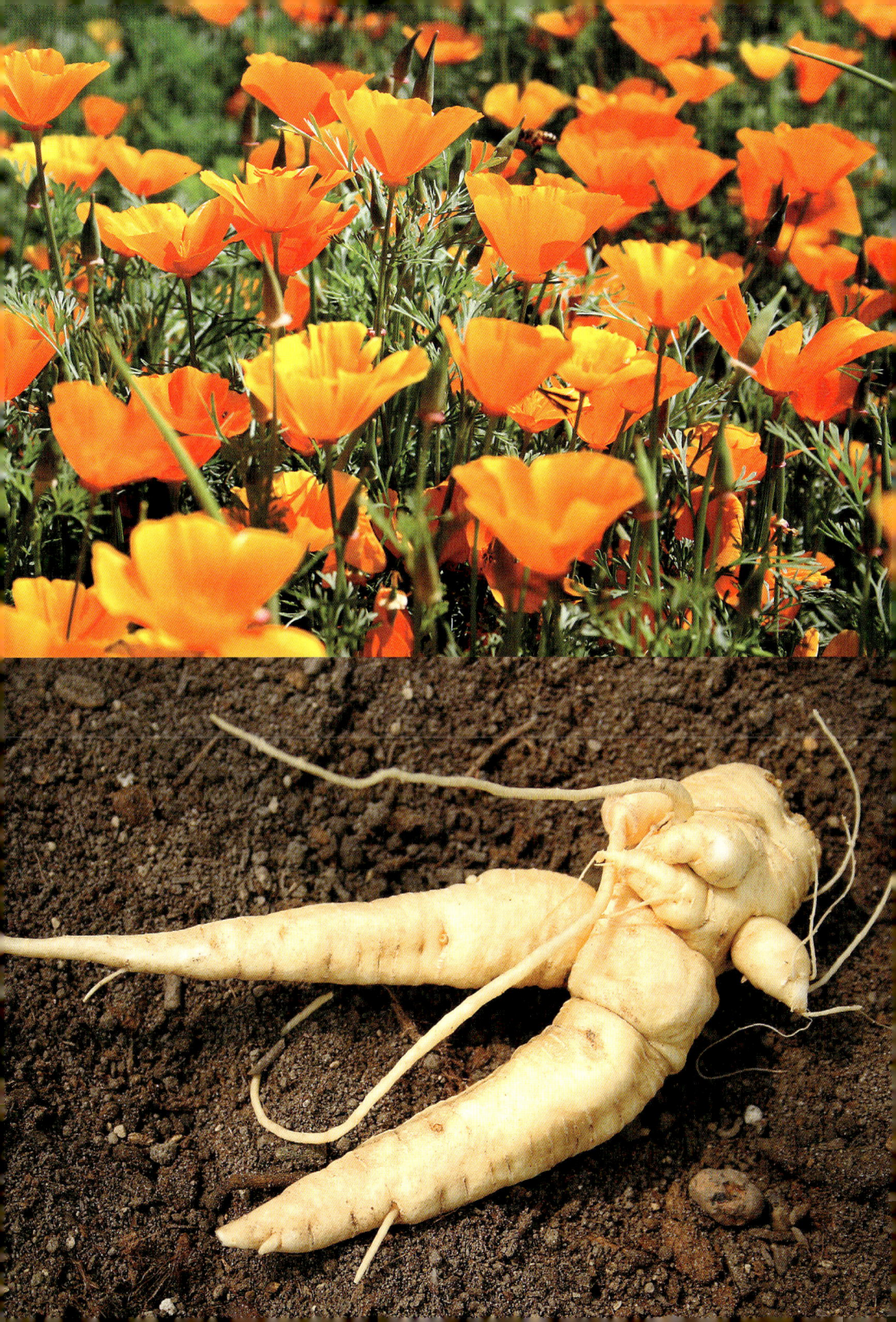

Blasses Aussehen: mit krampfartiger Übelkeit, angstlos

Tabacum D30

einmalig

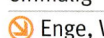 Enge, Wärme

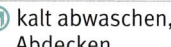 kalt abwaschen, Abdecken

Typ: blass-blau, kalt, feucht

Eine Steigerung dieser Erscheinungen, jedoch mit krampfartiger Übelkeit im Oberbauch (→ Katerkopf, S. 78), mit kaltem, klebrigem Schweiß über dem ganzen Körper, mit blassem Gesicht und blauer, kalter Nasenspitze, verlangt nach Tabacum. Diabetiker sollten diese Arznei immer mit sich führen.

Blasses Aussehen: mit Sterbenselendigkeit, ängstlich

Arsenicum album D30

einmalig

 Kälte

 Wärme in jeder Form

Typ: blass, unruhig, ängstlich

Eine weitere Steigerung der Erscheinungen, jedoch mit Sterbensübelkeit, mit Totenelendigkeit im leichenblassen Gesicht, mit heftiger Unruhe, hektischer Angst, verlangt nach Arsenicum album. Wärme in jeder Weise bei geschlossenem Fenster beruhigt den innerlichen, zittrigen Frost des Ohnmächtigen und Vergehenden. Erinnern Sie sich an die Nahrungsmittelvergiftung (→ Durchfall, S. 169).

Blasses Aussehen: mit Fluchtversuchen

Hyoscyamus D30

einmalig

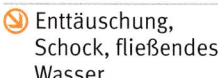 Enttäuschung, Schock, fließendes Wasser

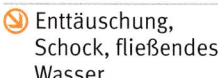 in Ruhe lassen

Typ: blass, flucht, spuckt, wütet

Eigenartig, aber nicht ungewöhnlich ist die Ohnmächtigkeit beim Anblick und beim Hören von fließendem Wasser, sei es der Wasserhahn, der Fluss, der See. Sie tritt ebenso akut auf als Folge von erlittenem Unrecht, erlittenem Misstrauen, von Aufregung und Liebesenttäuschung und infolge von Verletzungen (Unfall, Operation) und Vergiftungen (Narkose, Arzneimittel-, Drogenmissbrauch unserer Jugendlichen). Der Ohnmächtige ist heftig erregt, weist zunächst Hilfe und Arznei zurück, murmelt vor sich hin, zuckt am ganzen Körper, macht mit seinen Händen eigenartige, zupfende Bewegungen in der Luft, als wolle er Flocken lesen. Stuhl und Harn gehen unwillkürlich ab. Das Gesicht ist erschreckend blass. Hyoscyamus wird helfen.

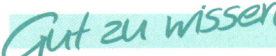

Hyoscyamus – ein Labsal in der Not

Wie oft habe ich auf der unfallchirurgischen Abteilung solche Zustände bei Kopfbrüchen nach Verkehrsunfall erlebt, wobei die noch Bewusstlosen an Armen und Beinen angeschnallt werden mussten, weil sie, infolge der heftigen Hirnerregung, aus dem Bett fliehen wollten. Wenn Sie diesen Zustand je bei Ihren Nächsten erleben müssen, dann geben Sie gleich D200. Sie ersparen ihnen damit ungeahnte Höllenqualen.

Dunkelrotes Aussehen

Typ: dunkelrot, feucht, schwach

Ohnmächtige haben gewöhnlich eine auffallend blasse, leicht bläuliche Gesichtsfarbe. Es gibt aber einen Zustand von Bewusstlosigkeit mit dunkelroter Gesichtsfarbe. Merken Sie sich diesen auffallenden Unterschied und geben Sie Opium. Falls die Sinne nicht zurückkehren, wiederholen Sie die Gabe nach 10 Minuten. Meist liegen Schock oder Schreck als Auslösung zugrunde.

Opium D30

einmalig

↻ Schock, Wärme, Druck

⤵ kalt abwaschen, trinken

Blass-blaues Aussehen

Typ: blass-blau, zuckt, krampft

Das dramatischste, gefährlichste Geschehen ist die schlagartig einsetzende, lebensbedrohliche Ohnmacht mit Herz- und Kreislauflähmung bei herzkranken, lungenkranken und stoffwechselkranken Menschen, bei Embolie, Tetanie, Epilepsie, Schlaganfall, Diabetes usw., und die als Folge von Hitze und Sonnenbestrahlung (Sonnenstich). Der Vergehende bricht mit einem lauten Aufschrei zusammen, zuckt und krampft, die Haut ist blass-blau und eiskalt. Stuhl und Harn gehen unfreiwillig ab. Geben Sie rasch Acidum hydrocyanicum, bis der Bewusstlose seine Lebensfunktionen wieder aufnimmt.

Acidum hydrocyanicum D4

alle 5 Minuten

↻ Sonne, Hitze

⤵ warm halten

▍ Mit diesen Arzneien haben Sie eine Chance, hilfreich einzugreifen, während Sie auf die Hilfe des „Systems" warten, auf den Notfallarzt, den Notfallwagen oder den Aufschwung der therapeutischen Ohnmacht unseres Gesundheitssystems.

145

Gefäße

Die Gefäße umschlingen unser Blut, in ihnen werden unsere Lebenssäfte gehegt, transportiert und vermittelt. Die Anreicherung des Blutes oder der Mangel an bestimmten Stoffen bestimmt das Maß unserer Wärme, unsere Warmherzigkeit oder Kaltschnäuzigkeit, das Maß unserer Schweiße, unserer Saftigkeit oder Trockenheit, das Maß unseres Reaktionsvermögens oder -unvermögens und – nach der Säftelehre des Hippokrates – auch das Maß und den Wert unseres Witzes oder unserer Humorlosigkeit. Ein Prozess, der die Träger dieser Elemente selbst angreift, muss in sich maßlos, haltlos, entgleisend und zerstörend sein. Denselben Charaktereigenschaften begegnen wir in den zugehörigen Menschen und in den entsprechenden Arzneien.

Blutvergiftung

Der berühmte rote Streifen unter der Haut der Extremitäten nimmt seinen Ursprung von einer schwelenden Wunde, am häufigsten an den Händen. Mit zwei Arzneien habe ich bisher die besten Erfahrungen gemacht.

Kräftig roter Streifen

Lachesis D12

2 × täglich

🔄 eher links, beim Erwachen

➚ Kühle

Typ: kräftig rot/blaurot, heiß, schwatzhaft
Die erste ist die am häufigsten gebrauchte. Von kräftig roter Erscheinung, zieht die Blutvergiftung herzwärts und bildet sich mit Lachesis sanft zurück.

Blauroter Streifen

Bufo D12

2 × täglich

🔄 bei Hitze

➚ Kühle

Typ: rot, warm, albern, aufdringlich
Die zweite Arznei betrifft einen Menschen, der ohnedies zu eitrigen Wunden und Abszessen neigt. Sein Streifen ist von blauroter Farbe und Bufo wird ihn und seine Neigung heilen.

Thrombose

Ein Blutgerinnsel hat sich aus einer Krampfader gelöst und verstopft plötzlich eine Arterie, meist in der Wadengegend. Das Bein schwillt an und ein gemäßigter Druck auf die Mitte der Fußsohle bestätigt, dass es sich um eine Thrombose handelt.

Bewährte Arznei

Typ: kräftig rot/blaurot, heiß, schwatzhaft

Die erste Arznei, die ich in der Not – zusammen mit Stilllegung des Beines – verordne, ist Lachesis. Ihr Bezug zum Blut ist über alle Zweifel erhaben. Geduldig eingenommen wird sie den Thrombus auflösen und auch die Neigung dazu verringern. Das Nonplusaltra bleibt natürlich die personenbezogene Behandlung.

Lachesis D12
2 × täglich
🔻 eher links, Einengung
↗ Kühle, Ruhigstellung

Venenentzündung

Die Entzündung bildet sich um ein Blutgerinnsel in einer Krampfader, die wir meist an den Beinen finden. Oft ist die Umgebung der Vene kontinuierlich warm. Hier empfehle ich tagsüber die Auflage eines Weißkohlblatts, das die Wärme herauszieht und die Schwere des Beines erleichtert.

Hellrote Schwellung

Typ: hellrot, durstlos, ruhelos

Die akute Venenentzündung beginnt meist mit einer punktförmig umschriebenen, berührungsempfindlichen, hellroten Schwellung, die sich mit kühlen Auflagen lindert. Sie erscheint wie ein Bienenstich. Hier hilft Apis.

Apis D4
1- bis 2-stündlich
🔻 Berührung
↗ Kälte

Dunkelrote Fläche

Typ: kräftig rot/blaurot, heiß, schwatzhaft

Ist die Entzündung eher flächenhaft, eher dunkelrot, dann nehmen Sie Lachesis. Wie bei Apis lindert eine kühle Auflage. Sie werden nur noch einige Male solche Beschwerden erdulden müssen. Bald bleiben sie aus.

Lachesis D12
2 × täglich
🔻 eher links, Einengung
↗ Kühle

Bauchraum & Unterleib

Orte der Selektion, des Filtrierens, der Verfeinerung, der Ausscheidung, des weiblichen und männlichen Prinzips begegnen sich in diesem Abschnitt, ohne dass sie – abgesehen von Niere und Blase – eine unmittelbare Einheit bilden. Und doch ist alles Körperliche eine Einheit und lässt sich nur zu lehrhaften Zielen auseinanderklauben. Das große Zusammenspiel des Gegebenen wird jeder für sich erfahren; wenn nicht offenbar, dann letztlich im Schmerz.

Bauch

→ Magen, S. 153

Der Bauch ist in erster Linie das Heim der Verdauungsorgane (Magen, Leber, Galle, Darm). Wer sein Heim pflegt und Essen als eine kulturelle Veranstaltung im heimischen Milieu betrachtet, bleibt relativ unbelastet. Wer sein Heim nicht hegt, wird darin verkommen. Völle, Blähungen, Stuhlprobleme und ausgesprochenes Unwohlsein sind die unausbleiblichen Folgen. Und doch hat uns die Natur selbst für solch tierisch wohltuende Sünden geheimnisumwobene Arzneien zur Verfügung gestellt.

Bauchkrämpfe

Der Bauch ist nicht nur das Heim für die Verdauungsorgane, sondern auch Sitz vegetativer Empfindungen und für manche Menschen darüber hinaus auch Projektionsort Ihrer Gefühle. So erleben wir Bauchschmerzen als eine häufige Erscheinung, insbesondere bei unseren sensiblen, überreizten Kindern, aber auch bei den Erwachsenen.

Die Krämpfe, die sich um den Nabel herum festsetzen, bedürfen bei längerem Bestehen immer der klinischen Untersuchung.

Sind diese Konsultationen der Schulmedizin ergebnislos, wie so oft, sollten sie nicht unsinnig ausgedehnt werden. Dann begeben wir uns lieber in den Bereich der homöopathischen Behandlung.

Magenkolik: Patient beugt sich zurück

Typ: rot, rund, kräftig, brav

Ein Kind oder ein Erwachsener mit plötzlich unerträglichen Krampfschmerzen und berührungsempfindlichem Bauch, der seinen Körper zurückbeugt, um Linderung zu erhalten, wird mit Belladonna geheilt. Merken Sie sich bitte das auffällige Verhalten des Rückbeugens bzw. Ausstreckens des Körpers, und Sie werden bei Bedarf nie an dieser Arznei vorbeigehen.

Belladonna D30

bedarfsweise

🌙 nachts, Berührung

☀ Wärme, Rückbeugen

Nabelkolik: Patient beugt sich, krümmt sich, schreit schrill

Typ: rot, hitzig, heftig

Die Nabelkolik beginnt mit plötzlichen, heftigen Schmerzen. Tritt sie infolge von Ärger auf und wird sie von wütenden, schrillen Schreien begleitet, wobei Sie oder Ihr Kind sich krümmend hin- und herwälzen, dann ist Chamomilla unsere erste Arznei.

Chamomilla D30

bedarfsweise

🌙 Ärger, Zorn

☀ getragen werden

Nabelkolik: Reiben lindert

Typ: blass, kalt, nervös

Klagen Sie oder Ihr Kind eher über krampfende Schmerzen, ziehen sich krümmend die Beine an den Bauch, reiben und drücken sanft dagegen und verlangen nach einer warmen Auflage, so hat sich Magnesium phosphoricum sehr bewährt.

Magnesium phosphoricum D4

alle 10 Minuten

🌙 eher rechts, 14 Uhr

☀ Krümmen, Gegendruck, Wärme

Nabelkolik: Gegendruck lindert

Typ: blass, kalt, nervös

Der stechende, einschießende Krampf mit ebensolchem Verlangen nach Zusammenkrümmen und lokaler Wärme, wobei Sie oder Ihr Kind fest die Faust dazwischen drücken, verlangt nach Colocynthis. Sollten Sie sich zwischen beiden Arzneien nicht entscheiden können, dürfen Sie beide in rhythmischem Wechsel geben.

Colocynthis D4

alle 10 Minuten

🌙 alle akuten Gemütsbewegungen

☀ Krümmen, Gegendruck, Wärme, Kaffee, Rauchen

Blähkolik: hektischer, hagerer Mensch

Argentum nitricum D30

bedarfsweise

↻ nach Süßigkeiten

↗ fester Gegendruck

Typ: hager, hektisch, getrieben

Dem typischen hageren, schlanken, blass-nervösen „Magen-menschen" mit ängstlichem, tiefgefurchtem Gesichtsausdruck schlägt jede seelisch-geistige Belastung, jedes Ereignis, jede Klassenarbeit, jede Begegnung „auf den Magen". Es kann sogar „in die Hose gehen" (Durchfall). Der Magen krampft, bläht sich, besonders nach Süßigkeiten, welche – Ironie des Schicksals – allzu gern genascht werden. Argentum nitricum, wenn Hastigkeit, Magenschmerz und Lampenfieber die Gelassenheit überbieten.

Blähkolik: nörgelnder, schlanker Mensch

Nux vomica D30

bedarfsweise

↻ nach Durcheinander-essen

↗ feuchte Wärme

Typ: blass, mürrisch, geschäftig

Menschen, die viel unterwegs sind, dadurch ein ungeregeltes Leben führen und obendrein noch durcheinander essen und trinken, leiden oft an Magenbeschwerden, Säure, Völle, Verkrampfung und Ermüdung, wobei sich die lästigen Erscheinungen durch Essen nicht bessern. Kinder mit Mangel an häuslicher Esskultur verleiben sich ein Durcheinander von Tiefkühlkost, Gummibärchen und „Junkfood" ein. Nux vomica hat sich für derart beschäftigte, reizbare, unzufriedene und nörgelig leidende Menschen wohl bewährt.

Blähkolik: leicht reizbarer Mensch, stechende Schmerzen

Bryonia D30

bedarfsweise

↻ geringste Bewegung, Berührung

↗ Gegendruck

Typ: rot, rund, kräftig, heftig

Noch reizbarer sind jene Kinder und Erwachsene, die gegebenenfalls knurren, wenn man ihnen zu nahe kommt. Ihr Krampfschmerz ist stechend bei der geringsten Bewegung. Bei allem Elend sind sie meist tagelang unbeeinflussbar verstopft, wobei Bryonia die Leidenden und das Folgeleid ihrer nahen Umgebung erlösen mag.

„Seelische" Kolik: mit stillem Kummer

Typ: zart, fein, ernst, widersprüchlich

Dann sind da unsere Kinder und Erwachsenen, die jeden Morgen vor der Schule oder sonstigen Ereignissen ihre Bauchschmerzen bekommen. Sie können einfach nicht beschreiben, wie ihre Beschwerden sich gestalten, was sie empfinden, was sie eigentlich wollen. Unbewusst tragen sie einen stillen Kummer in sich über Chefs, Mitarbeiter, Lehrer, Eltern oder Freunde und seufzen nach Ignatia, bis sich ihre still schreienden Seufzer in eine gefestigtere Art der Begegnung mit ihrem Leid gewandelt haben.

Ignatia D30

bedarfsweise

🟠 Tadel, Schreck, Zuspruch

🔵 tiefes, lautes Seufzen

Dreimonatskolik: Kind überstreckt sich nach hinten, schreit schrill

→ „Enders' Homöopathie für Kinder", Literatur, S. 342

Typ: blass, kalt, schrill schreiend

Die Bauchkrämpfe im frühen Erdenleben unserer Winzlinge, wobei dieselben sich ebenso zurückbeugen wie die hitzigen *Chamomilla*-Bedürftigen und dabei ebenfalls durchdringende, schrille Schreie ausstoßen, lassen uns an Cicuta denken. Ich betone denken, weil hierbei die Schmerzen durch Hirnüberreizung ausgelöst werden, die wir in der Praxis näher zu untersuchen haben. Sicherlich haben die Schäden durch unbedachten Schwangerschafts-Ultraschall und Schallung der Herztöne des Kindes das ihre dazu beigetragen.

Cicuta D6

3 × täglich oder bedarfsweise

🟠 Berührung, Geräusche

🔵 sich rückbeugen

Dreimonatskolik: bei Brustnahrung

Typ: blass, kalt, trocken

Die Milchunverträglichkeit unserer Säuglinge tobt sich meist im Darmtrakt aus mit Durchfall, Verstopfung, starken Blähkoliken. Die verständlicherweise heftigen Schreiattacken und der aufgetriebene, harte Trommelbauch veranlassen unsere Mütter, den Verdacht auf Verdauungsstörungen zu äußern, auch ohne begleitendes Erbrechen. Bei Verstopfung ist der Stuhlgang hart, trocken und bröckelig. Bei brustgenährten Säuglingen gebe ich gern Magnesium muriaticum.

Magnesium muriaticum D4

3 × täglich

🟠 bei Muttermilch

🔵 Wärme

„Dreimonatskolik": bei Ersatznahrung

Typ: fahl, kalt, nervös, gereizt

Magnesium carbonicum D6

3 × täglich

🚫 bei Milchpulver

↗ abends

Bei jenen, die leider Ersatzmilchprodukte bekommen, empfehle ich eher Magnesium carbonicum. Erfahrungsgemäß tritt der Heilerfolg mit diesen zwei Arzneien in der zweiten bis dritten Behandlungswoche ein.

Blähbauch

Bei Stoffwechselproblemen, „alles gärt"

Typ: blass, kalt, erschöpft, gestaut

Carbo vegetabilis D30

bedarfsweise

🚫 fette Speisen

↗ Aufstoßen

Infolge zu fetten Essens quält uns ein Völlegefühl, ein hängender Magen. Alles gärt gleich nach dem Essen, der Oberbauch quillt sichtbar hervor und drückt beengend aufs Herz, die Verdauung stockt. Carbo vegetabilis löst das zeitgenössische Stoffwechselproblem einer ganzen Wohlstandsgesellschaft und obendrein den Hinterkopfdruck.

Rüpelhafter Rülpser

Typ: blass, rund, gedunsen, rüpelhaft

Antimonium crudum D30

bedarfsweise

🚫 Überessen, Saures

↗ Ruhe

Der eher rüpelhafte Genießer, der selbst beim gemeinsamen Abendessen keine Freude aufbringen kann, eher mürrisch alles Erreichbare in sich hineinfrisst, danach rülpst wie ein Vulkan und furzt, braucht Antimonium crudum. Wenn er obendrein jeden Morgen mit der Zahnbürste seine Zunge schrubbt, weil sie so dick-weiß belegt ist, dann verabreichen Sie ihm seine Arznei so lange, bis seine Manieren eventuell günstig beeinflusst werden oder bis er wenigstens freundlicher wird und seine Zahnbürste bis auf weiteres nicht entfremdet.

Liebenswertes Wesen ohne Esskontrolle

Typ: rund, lieb, mild, wechselhaft

Pulsatilla D30

bedarfsweise

🚫 sich überessen, Eis

↗ Beachtung, Trost, Frischluft, Kaltes

Wenn Sie eine liebenswerte, schüchterne, Freundlichkeit heischende Person sind, meist weiblich, aber auch männlich, zu viel von Vorspeisen und Hauptgängen durcheinander essen und danach einem Berg von Eis mit Sahne nicht widerstehen können, nehmen Sie Pulsatilla. Vorher schon, wenn Sie Ihre

Schwäche selbstkritisch voraussehen und einmalig nachher. Die Arznei verhindert Blähbauch, schweren Klotz im Magen, Aufstoßen und Sodbrennen; nicht allerdings das nächtliche Selbstmitleid über begangene Diätfehler.

Beklagenswerter Hektiker
Typ: hager, hektisch, getrieben

Argentum nitricum D30
bedarfsweise
🚫 Süßigkeiten
↗ festhalten

Der eher beklagenswerte, nervös-hektische, hypochondrisch-unsichere Gast oder Gastgeber sitzt bereits eine halbe Stunde früher im Restaurant, plagt den Ober mit sinnlosen Fragen und sich mit der Tischordnung. Ihm sind das Jackett zu eng und die Extremitäten zu lang. Die Zeit vergeht ihm zu langsam. Dann schlürft er sein Essen, verlangt nach süßen Desserts bis sein Oberbauch platzt, stößt auf, gähnt und legt beruhigend die Hand zwischen seinen nervösen Magen und den Gürtel oder auf sein zerspringendes Herz. Falls Sie es sind, nehmen Sie Argentum nitricum schon vorher, wenn Sie es kommen sehen oder einmal nachher, wenn Sie es wieder mal vergessen haben. Sie rettet Ihren nächsten hektischen Tag.

Magen
→ Bauch, S. 148

In diesem Bereich der Verdauungsorgane werden meine Nahrung, meine Sorgen, meine Probleme kräftig gerüttelt, geschüttelt, gemischt. Hier erlebe ich dann die Krise, die jede Scheidung von Energie aus Stofflichem, jede Herauslösung von Geist aus Materie, jede Befreiung von Botschaft aus Krankheit durchmachen muss, um als geläuterte Ursubstanz, als erleuchtete Problematik, als verinnerlichte Rolle endlich verdaut zu werden. Das ist die Wandlung des Sichtbaren in Unsichtbares.

Bluterbrechen

Aus welchen Körperöffnungen auch immer, Blutungen sind immer ein erschreckendes Ereignis. Um der Bedrohlichkeit die

BAUCHRAUM & UNTERLEIB

Spitze zu nehmen und die Blutungsquelle ausfindig zu machen, bedürfen sie klinischer Beobachtung und Diagnostik.

Hellrotes Blut

Ipecacuanha D3

alle 10 Minuten

🅢 bei Lähmung der kleinen Gefäße

🅐 Frischluft, Entrüstung

Typ: warm, rote Wangen, reine Zunge

Bevor Sie aber den ärztlichen Notdienst rufen, geben Sie Ipecacuanha. Mit dieser Arznei konnte ich bei meiner Kindergarten-Freundin Anne erleben, wie das hellrote Bluterbrechen nach kurzer Zeit nachließ und ein Klinikaufenthalt vermieden wurde.

Dunkelrotes oder geronnenes Blut

Phosphorus D30

alle 10 Minuten

🅢 bei Magengeschwür

🅐 Ruhe

Typ: rot/blass, zart, frostig

Dunkelrotes oder geronnenes Bluterbrechen beherrschen Sie eher mit Phosphorus. Ein Magengeschwür als Blutungsquelle sollte danach klinisch ausgeschlossen werden.

Erbrechen

Zunächst bedeutet das Erbrechen bei Kindern und Erwachsenen, dass sich der Körper irgendwelcher Gifte zu entledigen versucht. Denken wir nur an das begleitende Erbrechen beim Kopfweh, bei einer Kopfverletzung (Arnica), beim Husten, beim durchgebrochenen Magengeschwür, bei Magenschleim-, Leber-, Galle-, Blasen- und Blinddarmentzündungen, bei Nahrungsallergien, Lebensmittelvergiftung, bei Strahlenbehandlung, Zytostatikatherapie, bei Periodenkrämpfen, in der Schwangerschaft, beim Innenohrschwindel und bei vielen anderen Grundstörungen.

> ▌ Hält das Erbrechen über mehr als einen Tag an, sollten Sie einen Facharzt aufsuchen, falls Sie noch keinen Homöopathen im Rückhalt haben.

Hier darf ich mich auf das Erbrechen unsere Kleinsten beschränken, ohne ausschließen zu wollen, dass Erwachsene unter gegebenen Umständen von den hierunter aufgeführten Arzneien nicht gleichermaßen profitieren können. Probieren Sie es ruhig aus.

Säugling: erbricht schwallartig frische Milch

Typ: ruhelos, schreit ängstlich

Von lebendiger Bedeutung sind die funktionellen Störungen unserer Säuglinge im Bereich des Magen-Darm-Traktes. Sie beginnen gewöhnlich ab der zweiten Lebenswoche und äußern sich in Erbrechen, Durchfall, Verstopfung und Koliken (→ Bauch, S. 148). Erst beginnen sie zu erbrechen, zunächst in kleinen Mengen und nicht nach jeder Mahlzeit, später sich allmählich steigernd, häufiger nach jeder Nahrungsaufnahme. Klinisch gesehen, liegt dieser Störung eine angeborene, ererbte Milchunverträglichkeit zugrunde, die wir homöopathisch in ihren Erscheinungsformen unterscheiden, um dafür die rechte Arznei zu finden.

Eine Art des Erbrechens hat explosive Ausprägung, das heißt, die Milch wird im Schwall erbrochen und geradezu aus dem Rachen herausgeschleudert, kaum dass sie im Magen angekommen ist. Sofort nach dem Erbrechen wird wieder Hunger geäußert, nach erneutem Milchgenuss wieder erbrochen. Ein Teufelskreis beginnt mit Durchfall, Verstopfung und allmählichem Verfall der Kräfte. Aethusa über lange Zeit, wird den Teufelskreis unterbrechen. Wenn Sie jedoch Ihr Neugeborenes vorbehandelt haben (→ „Enders' Handbuch Homöopathie", Literatur, S. 342), dann werden die Folgen dieser ererbten Anlage nicht in dieser Bedrohlichkeit auftreten.

Aethusa D6
3 × täglich
🌙 abends, 3 bis 4 Uhr
↗ Nahrungsaufnahme

Säugling: erbricht geronnene Milch, „Luftschlucker"

Typ: blass, bläulich, kalt

Eine andere Art des Erbrechens hat eher schlaffe Ausprägung. Die Milch wird in kleinen Portionen aufgeschwulkt und läuft geronnen aus dem Mundwinkel, gelegentlich auch aus der Nase. Diese Kinder werden volkstümlich als Luftschlucker bezeichnet, denn beim Trinken ist ein deutliches Glucksen zu hören. Cuprum metallicum wird den drohenden Pförtnerkrampf

Cuprum metallicum D30
einmalig mit bedarfsweiser Wiederholung
🌙 bei Pförtnerkrampf
↗ Gegendruck

vermeiden, die Trinkfestigkeit herstellen und den begleitenden Schluckauf vermindern.

Kleinkind: Gemüt „wie zum Kotzen"

Typ: blass, reizbar, mürrisch

Das Erbrechen unserer Kinder ist häufig vielgestaltig und für sie selbst meist undramatisch. Die Vielgestaltigkeit der Störung drückt sich in den verschiedenen Folgen von Auslösungen aus, wie Erkältung (→ S. 34), aber auch als Antwort auf eine tief in der kleinen Persönlichkeit verankerte Störung des Verhaltens. Wie oft ist uns Erwachsenen „zum Kotzen" zumute, warum sollten unsere Kinder nicht auch einen eher unbewussten Grund dafür haben. Die erste hilfreiche Arznei für beide ist Nux vomica, wenn wir reizbar, übelgelaunt und uneinsichtig sind (→ Katerkopf, S. 78). Die Zunge ist belegt, das Erbrochene ist sauer, die Stimmung ist sauer.

Nux vomica D30

einmalig

🔄 bei Ärger

↗ warme Auflage

Kleinkind: mit anhaltender Übelkeit

Typ: warm, rote Wangen, reine Zunge

Ist die Zunge rein, glatt und sauber, das Erbrechen eher ein Gewürge wie beim Brechhusten (→ Husten, S. 131), dann hilft Ipecacuanha sehr rasch und verhindert, dass die Schleimhäute zu bluten beginnen.

Ipecacuanha D3

alle 10 Minuten

🔄 Niederlegen

↗ Frischluft

Kleinkind: bei stillem Kummer mit lauten Seufzern

Typ: zart, fein, ernst, widersprüchlich

Erbrechen als Folge von recht akutem Kummer wie Heimweh, Liebeskummer mit Eltern und Freunden, Tadel mit heftiger, unbedachter Zurechtweisung braucht Ignatia. Diese Kinder sind übersensibel, liebesbedürftig und leicht zu trösten, aber auch launenhaft, widersprüchlich und kapriziös. Sie vertragen bei Übelkeit eher schwer verdauliche Speisen als leicht verdauliche. Bei ihrem Kummer schlucken sie, seufzen und erinnern uns in ihrem Verhalten gar oft an uns Erwachsene.

Ignatia D30

einmalig

🔄 Tadel, Schreck, Kummer

↗ tiefes, lautes Seufzen, Zuspruch

▌ Versuchen auch wir Erwachsene diese Arznei!

Magenschmerzen

Organisch betrachtet, empfinden wir Magenschmerzen aufgrund einer Magenschleimhautentzündung (Gastritis) oder eines Magengeschwürs (Ulcus). Seelisch betrachtet, liegen diesen Schmerzen die verschiedensten Auslösungen zugrunde.

Mageneingang: Schmerz eher mittig, Kloßgefühl am Mageneingang

Typ: rote Wangen, depressiv

Beginnen wir am Mageneingang mit dem Gefühl, als krampfe sich im oberen Dreieck des Bauches der Magen zusammen (Kardiaschmerz), wobei diese Empfindung wie ein Ei die Speiseröhre aufwärts steigt. Saures Aufstoßen kann diese Erscheinung begleiten. Abies nigra hat sich hierfür als hilfreich erwiesen.

Abies nigra D4

3 × täglich

⊙ nach dem Essen

⊘ Aufstoßen

Mageneingang: Schmerz eher rechts, Patient streckt sich

Typ: rot/blass, warm, feucht, fett

Empfinden Sie an gleicher Stelle ein Druckgefühl mit Sodbrennen, wobei die Magensäure spürbar in die Speiseröhre aufsteigt und beim Bücken in den Mund aufschwulkt, dann hilft Ihnen eher Mandragora. Die *Alraune* ist eine besonders gute Arznei, wenn Ihre Beschwerden sich durch Rückbeugen des Körpers lindern und sich bei Milch-, Kaffee-, Alkohol- und Tabakgenuss verschlimmern.

Mandragora D6

3 × täglich, auch bedarfsweise zusätzlich 1 Gabe

⊙ Bücken, Milch, Kaffee, Alkohol, Tabak

⊘ sich strecken

Ganzer Magen: Patient krümmt sich, Gegendruck bessert

Typ: hager, hektisch, getrieben

Emotionaler Stress wie Termine, Treffen, Prüfungen usw. schlagen diesem hageren, schlanken, blass-nervösen Menschen „auf den Magen", sogar auf den Darm, was zu Durchfall führt. Mit ängstlich-gefurchtem Gesicht krampft und bläht sich sein Magen, bis er sich Argentum nitricum für seine Hastigkeit, sein Lampenfieber und seinen Magenschmerz gestattet.

Argentum nitricum D30

bedarfsweise

⊙ Ereignis, Termin

⊘ festhalten

Nux vomica D12

1 × täglich vor dem Mittagessen und vor dem Abendessen

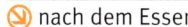 nach dem Essen

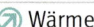 Wärme

Ganzer Magen: bei unregelmäßigem Lebensstil
Typ: mürrisch, geschäftig

Das Durcheinander eines ungeregelten Lebens, das nicht nur Handeslvertretern zu eigen ist, führen zu Säure, Völle, Verkrampfung, Stichen und Ermüdung, wobei sich einige Erscheinungen durch Essen bessern, andere verschlimmern. Die zwei folgenden Arzneien haben sich für derart beschäftigte Menschen wohl bewährt. Die erste ist Nux vomica.

Ganzer Magen: große Milchtrinker
Typ: blass, faul, fett

Graphites D12

1 × täglich nach dem Mittagessen und nach dem Abendessen

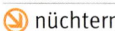 nüchtern

Wärme

Die zweite Arznei ist Graphites, besonders für Milchtrinker geeignet, die dadurch Besserung erfahren. Beide Arzneien sollten zu zwei großen Mahlzeiten eingenommen werden, vorausgesetzt, dass es zu solch regelmäßigen Nahrungsaufnahmen kommt.

Magengeschwür

Das Magengeschwür ist gut zu behandeln, besonders wenn die Ulcuspatienten ihren Schmerz nüchtern verspüren. In ihrer Tasche, unterwegs oder nachts im Bett, immer sind sie mit einem Zwieback oder einem trockenen Brötchen versorgt, von denen sie nur einen Bissen zu nehmen brauchen, um ihre Beschwerden zu lindern.

Mit Schmerz bei nüchternem Magen: zwischen Gut und Böse hin und her gerissenen
Typ: unerheblich

Anacardium D4

3 × täglich vor den Hauptmahlzeiten

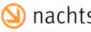 nachts

Essen

Für diesen Menschen haben sich zwei Arzneien bewährt und manch einen vor der Operation bewahrt. Die erste ist Anacardium, besonders wenn Sie des Öfteren zwischen guten und bösen Gedanken schwanken.

Mit Schmerz bei nüchternem Magen: der ewig Seufzende

Typ: unerheblich

Die andere ist Ignatia für den ewigen Seufzer, der eigentlich nicht richtig weiß, was er denn nun essen soll oder will.

Ignatia D4

3 × täglich

🝆 Zuspruch, Tadel, Schreck

⊘ beim Essen

▌ Zweifelsohne ist es vernünftiger, den leidensvollen Magenmenschen zum nächsten Homöopathen zu schicken.

Schluckauf

Diese lästige Beschwerde, welche die Umwelt zu hämischer Heiterkeit veranlasst, ist durch einen Krampf des Zwerchfells bedingt, dem wiederum andere Ursachen zugrunde liegen, wie Oberbauchvölle (→ Blähbauch, S. 152), Sodbrennen, besondere Nahrungsaufnahme, Krebs usw. Deshalb, wie immer, auch hier nur erste Hilfen zur sofortigen Selbstbehandlung.

Patient streckt sich

Typ: rot, rund, kräftig, brav

Ist der Schluckauf sehr krampfhaft, und verlangen Sie danach, Ihren Oberkörper zu strecken, zurückzubeugen, dann wird Ihnen Belladonna helfen. Wiederholung der Gabe nicht vor 30 bis 60 Minuten.

Belladonna D30

einmalig

🝆 nachts, Berührung

⊘ Wärme, Rückbeugen

Patient krümmt sich

Typ: blass, kalt, feucht

Üblicher ist jedoch das Verlangen, den Körper zu krümmen, um die Zwerchfellerschütterung zu lindern. Um sich dieser Erschütterung zu entledigen, unterstützt Sie Magnesium phosphoricum am besten. Desgleichen wird sich Ihr Säugling erfreuen, falls er nach der Nahrungsaufnahme unter regelmäßigem Schluckauf leidet.

Magnesium phosphoricum D4

alle 10 Minuten

🝆 ab 14 Uhr

⊘ Krümmen, Gegendruck, Wärme

Patient flucht

Typ: blass, flucht, spuckt

Kehrt der Schluckauf häufiger wieder mit heftiger Erregung des Bauches, der Brust und des Gemüts, so dass Sie nach jeder Erschütterung heftig fluchen, dann hilft Ihnen nur noch Hyoscyamus.

Hyoscyamus D12

2 × täglich, bzw. alle 10 Minuten, wenn er sehr schlimm ist

 nachts

⤴ in Ruhe lassen

Sodbrennen

Bedenken wir, dass, wenn sich etwas unberechtigter Weise verflüssigt, dies immer mit einer Verhärtung auf der anderen Seite der Grenze einhergeht. Produziert ein Mensch also überschüssige Säure, ist das harmonische Verhältnis zwischen Festem und Flüssigem gestört. Ein Grenzproblem also! Ziel unserer Behandlung ist demnach die Wiederherstellung des Gleichgewichtes und damit die Erweiterung des Grenzbewusstseins.

Patient streckt sich

Typ: bang, beängstigt

Das erste, saure Brennen ist begleitet von Völle, Übelkeit und Krampf nach dem Essen, der bis zum Rücken, bis zwischen die Schulterblätter hin ausstrahlt. Er bessert sich durch Zurückbeugen und durch kaltes Trinken, das vorübergehend lindert. Bismutum subnitricum ist eine Ähnlichkeit zu *Mandragora*, das wir bereits kennen, nicht abzusprechen. Beide haben mir immer große Dienste erwiesen.

Bismutum subnitricum D4

3 × täglich

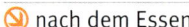 nach dem Essen

⤴ sich rückbeugen, kalt trinken

Magen zum Bersten

Typ: blass, kalt, trocken

Nach dem Essen produziert dieser Magen so übermäßig Säure und Luft, dass er zu bersten droht und die saure Flüssigkeit erbrochen wird. Die Zähne fühlen sich dabei an, als seien sie stumpf. Robinia wird, wenn sie weitgehend zum Leidenden passt, sicherlich noch weitere Geheimnisse lösen, die uns nicht vermittelt wurden.

Robinia D6

3 × täglich

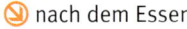 nach dem Essen

⤴ nüchtern

Reiben lindert

Typ: blass, kalt, rund

Bevor das Gesundheitswesen sich zur Perfektion berufen fühl-te, hatten unsere Eltern Natron im Haus, um damit den „Magenbrand" zu löschen. Wir verwenden es homöopathisch potenziert für denselben Zweck als Natrium carbonicum bei einem solchen Menschen, der sich nach dem Essen abgespannt und ängstlich verstimmt fühlt. Er muss seinen Magen reiben, während er in der Wohnung auf- und abgeht. Hat er Milch getrunken, muss er zur Toilette rennen, weil ihn Durchfall dazu drängt. Hinter diesen Erscheinungen verstecken sich Bauspeicheldrüsen- und Leberleiden.

> **Natrium carbonicum D12**
> 2 × täglich
> ⊘ nach dem Essen, Milch
> ⊘ Reiben

Übelkeit

Die Arzneien für Übelsein sind eigentlich nicht von den Brecharzneien zu unterscheiden. Die Menschen, denen eben „nur" übel ist oder die auch gleichzeitig erbrechen, machen den Unterschied aus. Grundstörungen gibt es in Hülle und Fülle, von denen wir einige geläufige herauspicken wollen. Auffallend dabei ist, dass die Betroffenen den Ort ihrer Übelkeit kundtun können: „Mir ist übel im Kopf, im Hals, in der Brust, am Herzen, im Magen, im Bauch oder im Unterleib." Das kann uns zum Ort der Störung leiten, es sei denn, dass das Übelsein unmittelbar aus der Gemütsverfassung entspringt: aus Angst, Ärger, Aufregung oder einem simplen „Mir ist zum Kotzen zumute".

Anhaltendes Übelsein, durch nichts zu beeinflussen

Typ: warm, rote Wangen, reine Zunge

Eine dauerhafte Übelkeit, die weder durch Essen noch Trinken, noch durch Sonstiges zu beeinflussen ist, spricht allein schon aus diesen Gründen für die Einnahme von Ipecacuanha. Wenn auch keine Modalitäten aufzuweisen sind, so ist doch sicher, dass der Betreffende eine reine Zunge nachweisen kann, dass sich sein Übelsein beim Betrachten eines sich bewegenden Gegenstandes und beim Autofahren verschlimmern. Kneifende

> **Ipecacuanha D3**
> alle 10 Minuten
> ⊘ Fahren, sich bewegende Objekte
> ⊘ Frischluft

Leibschmerzen, Kopfweh, Schweißausbrüche und vor allem Entrüstung über sein Leid begleiten das Übelsein.

Bei Magengeschwür: nervöser Nörgler mit ungeregeltem Lebensstil

Nux vomica D30

bedarfsweise

🔽 nach Essen, ab 4 Uhr

↗ feuchte Wärme, außer am Kopf

Typ: blass, intelligent, mürrisch

Diese ewig unzufriedenen, gereizten Nörgler nennen ihren ungeregelten Lebensstil schöpferisch. Sie sind überzeugt, im Leben anderer unentbehrlich zu sein. Sie essen viel, trinken viel und rauchen viel, und die zugehörige Seele legt sich ein Magengeschwür zu. Wenige Stunden nach der Völlerei meckert dasselbe, verlangt von seinem Besitzer, die laufende Konferenz zu verlassen, um auf der Toilette so richtig zu würgen. Selbst nachts im Bett, gewöhnlich ab 4 Uhr, wird nach Lösungen für wirtschaftliche Ziele zu Hause und im Geschäft gesucht. Sollten Sie Ihren Ehemann, Ihren Partner oder höchst gebildeten, unterhaltsamen Freund wiedererkennen, tun Sie ihm mit Nux vomica als Dauerbegleiter wirklich ungeahnt Gutes.

Bei Magengeschwür: ängstlicher, unruhiger Perfektionist

Arsenicum album D30

bedarfsweise

🔽 Mitternacht bis 2 Uhr

↗ Wärme in jeder Form

Typ: blass, zart, gütig, pedantisch

Dieser hat sich durch seinen Perfektionsanspruch und durch die ängstliche Ungewissheit, demselben nicht gerecht zu werden, bereits totgearbeitet. Das heißt, er lebt schon lange nicht mehr. Seine Seele ernährt sich ausschließlich von seinen Ordnungszwängen und seinem gelegentlichen, gesellschaftlich akzeptierten, ästhetisch tiefen Kunstverständnis. Als kompensatorischen Hilfeschrei hat die Seele sich ein Geschwür zugelegt, mit häufigen Erschöpfungszuständen, mit innerer Unruhe, mit Frösteln, mit brennenden, totenelendigen Bauchschmerzen zwischen Mitternacht und 2 Uhr. Wundert es uns, dass nur Wärme, innerlich und äußerlich, und Arsenicum album Linderung versprechen?

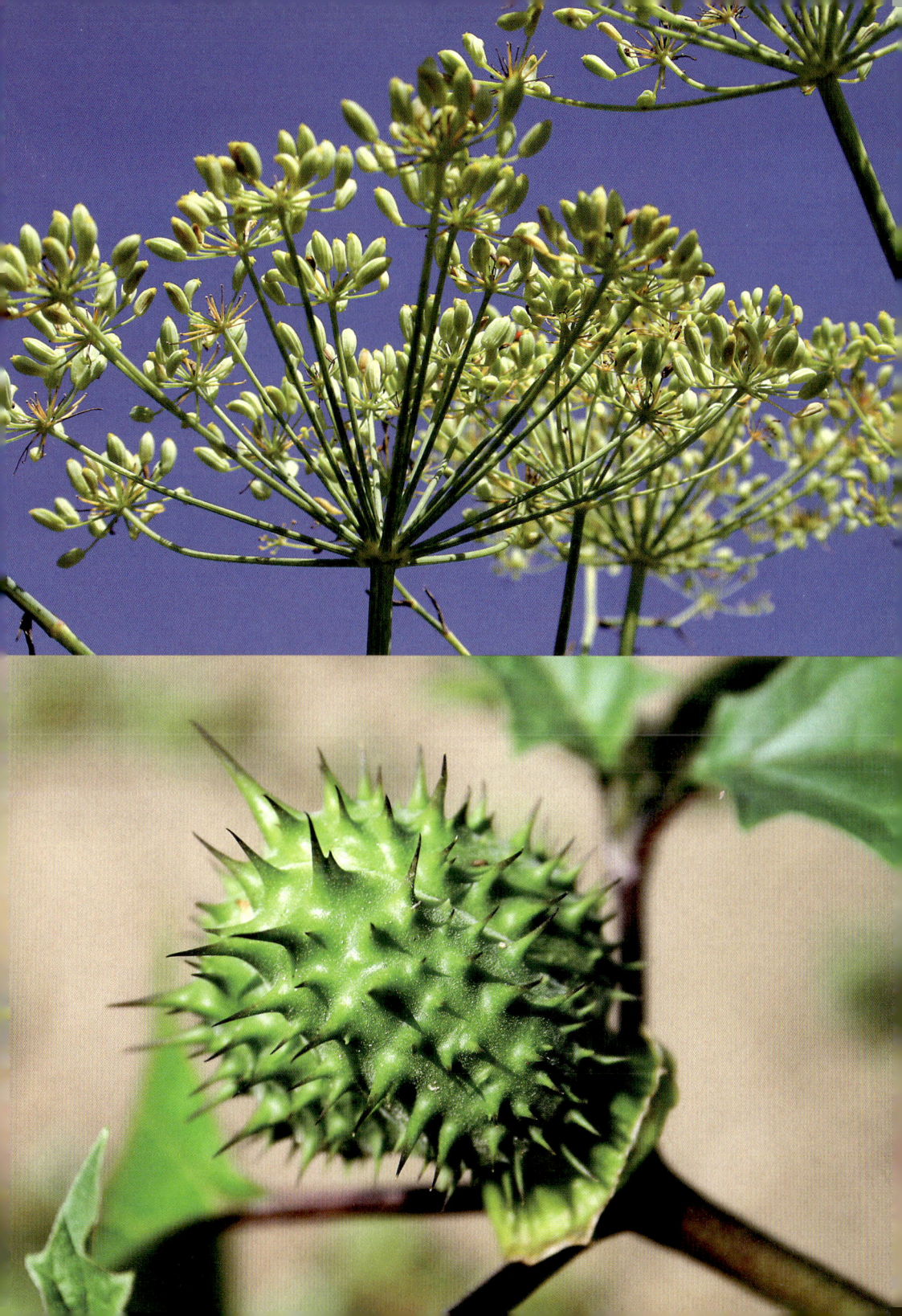

Bei Magengeschwür: schlanker, liebenswerter Leichtfüßler

Typ: rot/blass, zart, frostig

Auch die vernachlässigte Seele liebenswerter, schlanker Leichtfüßler rächt sich zuweilen mit einem Geschwür. Jedenfalls verspürt der Gerächte eine Feuer spuckende Magengrube, Übelsein und blutspuckendes Erbrechen, besonders nach Trinken kalten Wassers, wonach er trotzdem verlangt. Phosphorus löscht gelegentlich sein überschäumendes Feuer und überschwappendes Blut.

Phosphorus D30

bedarfsweise

🔄 warmes Essen und Trinken

➚ Ruhe, Kaltes

Nach Überessen: rundliches, liebenswertes Wesen

Typ: rund, lieb, wechselhaft

Von gleicher Liebenswertigkeit ist dieser eher weiche, rundliche Mensch, der schweren oder fetten Speisen nicht widerstehen kann, obwohl ihm davon schlecht wird und er viele Stunden später eventuell erbricht. Frische Luft und Pulsatilla beheben sein Übelsein.

Pulsatilla D6

alle 10 Minuten

🔄 Eis, Schweinefleisch

➚ Trost, Frischluft

❚ Wie schön, dass die Homöopathie Arzneigaben auch für unsere Wankelmütigkeit bereithält!

Nach Überessen: rüpelhafter Genießer

Typ: blass, rund, gedunsen, rüpelhaft

Dieser Mensch ist immer mit Essen beschäftigt, bis ihm übel wird. Dann rülpst er und rast zur Toilettenbrechschlüssel, die er für solche Zwecke selbst erfunden hat. Danach schaut er im Spiegel seine dicklich weiß gekalkte Zunge an, rülpst noch einmal und verzichtet auf den Nachtisch. Bei heißem Wetter geht es ihm entschieden schlechter, durch Antimonium crudum allerdings entschieden besser.

Antimonium crudum D30

bedarfsweise

🔄 Saures, Hitze

➚ Ruhe

Darm

Eine angenehme Verdauung setzt voraus, dass ich meinen Mund öffne und mir und dem Leben offen gegenübertrete; dass ich ab und zu an meinen Problemen kaue, indem ich meine Instrumente bewege; dass ich gelegentlich schlucke, um neue Nahrung zu mir zu nehmen; dass ich meinen Magen, Darm und mich nicht überlaste, also zwischendurch für „leichte Kost" sorge; dass Leber und Bauchspeicheldrüse Aufgenommenes aufschließen und ich erschließen, entschließen kann und aufgeschlossen bin. Dann wird die Nahrung, die uns mit Freude, Wärme, Witz und Säften nährt, verdaut und ausgelaugt dem Abfall des Enddarms übergeben, der ihn über den After der Fallgrube überlässt, die wiederum unsere Nahrung düngt.

Wenn ich meinen Mund halte oder halten muss, wenn ich unzerkaut schlucke oder schlucken muss, kann nichts aufgeschlossen, verfeinert und abgegeben werden. Grobe Strukturen und Ballast stauen, verstopfen oder umgehen den Kreislauf fließender Lebensvorgänge, indem sie als Verstopfung austrocknen, verkrampfen, zerbröckeln oder als Durchfall zerfließen.

Blinddarmreizung

Der Blinddarm, der Wurmfortsatz, sitzt im rechten Unterbauch. Dort wird die beginnende Entzündung als Schmerz empfunden. Er zwingt zum Krümmen des Körpers nach vorn, und im Liegen werden die Beine angezogen. Bevor Sie Ihren Hausarzt rufen bzw. bei bedrohlicher Erscheinung gleich in die Klinik fahren, sollten Sie versuchen, die Art des Schmerzes zu unterscheiden. Dadurch verschaffen Sie sich Gewissheit, mit der passenden Entzündungsarznei das Geschehen zu regulieren, gleich ob eine Operation folgt oder nicht.
Die leichte gelegentliche Reizung können Sie auf alle Fälle mit den folgenden Arzneien beherrschen, auch wenn es sich versehentlich um eine leichte Entzündung des Eierstocks handelt. Seine Lage in Blinddarmnähe vertuscht die exakte Unterschei-

dung. Sie ist jedoch für die homöopathische Behandlung unerheblich.

Mit stechendem Schmerz: ohne Durst

Typ: hellrot, durstlos, ruhelos

Beginnt es im rechten Unterbauch zu stechen, und verschlimmert Druck den Schmerz, dann legen Sie einen Eisbeutel auf,
beobachten, ob er lindert, und nehmen Apis. Sie sind dabei
praktisch durstlos.

Apis D4

stündlich

🌙 Berührung

🔄 kalte Auflage

Mit stechendem Schmerz: viel Durst

Typ: rot, rund, kräftig, heftig

Beschert Ihnen der Druck mit der Faust in den rechten Unterbauch Linderung, dann legen Sie einen feuchtwarmen Umschlag auf und nehmen Bryonia. Hierbei haben Sie viel Durst,
einen trockenen Mund und trockene, teilweise sich schälende
Lippen.

Bryonia D4

stündlich

🌙 geringste Bewe-
gung, Berührung

🔄 fester Gegendruck,
feuchtwarme
Auflage

Mit septischem Fieber

Typ: kräftig rot/blaurot, heiß, schwatzhaft

Bei drohender Blutvergiftung mit septischem Fieber, zwischendurch Frost, ohne Schwitzen, trockenem Mund und viel Durst,
eventuell mit Übelkeit und Erbrechen. Nehmen Sie zusätzlich
Lachesis, auch wenn Sie schon unter klinischer Beobachtung
stehen.

Lachesis D12

2 × täglich

🌙 nachts

🔄 Kühle

Mit Fieber und Schüttelfrost

Typ: blass, frostig, überreizt

Nimmt der Frost, der Ihnen Schauer über den Rücken treibt,
trotz des hohen Fiebers zu, so dass Sie sich am ganzen Körper
schütteln, dann nehmen Sie Pyrogenium zu Beginn, auch wenn
man Ihnen in der Klinik bereits Antibiotika verabreichen sollte.
Der bedrohliche Verlauf wird durch diese Arzneien zumindest
gelindert.

Pyrogenium D30

einmalig

🌙 Kälte

🔄 warm zudecken

Darmbluten

In jedem Akutfall kann die Homöopathie ohne Zweifel sofort helfend eingreifen, ohne zunächst die Klinik zu alarmieren. Eine Blutung hat jedoch eine krisenhafte Dramatik. Klinische Beobachtung und Diagnostik sind immer vonnöten, um die Blutungsquelle ausfindig zu machen. Neben der Arznei, versteht sich!

Bei Hämorrhoiden

Typ: reizbar, ruhelos, schweigsam

Das Gleiche gilt für Blutungen aus dem After. Eine Spiegelung wird kaum vermeidbar sein, besonders bei dunklen Blutungen. Helles Blut, das dem Stuhl aufgelagert ist, hat seine Quelle in blutenden Hämorrhoiden, innerlich oder äußerlich. Meist jucken und schmerzen sie heftig. Acidum muriaticum hat sich hierfür sehr bewährt.

Acidum muriaticum D6

3 × täglich bis zur Erleichterung

🌙 vor Mitternacht

↗ Ruhe

Bei Darmentzündung

Typ: rot/blass, zart, frostig

Für eher massive helle Blutungen aus dem Darm ist wie bei allen Blutungen dieser Couleur, ungeachtet aus welcher Quelle, Phosphorus die Arznei der Wahl.

Phosphorus D30

alle 10 Minuten

🌙 tagsüber

↗ Ruhe

Darmentzündung

Die Entzündungen der Darmschleimhaut – unter ihnen der gefürchtete Morbus Crohn – sind immer chronischer Natur. Das heißt, sie entwickeln sich allmählich, manchmal über viele Jahre hinweg. Sie sind Ausdruck eines Menschen, der gelernt hat, seine Gefühle, seine Wünsche, seine Notwendigkeiten zu unterdrücken, bis er aufgab, sie zu kennen, bis er sich seinem Selbst entfremdete.

Die Entzündungen werden oft lange mit einem gewöhnlichen Durchfall verwechselt, entsprechend so lange pauschal therapiert, bis der Patient abzumagern beginnt.

Die Heilung des Ich

Die Entfremdung vom Ich, der wir ja nicht nur bei diesen „Krankheiten" begegnen, ist es, die uns eigentlich krank macht. Sie erfüllt unsere Welt mit Unrast, Bewegung, mit Flucht und bedeutet den Verlust dessen, was ein Mensch nach dem ursprünglichen Plan seiner Schöpfung sein kann und sein soll. In diesem Sinne verstehen wir Heilung auch als Umkehr und Bekehrung zu sich selbst, zum eigenen Wesen. Und wir verstehen die Zeit der Krankheit als dienlichen Weg dorthin. Die Wiederentdeckung der Ruhe, der Stille, der Geduld und die Entdeckung des eigenen Herzens als freier Besitz ist die wahre Heilung.

Mit übel riechenden Stühlen

Mercurius corrosivus D30

2 × täglich

🌙 nachts

➚ Kühle

Typ: graufahl, kalt, klebrig

Wir verstehen, dass der entzündliche Schleimhautprozess ein destruktiver sein muss, obwohl die Person, die diese Anlage trägt, liebenswert, tuberkulinisch sein kann. Am besten ist es nun, wenn Sie eine Arznei finden, die beide charakteristischen Anlagen in sich trägt.

Aber das ist nicht immer das Alltägliche. Deshalb möchte ich Ihnen zwei Arzneien ans Herz legen, die den Prozess heilend beeinflussen. Mit Mercurius corrosivus wirken wir auf die geschwürig zerfallende Schleimhaut mit zähen, eitrig-schleimigen oder wässrigen, aber immer blutigen, übel riechenden Durchfällen mit messerscharfen, wund machenden, brennenden Schmerzen.

Mit sauer riechenden Stühlen und Fissuren

Hydrastis D4

3 × täglich

🌙 Kälte

➚ Wärme

Typ: blass, erschöpft, frostig

Mit Hydrastis besänftigen wir die geschwürig verletzte Schleimhaut des in sich verletzten Menschen mit schleimigen, grünlichen, blutigen, sauer stinkenden Durchfällen mit schneidenden Schmerzen im Oberbauch und brennend bei der Entleerung, da Fissuren, das sind kleine Einrisse der Schleimhaut, den After umgeben.

Darmlähmung (Ileus)

Meist infolge eines operativen Eingriffes oder nach einer Geburt, aber auch sich allmählich entwickelnd, ist die Lähmung der Darmmuskulatur, Ileus genannt, ein bedrohliches Ereignis mit unbändigen Schmerzen. Der Darm kann nämlich platzen und eine lebensbedrohliche Bauchfellentzündung heraufbeschwören. Also, handeln wir homöopathisch, und nichts Bedrohliches wird für die Klinik übrig bleiben.

Mit Totenstille im Bauch

Typ: dunkelrot, bläulich, feucht, schwach

Die wirkungsvollste Arznei, die ich immer wieder mit großem Erstaunen einsetzen durfte, ist Opium. Wenn Sie auf den Bauch Ihr Ohr auflegen, hören Sie kein übliches Gurgeln mehr, sondern dort herrscht absolute Stille.

Opium D30

in Wasser

🔵 Wärme, Druck

↗ kalt abwaschen

Durchfall

Bei den Durchfallerkrankungen kann ich das Aufgeschlossene nicht mehr zurückhalten, um es meinen inneren Bedürfnissen verfügbar zu machen, verliere mein flüssiges Lebensmilieu und vertrockne. Ein ausfließender Mensch! Verstopfung und Durchfall bedingen sich, und als Geplagter habe ich erhebliche Abgrenzungsschwierigkeiten. Falls nicht eine Entzündung vorliegt, ist der akute Durchfall vordergründig wie bei Blähungen (→ Bauch, S. 148) meist eine Verdauungsstörung infolge von genussreicher Nahrungsaufnahme oder Nahrungsunverträglichkeit, aber auch von Wettereinflüssen.

Nach Durcheinander

Typ: blass, reizbar, mürrisch

Die häufigste Störung plagt uns nach Durcheinander im Essen und Trinken. Nux vomica hilft rasch, falls Sie vergaßen, es vorbeugend einzunehmen. Üblicherweise heilt diese Störung ohne mitmenschliche Arznei aus, jedoch unterstützt Nux vomica die Entgiftung der Leber.

Nux vomica D30

einmalig

🔵 Einengung

↗ Wärme

Carbo vegetabilis D30

einmalig

⊘ fettes, schweres Essen

⊘ Luft zufächeln, Aufstoßen

Veratrum album D30

stündlich

⊘ Wärme, bei Erschöpfung

⊘ Abdecken

Arsenicum album D30

stündlich

⊘ Kostumstellung

⊘ Wärme in jeder Form

Aloe D6

3 × täglich mindestens, je nach Heftigkeit des Dranges auch dazwischen 1 Gabe

⊘ nach Essen und Trinken

⊘ nach Entleerung

Nach fetten Speisen

Typ: blass, kalt, erschöpft

Für die Folgen von fettigem Überessen mit sichtbar geblähter Magengegend und Gären im Bauch ist Carbo vegetabilis eine äußerst hilfreiche Arznei. Sie facht das Feuer der Verdauung spontan an.

Durch Wettereinfluss

Typ: blass, frostig, verkrampft

Weniger spontan heilend sind wässrige, erschöpfende Durchfälle mit anschließendem Ohnmachtsgefühl meist als Folge von Wettereinfluss oder allgemeiner Erschöpfung. Hier hilft Veratrum album, wenn Ihnen gar schwummrig im Kopf, kaltschweißig auf der Stirn, aber nicht übel ist.

Durch Nahrungsmittelvergiftung

Typ: blass, kaltschweißig

Große Übelkeit, Hinfälligkeit, Totenelendigkeit, Blässe mit kaltem Schweiß als Folge von Nahrungsmittelvergiftung oder Kostumstellung in fremden Ländern mit gussweise erschöpfendem Durchfall, eventuell mit gleichzeitigem Erbrechen, fordert Arsenicum album. Es hilft erstaunlich rasch, was ich auf meinen vielen beruflichen Fernreisen dankbar erleben durfte, da ich, neugierig von Natur und Charakter, allzu gern die brutzelnden Speisen der Straßenverkäufer ausprobiere.

Durch Kostumstellung

Typ: rot, kräftig

Eher explosionsartige Durchfälle nach Kostumstellung im Orient und Okzident mit aufwerfenden, im Bauch kollernden Blähungen heilen rasch mit Aloe. Diese Arznei ist besonders angezeigt, wenn der Schließmuskel des Afters unsicher zu sein scheint. Wir meinen, Winde zu lassen, und erleben dann eher wässrigen Stuhl in der Hose. Mein Chirurgen-Freund Herbert kannte diese Erscheinungen über 20 Jahre lang, die ihn besonders beim langen Operieren plagten, wobei der Saal stank wie die Pest. Für ihn war diese Arznei eine Offenbarung.

Im Sommer: weniger beeinträchtigend

Typ: blond, blutarm, feucht, hitzig

Wenn die Natur uns wieder mal einen Sommer bescheren sollte mit Sonne, Hitze und aalendem Wohlbefinden, Sie oder Ihre Kinder jedoch an Durchfall ohne Beeinträchtigung Ihres Allgemeinbefindens leiden, dann brauchen Sie Ferrum phosphoricum, bevor der Säfteverlust nach einer anderen Arznei schreit.

Ferrum phosphoricum D12
2 × täglich
🌙 nachts
↗ nach Essen

Im Sommer: nach Kälteeinfluss

Typ: blass, rund, gedunsen, rüpelhaft

Wenn Sie bei solchem Wetter gern schwimmen gehen, obwohl das Wasser entschieden zu kalt ist, vergessen Sie nicht Antimonium crudum zur Heilung aller Folgen von Kaltbaden, einschließlich des Durchfalls.

Antimonium crudum D30
2-stündlich
🌙 Saures, Überessen
↗ Ruhe

Hämorrhoiden

Dieses Übel ist ein Hinweis, dass die Leber oder das Becken gestaut ist. Stauung wiederum ist eine Störung der ganzen Person, und die Entstauung bedarf ärztlichen Beistandes. Für die akuten Beschwerden darf ich Ihnen inzwischen erste Arzneihilfen an die Hand geben.

Analgegend: schweißende Hämorrhoiden

Typ: blass, reizbar, mürrisch

Menschen mit unregelmäßiger Lebensweise, die viel sitzen, durcheinander essen und trinken, morgens mürrisch erwachen und danach zeitunglesend die Toilette blockieren, brauchen bei schweißenden Hämorrhoiden gelegentlich Nux vomica.

Nux vomica D30
einmalig
🌙 Einengung
↗ feuchte Wärme, außer am Kopf

Analgegend: schmerzende Hämorrhoiden

Typ: rund, lieb, mild, wechselhaft

Sind Sie eine liebenswerte, eher rundliche Dame, gefühlsbetont, leicht angerührt, eine ängstlich beschützende Familienmutter, die gern kocht und nascht, dann nehmen Sie Pulsatilla über längere Zeit, wenn der Stuhlgang mal wieder zu beschwerlich entleert werden kann, weil die Hämorrhoiden plagen.

Pulsatilla D6
3 × täglich
🌙 bei Pfortaderstau
↗ Kaltes

Analgegend: juckende Hämorrhoiden

Typ: blassgelb, trocken, derb

Sepia D12

2 × täglich

🔅 Anstrengung, Stehen

🔄 Wärme

Sind Sie eher eine forsche, manchmal derbe, manchmal zielstreberisch freundliche oder haushaltsmäßig erschöpfte Frau mit jahrelanger Stuhlverstopfung über Tage hinweg, dann wird Sepia, über lange Zeit genommen, Ihren Stuhl und Ihre Seele erweichen.

> ▌ Auch hinter einem Hämorrhoidenleiden – wie hinter jeder Beschwerde – versteckt sich eine charakteristische Person.

Analgegend: pralle Hämorrhoiden

Typ: reizbar

Aesculus D4

3 × täglich

🔅 Gehen, Stehen

🔄 Kälte

Sind die Hämorrhoiden prall gefüllt, trocken, heiß, juckend, leiden Sie gleichzeitig unter Kreuzschmerzen und unter schweren Beinen mit Krampfadern, dann sollten Sie Aesculus versuchen, bis die Stauungsbeschwerden sich lösen.

Analgegend: blutende Hämorrhoiden

Typ: reizbar, ruhelos, schweigsam

Acidum muriaticum D6

3 × täglich

🔅 vor Mitternacht

🔄 Lageänderung

Brennende, blutende, stark hervortretende Hämorrhoiden sind eine Plage, weil man so schlecht sitzen kann und von einer Pobacke auf die andere rutscht (→ Darmbluten, S. 167). Neigt obendrein der After zum Vorfallen beim Stuhlgang, dann wird Ihnen Acidum muriaticum Erleichterung verschaffen, Sie vielleicht auch heilen.

Schamlippen: bei ungewohnter Stuhlverstopfung

Typ: Frau mit erschlafftem Fasergewebe

Collinsonia D6

3 × täglich

🔅 Aufregung, Kälte

🔄 Hitze

Auch an den Schamlippen können sich, zuvor nur blau durchscheinend, Venen zu Krampfadersträngen entwickeln. Sie erscheinen gern in Gesellschaft von drückenden, ziehenden, stechenden, juckenden und brennenden Hämorrhoiden und bei sonst ungewohnter Stuhlverstopfung. Collinsonia hat sich für diese Stauung im Unterleib gut bewährt.

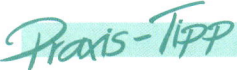

Was bei Hämorrhoiden zu tun ist

Zusätzlich zur homöopathischen Arznei empfehle ich
die sorgsame Pflege der Aftergegend:

▌ Waschen Sie sich nach jedem Stuhlgang mit purem
Wasser und tragen Sie Hametum-Salbe auf.

▌ Bei inneren Hämorrhoiden führen Sie gleichzeitig ein
Hametum-Zäpfchen in den Enddarm ein.

▌ Sorgen Sie für regelmäßige Darmentleerung durch Darm-
pflege mit Kleie und Leinsamen in Yoghurt oder Gemüse-
saft, um im Sinne der Kooperation zwischen
Arzt und Patient bei der Entstauung mitzuhelfen.

Verstopfung

Gewöhnlich ist die Verstopfung eine chronische Erkrankung
der ganzen Person. Akut stellt sie sich gern auf Reisen ein. Gerade dann, wenn wir im Begriff sind, uns zu entspannen. Wir
verstehen, dass manche Menschen zur Verstopfung neigen, es
aber durch bewusste Pflege schaffen, Ihren Ballast täglich zu
entleeren.

Auf Reisen bewährt

Typ: dunkelrot, bläulich, feucht, schwach

Ungeachtet der Person finden viele derart Belästigte in Opium
eine erhebliche Erleichterung, wenn sich – trotz ausgedehnter
Urlaubsschlemmerei – im Darm tagelang nichts rührt.

Opium D30

1 × täglich bis zum
erleichternden Ereignis

🌙 Wärme, Druck

↗ kalt trinken

Würmer

Zur Erinnerung: Würmer sind keine Krankheit an sich. Sie zei-
gen lediglich an, dass das harmonische Milieu der befallenen
Person gestört ist. Demnach ist das Ziel der Behandlung die
Sanierung der Störung, nicht der Kampf gegen das Feindbild
Wurm. Kein Kampf wird je im Gefolge Gesundheit nach sich
ziehen.

BAUCHRAUM & UNTERLEIB

Schielen durch Fadenwürmer (Oxyuren)

Cina D4

3 × täglich

🌙 nachts

↗ herumgetragen werden

Typ: blass-blau, kalt, feucht

Wurmbefallene Kinder sind häufiger, als wir annehmen. Sie sind sehr nervös und neigen zum Grimassieren und zu Krämpfen. Das hampeligste unter allen neigt obendrein zum Schielen, ist ständig in Bewegung, zupft an der Lippe, an der Nase und kratzt sich am Po. Beginnen wir die Wurmkur mit Cina. Auch mit einer Gabe in *D200* habe ich bei meiner Tochter Erfolg gehabt.

Nabelkoliken durch Rundwürmer (Askariden)

Spigelia D4

3 × täglich

🌙 Erschütterung

↗ Gegendruck

Typ: blass, blutarm

Klagen Ihre Kinder über Nabelkoliken (→ Bauchkrämpfe, S. 148) und haben Sie mit den dort empfohlenen Arzneien keinen Erfolg, dann verabreichen Sie Spigelia, insbesondere wenn Rundwürmer (Askariden) nachweisbar sind.

Bei Kindern mit Polypen

Marum verum D4

3 × täglich

🌙 abends

↗ sich strecken

Typ: blass, kalt, feucht, ruhelos

Unsere „Polypen-Kinder", die sich in jedem Herbst mit ihren Erkältungen rumschlagen, werden sich eher mit Marum verum von allen möglichen Wurmarten befreien.

Alle Wurmarten; letzte Wahl

Cuprum oxydatum nigrum D4

3 × täglich

🌙 bei Tic nerveux

↗ sich krümmen

Typ: blass, kalt

Die stärkste und sicher zum Erfolg führende Arznei ist Cuprum oxydatum nigrum, wenn Ihr Kind den vorherigen Bildern nicht entspricht. Nach vierwöchiger Einnahme sind die Würmer und die lästigen Begleiterscheinungen wie Bauchkrämpfe und nervöse Ticks vertrieben.

Leber

Die Leber ist das Reservoir feinster Katalysatoren und der Ort der Verbrennung unserer Nahrungsaufnahme. Eine in Entzündung entflammte Leber kann nur einem Menschen zugehören, der zu entflammen, zu brennen und zu verbrennen fähig ist. Das geht so lange, bis er nur noch seine eigene Substanz aufbraucht, um zu überleben, bis er verbrannt ist.

Hepatitis

Akute und chronische Hepatitis: beste Arznei

Typ: rot/blass, zart, frostig, heiter

Ein solch feuriger Mensch besitzt noch Phantasie, Impulsivität, euphorische Begeisterung. Allerdings verbindet er sich wenig mit seiner Umwelt. Er sucht Ablenkung, Zerstreuung, hüpft von einem zum andern. Er ist in seinem Leiblichen gefangen, und die akut entzündete oder chronisch-aggressive Leber wird zu seinem Gefängnis.

Es war mir nur vergönnt, zwei solche Patienten ambulant zu behandeln. Die Angst vor der Ansteckung durch den Indikator Virus treibt alle anderen in die sterile Infektionsabteilung der Klinik. Beide erhielten Phosphorus.

Phosphorus D12

2 × täglich

🚫 Kälte

↗ Ruhe, kaltes Essen

Zur Ausleitung bei schlanken Menschen

Typ: blass, gelblich, schlank

Da beide blass, schlank, feucht und bedauernswert erschienen, ihre Leber druckschmerzhaft geschwollen war, Übelkeit und Erbrechen sie plagten, die sich auf warme Umschläge und Getränke beruhigten, gab ich ihnen zur unkomplizierten Giftausleitung Chelidonium. Nach 6 Wochen waren die anfangs hohen Laborbefunde wieder im Normbereich, was dem Wohlbefinden der beiden entsprach und auch weiterhin anhielt.

Chelidonium D3

3 × täglich zusätzlich

🚫 Berührung

↗ feucht-warme Umschläge

Carduus D3

3 × täglich

🚫 Druck, Berührung

↗ trocken-warme
Umschläge

Berberis D3

3 × täglich

🚫 langes Sitzen,
Stehen, Bewegen

↗ Ruhe, allgemeine
Wärme

Taraxacum D3

3 × täglich

🚫 fette Speisen

↗ Bewegung in
frischer Luft

Zur Ausleitung bei rundlichen Menschen

Typ: rundlich, blass, warm

Die eher rundlichen, warmen, feuchten, liebenswerten Menschen erhalten als Leberdrainage Carduus zusätzlich zu ihrer personenbezogenen Arznei.

Zur Ausleitung bei müden Menschen

Typ: schlank, fahl, kalt

Den Fahlen, Abgeschlagenen und Müden geben wir lieber Berberis, das wir gleichzeitig als Nierendrainage kennen lernen und woraus wir bei manchen Patienten ein Zusammenspiel von Leber und Niere ableiten.

Zur Ausleitung bei fahlen Menschen

Typ: blass, kalt, trocken

Bei den blassen, kalten, trockenen, beklagenswerten Menschen mit einer Zunge, die ausschaut wie eine Landkarte, ziehen wir Taraxacum vor und können auf diese Weise sichergehen, dass sich die absterbenden und abgestorbenen Viren nicht im Immunsystem ansammeln und die Abwehr blockieren.

Galle

Galle und Leber bilden eine enge funktionelle Einheit. So erklärt es sich, dass die Arzneien für Galleerkrankungen gleichermaßen auf die Leber wirken. Störungen der beiden Organe werden oft als Völlegefühl und Druck unter dem rechten Rippenbogen empfunden. Klinisch ist jedoch die Leber empfindlicher, feiner strukturiert und in ihren Störungen vielfältiger, so dass ihre Heilung dem Homöopathen überlassen wird. Galleschmerzen durch Entzündung und Steine rufen in ihrem schmerzgefärbten Ausdruck eindeutige Empfindungen hervor, die der ersten Hilfe bedürfen.

Gallenentzündung

Chronisch wiederkehrende Entzündung

Typ: graufahl, kalt, klebrig

Die akute Gallenblasenentzündung wird wie jede Entzündung mit Aconit, Belladonna oder Apis behandelt. Ich darf Sie bitten, hier nach den Anweisungen zu verfahren, die Sie unter unter Fieber (→ S. 39) finden. Eine nicht fieberhafte, eher chronisch wiederkehrende Entzündung mit Druck- und Wundgefühl unter dem rechten Rippenbogen spricht auch nach jahrelangen Beschwerden noch sehr gut auf Mercurius dulcis an, verabreicht über längere Zeit bis zur Beschwerdefreiheit.

Mercurius dulcis D12

2 × täglich

🌙 nachts

↗ unerheblich

Gallenkolik

Bewährte Krampfarzneien: mit wellenartig krampfendem Schmerz, Patient beugt sich zurück

Typ: rot, rund, kräftig, brav

Der Galleschmerz, der eine entzündliche oder mechanische Reizung einleitet, erscheint plötzlich, heftig, bei Steinen oft krampfhaft und in Wellen. Sie möchten sich zurückzubeugen, den Bauch strecken und lösen einengende Kleidung. Belladonna lässt den Schmerz ebenso rasch verschwinden, wie er auftrat, so dass Sie kaum dazu kommen, lindernde feucht-warme Umschläge aufzulegen.

Belladonna D30

in Wasser

🌙 nachts, Berührung

↗ Wärme, Ruhe, Trost, Rückbeugen

Bewährte Krampfarzneien: mit einschießendem Schmerz, Patient krümmt sich

Typ: blass, kalt, feucht, jähzornig

Ganz entgegengesetzt verhalten Sie sich bei einem Galleschmerz, der piekt, zwickt und plötzlich schneidend einschießt. Sie krümmen Ihren Bauch und halten ihn mit der rechten Hand fest. Am besten Sie legen sich hin, legen Wärme auf und ziehen die Beine an, nachdem Sie Colocynthis genommen und dazu eine lindernde warme Tasse Kaffee getrunken haben. Sind Sie Raucher, dann rauchen Sie ruhig. Tabak kann auch lindern!

Colocynthis D4

alle 10 Minuten

🌙 alle akuten Gemütsbewegungen

↗ Gegendruck, Krümmen, Wärme, Kaffee, Rauchen

177

Zur Ausleitung bei schlanken Menschen

Typ: blass, gelblich, schlank

Wenn Ihnen obendrein übel ist, Sie ein eher zarter, schlanker Mensch sind und der Schmerz zum rechten Schulterblatt zieht, dann mischen Sie *Colocynthis* mit Chelidonium oder wechseln Sie die Einnahme der beiden Arzneien alle 10 Minuten ab.

Chelidonium D3

20 Tropfen alle 10 Minuten

🌑 Berührung

⬈ feucht-warmer Umschlag

Zur Ausleitung bei rundlichen Menschen

Typ: fahl, rundlich, warm

Sind Sie eher ein rundlicher, verstopfter und gallegestauter Mensch, dann empfehle ich Ihnen, *Colocynthis* mit Carduus zu mischen und in der gleichen Weise gemischt oder einzeln im Wechsel einzunehmen. Diese Mischungen bewähren sich auch bei dieserart nur angedeuteten, aber häufig wiederkehrenden Beschwerden.

Carduus D3

20 Tropfen alle 10 Minuten

🌑 Druck, Berührung

⬈ trocken-warmer Umschlag

▎ Chelidonium und Carduus sind hervorragende galletreibende Arzneien.

Personenbezogene Behandlung: galliger, untersetzter Mensch

Typ: rot, rund, kräftig, heftig

Ein ähnlicher Schmerz, wie unter *Colocynthis* beschrieben, befällt den eher untersetzten, galligen Menschen. Ihm ist übel, er erbricht, erregt und ärgert sich über seine Beschwerden. Diese verschlimmern sich bei der geringsten Bewegung, werden aber durch starken Gegendruck mit der Faust gelindert, obwohl keine Einengung am Oberbauch vertragen wird. Eine kühle Auflage und Bryonia lindern.

Bryonia D4

alle 10 Minuten, später weniger häufig

🌑 Einengung, geringste Bewegung

⬈ Gegendruck, kühler Umschlag

Personenbezogene Behandlung: unsicherer, hagerer Mensch

Typ: fahl, frostig, hager, ernst

Gleichermaßen berührungsempfindlich ist der geblähte Bauch – besonders der Unterbauch – dieses kolikgerüttelten, unsicheren und hochintelligenten Menschen, der, so scheint es, nur aus Hirn und Gallensteinen besteht. Kein Wunder, dass er

Lycopodium D6

alle 10 Minuten

🌑 Einengung, ab 17 Uhr

⬈ Bewegung, warmer Umschlag

seelische Angelegenheiten wie Ärger, Aufregung, wichtige Entscheidungen, neue Lebenslagen erst mal mit leiblichen Krämpfen beantwortet.

Sein Krampfschmerz beginnt rechts und breitet sich nach links aus, begleitet von hartnäckigem saurem Aufstoßen. Erlösen Sie ihn mit Lycopodium.

Bauchspeicheldrüse

Diese Verdauungsdrüse ist der Sitz feinster Fermente, die zur Aufschließung der leiblichen und geistigen Nahrung unentbehrlich sind. Das Ergebnis sind verfeinerte Substanzen und Strukturen, die Leib, Geist und Seele anregen. Die grobe Nahrung muss sterben, will sie zu Feinerem gewandelt werden. Deshalb kauen wir sie, zermalmen sie und schlucken sie. Das ist der tiefere Sinn der Fermentierung. Entflammende Entzündungen sind deshalb äußerst kritisch, schwächend und zerstörend, weil sie die lebenserhaltende Wandlung unterbinden, indem sie sie förmlich verbrennen.

Pankreatitis

Eine akute Entzündung der Drüsen entsteht dann, wenn ihre Fermente nicht mehr in den Darm abfließen (zum Beispiel bei Gallenstein oder Steinbildung im Drüsenausgang), sondern sich in die Drüsenzellen einlagern, sie entzünden und zerstören. Deshalb tritt der erste Anfall meist einige Stunden nach einer deftigen Mahlzeit auf mit heftigsten Bauchschmerzen (→ Bauchkrämpfe: *Colocynthis*, *Magnesium phosphoricum*, S. 148), mit Übelkeit, Erbrechen (→ Magen, S. 153) und eventuellem Kollaps (→ Ohnmacht: *Arsenicum album*, *Veratrum album*, *Tabacum*, S. 141).

Nicht immer ist der Notarzt rasch zur Stelle, aber Ihre Arzneien werden das Warten besänftigend überbrücken.

Aconitum D30

bedarfsweise

🔄 erzwungene Ruhe

↗ Kühle, Bewegung

Belladonna D30

bedarfsweise

🔄 nachts, Berührung

↗ Wärme, Ruhe,
Rückbeugen

Iris D6

bedarfsweise alle
10 Minuten, später
3 × täglich

🔄 Ruhe halten

↗ zwanghafte
Bewegung

Akuter Zustand: mit plötzlichen Schmerzen

Typ: schlank, unruhig

Zu häufig schauen wir an Aconit vorbei, wenn eine Beschwerde uns plötzlich, heftig und stürmisch plagt. Obwohl sie uns bei allen Entzündungen sehr vertraut ist.

Akuter Zustand: mit Streckkrämpfen

Typ: rot, rund, kräftig, brav

Die meisten Krampfschmerzen gehen mit Krümmen einher wie bei *Colocynthis*-, *Magnesium phosphoricum*- und *Cuprum*-Bedürftigen. Nun gibt es Menschen, die sich bei Krämpfen strecken müssen, um Erleichterung zu erfahren. Ihnen sei, gleich wo der Schmerz erscheint, Belladonna empfohlen. Wenn der Krampf sich wiederholt, lösen Sie am besten 20 Kügelchen in ¼ Liter Wasser auf und nehmen bis alle 5 Minuten einen kleinen Schluck davon.

Chronischer Zustand: mit sauren Durchfällen

Typ: blass, kalt, bewegt sich zwanghaft

Wem die Süße der Fermentierung verloren gegangen ist, der wird sauer. Hier ist einer, der so sauer ist, dass ihm die Säure bereits aus dem Magen aufstößt mit Übelkeit, Brechreiz und sauren, kolikartigen Durchfällen. Auch seinen Kopf überfallen bitterer Schmerz und Schwindel. Für ihn und seine Bauchspeicheldrüse haben wir bei solch akuten Beschwerden Iris, vorausgesetzt die Empfindungen entsprechen der Erscheinung der Person.

Niere

Die Niere ist ein Abscheidungs- und Ausscheidungsorgan. Sie filtriert unser Blut, damit das innere Gerüst erhalten bleiben kann. Sie selektiert Ballast, welchen wir nicht mehr benötigen, Ballast, der die Reinheit des Blutes, die Reinheit der Lebensfreude, trübt. Die arzneiliche Erfahrung und der Volksmund haben uns gelehrt, den Charakter der Ballaststoffe dem Charakter des Menschen gleichzusetzen. Die Einschränkung oder der Verlust des Ausfilterns, des Auslesens bedeutet, auf die Reinheit der Lebenssäfte verzichten zu müssen oder die Reinheit nie genossen zu haben.

Als „Selbstvergiftung" belasten sie nicht nur unser Blut, sondern auch unsere Intelligenz, unsere Wahrnehmung und unsere Erlebnisfähigkeit. Wir fühlen uns dann auch belastet und werden giftig. Angst, Ärger, Sorgen, Kummer, Kränkung und Demütigung gehen uns an die Nieren.

Nierenbeckenentzündung

Mit Blasenbeschwerden

Typ: blass, kalt, trocken

Bei einer akuten Nierenbeckenentzündung leidet auch die Blase (→ S. 185), sie sticht, brennt oder drängt. Nach den Fieberarzneien (→ Fieber, S. 39) hat Coccus cacti die beste heilende Wirkung.

Coccus cacti D4

3 × täglich

🌑 Erwachen, Wärme

🗗 Ruhe

Nierenbluten

Ohne ersichtlichen Grund, ohne Schmerzen

Typ: warm, rote Wangen, reine Zunge

Ein Geheimtipp zum schnellen Reagieren! Wenn Sie sich keiner Schmerzen und keiner Auslösung bewusst sind und sich helles, sattes Blut ergießt, nehmen Sie Ipecacuanha, auch wenn die Zunge nicht unbedingt glatt und sauber ist. Zumindest wird die Arznei bereits da helfen, wo wir geduldig auf die urologischen Ergebnisse warten.

Ipecacuanha D3

alle 10 Minuten

🌑 nachts, bei Lähmung der kleinen Gefäße

🗗 Frischluft

Bei akuter Entzündung; Brennen während des Harnens

Typ: rot, warm, wütend, ruhelos

Aber wir brauchen auch eine Hilfe für den Notfall! Die akute Entzündung als unmittelbare Auslösung sticht, brennt und/oder drückt. Nachdem wir, wie im Kapitel Blase (→ S. 185) vor-

Cantharis D6

1- bis 2-stündlich

🌑 beim Harnen

🗗 Umhergehen

gegeben, an *Aconit*, *Belladonna* und *Apis* gedacht haben, fällt uns bei der Blutung eher Cantharis ein.

▮ Über die chronische Entzündung erfahren Sie mehr im Kapitel Nierenschrumpfung in „Enders' Handbuch Homöopathie" (→ Literatur, S. 342).

Bei Nierengrieß; Brennen am Ende des Harnens

Sarsaparilla D6

3 × täglich

🔄 gegen Ende des Harnens

↗ im Stehen harnen

Typ: rot/blass, schlank, hitzig/schwach

Steine können eine weitere, unmittelbare Auslösung sein, auch ohne Koliken. Wenn Sie ein roter, hitziger, gichtiger Mensch sind, nur im Stehen harnen können und die Blase nach dem Harnen brennt, dann ist Sarsaparilla die Arznei Ihrer Wahl. Sie heilt Ihre Blutung sofort, Ihre Steine später und Ihre Gicht im Blut zuletzt. Danach sind Sie wieder ein verträglicher und beweglicher Mensch.

Bei Krebsgeschehen; geronnenes Blut

Argentum nitricum D12

2 × täglich

🔄 daran denken

↗ fester Halt im Kreuz

Typ: hager, hektisch, getrieben

Die Blutung ist sehr ernst zu nehmen. Insbesondere wenn das Blut lange zurückgehalten wurde und nun geronnen auftritt. Der Mensch, der aus schicksalhafter Unsicherheit so lange zurückhalten kann, bis er selbst über seine Nieren stolpert, muss ein destruktives Element in sich bergen. Wir vermuten ein Krebsgeschehen und entlassen ihn mit Argentum nitricum zur klinischen Untersuchung des Befundes. Wieder zurück in unserer Praxis, kümmern wir uns dann um sein Befinden.

Nierenentzündung

Es ist ein bestimmter Mensch, der leicht an der Niere erkrankt, eher leistungsschwach und erkältlich. Er braucht seinen Homöopathen, um die Neigung zur Erkrankung zu beseitigen. Aufgrund der Neigung erklärt sich die Nierenentzündung als Folge von Auslösungen wie Unterkühlung, Durchnässung, Zugluft, Wind, Sturm, Gewitter, aber auch Angst, Ärger und Aufregung. Das Bakterium ist dabei nur ein Indiz als Begleiter der Entzündung. Entscheidend in der Homöopathie sind immer die Auslösungen, die Umstände und die Empfindungen.

Bei eher schlanken Menschen

Typ: schlank, unruhig

Die akute Nierenentzündung beginnt plötzlich, unerwartet. Der Erkrankte erschrickt durch helles Blut beim Harnlassen, durch plötzlichen, trockenen Fieberanstieg, durch seine plötzliche Unruhe und Todesangst. Er bewegt sich auf und ab oder wirft sich im Bett umher und verlangt, seinen Durst zu stillen. Aconitum, wie so oft, beruhigt den Erkrankten und die Entzündung. Rechtzeitig genommen, regelt diese wertvolle Arznei jede akut beginnende Störung.

Aconitum D30
einmalig
↘ Unterkühlung
↗ Kühle, Bewegung

Bei eher rundlichen Menschen

Typ: rot, rund, kräftig, brav

Der rundliche Mensch, der leicht schwitzt und sich dadurch beim Entblößen leicht unterkühlt, sich trotz Hitze eher ins warme Bett kuschelt, braucht Belladonna, um das dampfende Begleitfieber zu regulieren, den heftigen Druck in der Niere und die Benommenheit im Kopf zu nehmen.

Belladonna D30
einmalig
↘ nachts, Berührung
↗ Wärme, Rückbeugen

Ohne Beeinträchtigung des Allgemeinbefindens

Typ: blond, blutarm, feucht, hitzig

Ganz anders verhält sich jener Mensch, der eigentlich erst beim Urinieren bemerkt, dass mit dem Urin Blut abgeht und er leichtes Fieber hat. Verwunderlicherweise ist sein Kopf klar, so dass er seine Denkarbeit fortsetzen kann und keinerlei Verlangen verspürt, seinen Alltag zu unterbrechen. Er braucht Ferrum phosphoricum und wird damit ziemlich rasch geheilt.

Ferrum phosphoricum D12
2 × täglich
↘ nachts
↗ Kühle

Mit stechenden Schmerzen; durstloser Mensch

Typ: hellrot, durstlos, ruhelos

Erkranken Sie an stechenden Nierenschmerzen mit heftigem Fieber ohne Durstgefühl und können nur wenig Urin lassen, der wie hellrotes Blut aussieht, dann nehmen Sie Apis, bis das Fieber nachlässt und der Harn klar wird.

Apis D4
stündlich
↘ Berührung
↗ Kälte

Mit Schüttelfrost

Pyrogenium D30

einmalig

🌙 im Winter

↗ warm zudecken

Typ: blass, frostig, überreizt

Beim klappernden Schaudern und Schüttelfrost vergessen Sie bitte nicht, Pyrogenium einzusetzen, um die drohende Blut vergiftende Sepsis zu vermeiden.

Nierenkolik

Streckkolik mit pulsierendem Schmerz

Belladonna D30

einmalig

🌙 nachts, Berührung

↗ Wärme, Rück-
beugen

Typ: rot, rund, kräftig, brav

Die Nierenkolik tritt – wie alles im Leben – irgendwann zum ersten Male auf; meist, aber nicht immer, mit Steinen. Sie beginnt mit heftigen, krampfenden Schmerzen im Rücken, der bestürzte Betroffene stützt die Hände ins Kreuz und beugt sich erleichternd zurück. Die Schmerzen kommen wellenartig, pulsierend und nehmen den Atem. Belladonna unterbricht das Geschehen und lässt uns wieder durchatmen.

Krümmkolik mit einschießendem Schmerz

Colocynthis D4

alle 10 Minuten

🌙 bei akuten Gemüts-
bewegungen

↗ Wärme, Gegen-
druck, Kaffee

Typ: blass, kalt, feucht, jähzornig

Ein anderer Leidender krümmt seinen Körper zusammen und stemmt die Fäuste in den Bauch, nachdem ihn plötzlich stechende Schmerzen im Rücken überfielen. Colocynthis befreit ihn vo Krümmen, Stich und Stein.

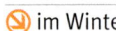

So lösen Sie einen Nierenstein

Ist ein Nierenstein die Ursache der Kolik, spürt der Betroffene, ob und wie er sich löst.

▌ Nehmen Sie ein heißes Sitzbad, strecken oder krümmen Sie sich, und trinken Sie in einem Zug 1,5 Liter Tee, den ein guter Geist für Sie zubereitet.

▌ Danach bewegen Sie Ihren Körper treppauf, treppab, bis der Stein geboren wird.

▌ Um sicher zu sein, urinieren Sie durch ein Sieb.

Krümmkolik mit krampfendem Schmerz

Typ: blass, kalt, feucht

Ebenso verhält sich jener, dessen plötzliche Schmerzen in der Nierengegend eher krampfen als stechen. Er braucht Magnesium phosphoricum, bis zur Erlösung. Bis dahin krümmt er sich im Schmerz.

Zur Ausleitung bei eher blassen, schlanken Menschen

Typ: keine Ausprägung

Verspüren Sie jedoch nur die Niere als Organ, tiefer im Körper als der Kreuzschmerz, dann nehmen Sie die bewährten „Nierentropfen", zu gleichen Teilen gemischt aus Berberis und Solidago, bis zum Nachlassen der Organempfindung.

Magnesium phosphoricum D4

alle 10 Minuten

◐ eher rechts, ab 14 Uhr

↗ Krümmen, Gegendruck, Wärme

„Nierentropfen": Berberis D3 & Solidago D3

20 Tropfen stündlich

◐ bei Steinen

↗ Ausscheidung

❚ Arzneien zur Ausleitung von Giften dienen der Reinhaltung des Abwehrsystems und erlauben der personenbezogenen Arznei, ungehinderter und erfolgreicher zu wirken.

❚ Vergessen Sie bei so vielen guten Hinweisen nicht, dass die Anlage zu Nierensteinen von Ihrem Homöopathen behandelt werden sollte!

Blase

Ideen, Imaginationen und Visionen entstehen im Geistigen. Unser Blut transportiert sie in die Organe, in die Instrumente des Lebens, um sie mit Freude, Hoffnung und Wohlbefinden zu beseelen. Wenn die Nieren und damit die Harnausscheidungsorgane entgleisen, sich entzünden, bluten oder schrumpfen, symbolisiert dieses Manko an erster Stelle mein Unvermögen, Visionen in mir zirkulieren zu lassen. Vielleicht weiß ich einfach nicht mehr, was ich mir an Empfindungen und Gefühlen nach all dem erlauben darf, was mir an die Nieren ging.

Die Blase ist von der Niere gedanklich und faktisch nicht trennbar, denn sie ist der Behälter all der von ihr filtrierten Ballaststoffe des Blutes, die sie letztlich dem Kreislauf der Natur übergibt. Wenn sie erkrankt, ist nicht nur die harmonische Ordnung zwischen substantiellem Einführen und Ausscheiden gestört, sondern auch der seelisch-geistige Kreislauf unserer eigenen Natur. Aufregungen, Stress, Unterdrückungen und sonstige alltägliche Ereignisse „schlagen mir auf die Blase".

Blasenentzündung

Die Entzündung der Blase ist immer ein entflammendes Geschehnis. Hitze, Feuer und Rötung symbolisieren einen erheblichen Anteil der Leidenschaft. Sicherlich nicht umsonst hat der Schöpfer urologische und genitale Instrumente so eng miteinander verschmolzen. Vielleicht um den unsichtbaren Schmerz übertriebener oder unterdrückter Leidenschaft für uns sichtbar zu machen? Und nicht umsonst hat die Natur uns zu ihrer Besänftigung mit *Aconitum*, *Belladonna*, *Apis* und *Cantharis* Arzneien geschenkt, die den Bildern der Entzündung sowie der falsch verstandenen oder ungelebten Leidenschaft entsprechen.

Akuter Zustand: mit stechenden Schmerzen

Apis D30

einmalig

🖐 Berührung

↗ Kälte

Typ: hellrot, durstlos, ruhelos

Kaum schmerzte bisher die Blase; der Drang stand im Vordergrund. Die Schmerzen beginnen in der Regel mit der Entzündung. Sehr selten beginnt diese mit heftigem Stechen oberhalb des Schambeins, so als habe eine Biene dort gewütet. Apis dürfte genügen, um dieses Stadium der Entzündung günstig zu regulieren.

Akuter Zustand: mit brennenden Schmerzen beim Harnen

Cantharis D6

stündlich, später
3 × täglich

🖐 beim Harnen

↗ Umhergehen

Typ: rot, warm, wütend, ruhelos

Häufiger wird schon das heftige Brennen während des Harnlassens empfunden. Denken wir ganzheitlich: Alles, was mit

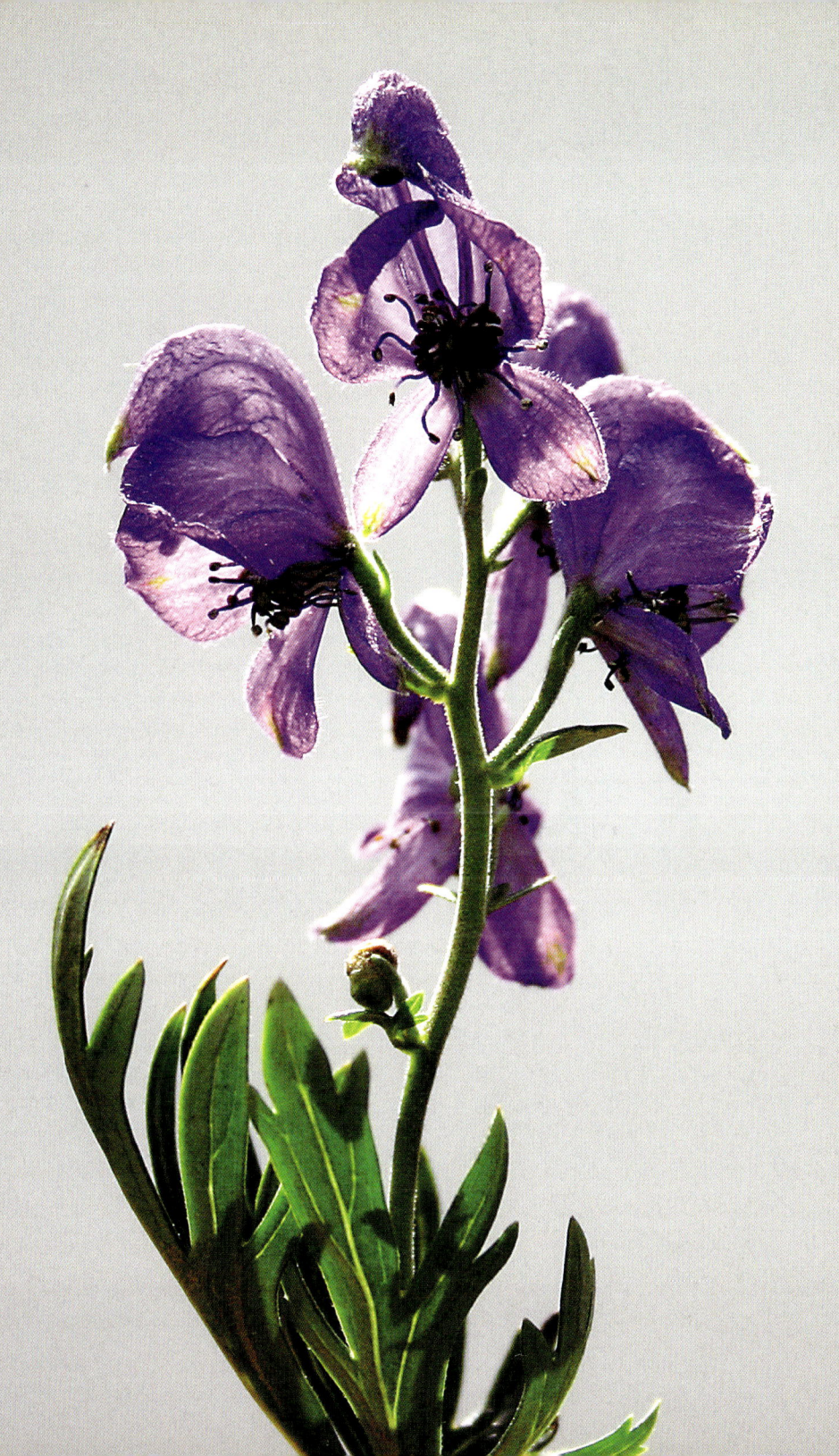

BAUCHRAUM & UNTERLEIB

Blase und Brennen zu tun hat spricht für Cantharis als heilende Arznei, so wie Cantharis in Form des bekannten Canthariden-pflasters brennende Blasen hervorruft.

Fortdauernder Zustand: mit brennenden Schmerzen und tropfenweisem Harnverlust

Typ: fahl, trocken, mild, mitfühlend

Dauert die Blasenentzündung an, spricht sie nicht mehr auf *Cantharis* an, aber brennt weiter, verlieren Sie bei jeder erschütternden Bewegung, bei jedem Husten, Niesen und Lachen tropfenweise Urin, was Sie nur durch Feuchtwerden Ihres Südpols bemerken, dann brauchen Sie jetzt Causticum, bis Sie sich die Einlagen in den Unterhosen ersparen können.

Causticum D6

3 × täglich

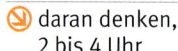 daran denken, 2 bis 4 Uhr

feuchtwarme Auflage

Fortdauernder Zustand: mit Schüttelfrost

Typ: blass, frostig, überreizt

Die fiebrigen Entzündungen richten sich bei der Arzneimittelwahl nach der Erscheinung des Fiebers, die Sie im Kapitel Allgemeines (→ Fieber, S. 39) finden. Denken Sie beim Schüttelfrost daran, Pyrogenium einzunehmen, um ein septisches Fieber, die totale Vergiftung des Blutes, zu vermeiden.

Pyrogenium D30

einmalig

Kälte

warme Auflage

Zur Ausleitung bei eher blassen, schlanken Menschen

Typ: keine Ausprägung

Bei allen Blasenerkrankungen, wie auch bei allen Nierenleiden (→ Niere, S. 180), ist es von besonderer Wichtigkeit, die Niere zu spülen, zu drainieren. Eine bewährte Mischung aus den Arzneien Berberis und Solidago zu gleichen Teilen nennen wir „Nierentropfen". Nehmen sie diese zusätzlich zu allen bereits beschriebenen Arzneien, sie leiten die Gifte (Toxine) mit dem Harn aus Ihrem Körper.

„Nierentropfen": Berberis D3 & Solidago D3

3 × 20 Tropfen täglich

bei Entzündung

Ausscheidungen

Blutharnen

Am häufigsten erleben wir das Bluten im Zuge einer akuten Entzündung, und sollten Sie sich wegen der augenscheinlichen

Dramatik des Geschehens vor der Entscheidung zu einer Arznei zum Urologen begeben, wird er selten etwas anderes feststellen. Jedenfalls können Sie danach beruhigter Ihre Arznei wählen, falls Sie sich nicht ausnahmsweise und für uns unnötigerweise einem Antibiotikum ergeben.

Bei Entzündung: schwarze Blutung, heftiges Stechen

Typ: hellrot, durstlos, ruhelos

Schwarzes Bluten ist sicher kein tolles Erlebnis. Doch hierfür stehen uns auch wenige Arzneien zur Verfügung, das heißt, die Wahl ist leichter. Entzündung und stichartige Schmerzen begleiten das Bild von Apis.

Apis D30
bedarfsweise
�](↘) Berührung
🔺 Kälte

Bei Entzündung: hellrote Blutung, heftiges Brennen

Typ: rot, warm, wütend, ruhelos

Eine Entzündung in Verbindung mit hellroter Blutung und heftigem Brennen beim Harnen wird eher nach Cantharis verlangen.

Cantharis D6
stündlich bis zur Besserung, später 3 × 1 Gabe
↘ beim Harnen
🔺 Umhergehen

Bei Entzündung: hellrote, schmerzlose Blutung

Typ: rot/blass, zart, frostig

Bei hellroter Blutung denken wir zuerst immer an Phosphorus. Aber sie muss kombiniert sein mit Schmerzlosigkeit oder mit einer brennenden Entzündung. Dahinter kann sich der Beginn einer möglichen Nierenschrumpfung verbergen.

Phosphorus D30
bedarfsweise
↘ Kälte
🔺 Ruhe, Frischluft

Bei Verletzung durch Nierensteine: kräftig rote Blutung, heftiges Drücken

Typ: rot, kräftig, unruhig

Seltener wird Ihr Urologe aufgrund einer Verletzung durch Nierensteine oder Nierengrieß Ihre kräftig rote Blutung erklärbar machen. Nun, unsere erste Verletzungsarznei ist immer Arnica, egal ob äußerlich oder innerlich verletzt.

Arnica D30
bedarfsweise
↘ Erschütterung, Berührung
🔺 Kälte

189

Blutungen, die nicht so rasch und sauber erklärbar sind, sind ein Kreuz für Urologen. Jedoch weniger für uns, denn wir entscheiden nach dem Aussehen, der Art und der eventuellen Schmerzqualität. Die drei folgenden Arzneien zeigen uns dafür Möglichkeiten auf.

Ohne ersichtlichen Grund: dunkle Blutung, Schmerz wie gequetscht

Hamamelis D4

alle 10 Minuten

🌡 feuchte Wärme

➚ Kühle

Typ: blass, kalt, feucht

Dunkles Blut ergießt sich, die Blase fühlt sich wie gequetscht an. Das gibt es nur bei Hamamelis-bedürftigen Menschen.

Ohne ersichtlichen Grund: hellrote Blutung, beständige Übelkeit

Ipecacuanha D3

alle 10 Minuten

🌡 nachts, Kälte, Schwüle

➚ Frischluft

Typ: warm, rote Wangen, reine Zunge

Gussweise hellrotes Bluten mit anhaltender Übelkeit und Angst wird mit Ipecacuanha rasch vertrieben.

Ohne ersichtlichen Grund: hellrote Blutung, ständiger Harndrang

Millefolium D4

alle 10 Minuten

🌡 Berührung, Druck, Kälte

➚ Herumgehen

Typ: rot, hitzig, feucht

Eine kräftig hellrote Blutung mit ständigem Harndrang spricht eher auf Millefolium an. Erstaunlicherweise produziert dieser Leidende keine Angst.

Harnverhaltung

Die Anurie, wie sie fachdeutsch genannt wird, entwickelt sich gern akut nach Verletzungen, einschließlich Operation oder Kathetern, bei vergrößerter Prostata oder allmählich durch kontinuierliche Überdehnung der Blase bei älteren Menschen. Irgendwann können die Betroffenen keinen Urin mehr lassen, und das schmerzt wahnsinnig. Bevor Sie über die Harnröhre oder über dem Schambein kathetern lassen, probieren Sie eine der folgenden Arzneien. Sie werden erleben, es klappt!

Behandlungsbeginn: plötzlich heftiger Schmerz
Typ: hellrot, schlank, unruhig

Wie immer, wenn eine Störung unerwartet plötzlich und heftig auftritt, vergessen wir nicht, zu Aconitum zu greifen. Ich weiß, ich neige dazu, mich mit dieser Arznei erinnernd zu wiederholen. Wahrscheinlich weil ich sie selbst allzu gern in meiner Arzneiwahl vernachlässige, bereits über den Krankheitsprozess nachdenke, dort eine Arznei suche und vor lauter Denken das Naheliegende übersehe. Menschlich, wie immer!

Aconitum D30

in Wasser

⊘ erzwungene Ruhe

⬈ kühle Auflage, Bewegung

Nach Geburt oder Operation: durch Lähmung der Blase
Typ: blass, fahl, trocken, mild

Das akute Harnverhalten nach einer Geburt oder Operation findet seine Ursache in einer Lähmung der Blase. Causticum hat sich dafür stets bewährt.

Causticum D30

in Wasser

⊘ daran denken

⬈ feuchtwarme Auflage

Nach Geburt oder Operation: durch Krampf des Blasenhalses
Typ: blass, kalt, zornig, stolz

Seltener erleben wir den Krampf des Blasenhalses, ebenso verursacht nach Geburt und Operation oder eher bei über längeren Zeitraum sich entwickelnder Harnverhaltung. Hier lassen Sie Staphisagria wirken.

Staphisagria D30

in Wasser

⊘ Kälte, Zuspruch, 3 Uhr

⬈ sich strecken

Katheterismus

Nach Verletzung
Typ: rot, kräftig, unruhig

Das Kathetern ist ja eine kraftvolle und manchmal auch mühevolle verletzende Einwirkung von außen. Es ist uns deshalb allen verständlich, dass wir schon vorher Arnica ausgleichend wirken lassen. Schmerz und Blutung werden damit erträglicher.

Arnica D30

vorher und bedarfsweise danach

⊘ Berührung

⬈ Kälte

Reizblase

Viele Menschen, in erheblichem Maße sind es Damen, planen ihre Wege außerhalb des Hauses entsprechend den unterwegs erreichbaren Toiletten. Sie leiden an einer Reizblase. Für die Betroffenen ist es das abscheulichste Leiden, besonders wenn es ein länger andauernder oder zeitweise wiederkehrender, chronischer Zustand ist. Der akuten Erscheinung liegen am ehesten Auslösungen zugrunde wie Angst, Aufregung, Überanstrengung, Unterkühlung und Durchnässung.

Ohne besondere Auslösung: Blasendrang nachts schlimmer

Typ: blass, kalt, feucht

Wenn ich mir trotz Nachdenkens keiner Auslösung bewusst bin, ist die erste Arznei für die Reizblase Petroselinum, besonders, wenn der Blasendrang obendrein vier- bis fünfmal nächtlich meine Ruhe stört.

Petroselinum D6

3 × täglich

↘ bei Drang

↗ warm halten

Nervöse Reizblase: bei schlanken Menschen

Typ: hellrot, schlank, unruhig

Akut, plötzlich im falschen Augenblick, am falschen Ort tritt die nervöse Reizblase auf, dann nämlich wenn der eher schlanke Mensch als ganze Person nervös und aufgeregt ist. Aconitum wird die Situation beruhigen und entspannen.

Aconitum D30

in Wasser

↘ erzwungene Ruhe

↗ kühle Auflage, Bewegung

Gut zu wissen

Die Auslösungen sind entscheidend

Das Wissen um die Auslösungen erleichtert die Auslese der Arznei und steht in der Homöopathie in Bezug auf Gewichtung an erster Stelle. Erst danach sind die lokalen Empfindungen wie Stechen und Brennen während oder nach dem Harnlassen von Bedeutung. Von geringster Bedeutung ist das Ergebnis der Urinanalyse. Bakterien sind nur Indikatoren, nicht Initiatoren einer Erkrankung.

Nervöse Reizblase: bei rundlichen Menschen
Typ: rot, rund, kräftig, brav

Ebenso wirkt Belladonna ausgleichend bei eher rundlichen Menschen mit zartroten Wangen wie eine Tomate.

Belladonna D30

einmalig

🔄 Berührung

↗ Wärme

Nervöse Reizblase: vor Ereignissen, Terminen
Typ: hager, hektisch, getrieben

Der hektische Mensch, der von innerer Spannung getrieben wird, als stünde einer mit der Peitsche antreibend hinter ihm, der vor jedem Ereignis, groß oder klein, ständig zur Toilette rennen muss, weil ihn der Harndrang plagt, dieser Mensch braucht Argentum nitricum, sobald ihn das bevorstehende Ereignis zu belästigen beginnt. Diese Arznei beruhigt nicht nur seinen Toilettenzwang, sondern auch den Rest seines Sonnengeflechts.

Argentum nitricum D30

einmalig

🔄 Aufregung

↗ Gegendruck

Nach Unterkühlung, Durchnässung, Überanstrengung, bei Erkältung
Typ: blass, kalt, feucht, ruhelos

Der Blasendrang als Folge von Überanstrengung, von Unterkühlung und/oder Durchnässung hat in Rhus tox seine beste Arznei (→ Erkältung, S. 34).

Rhus tox D30

einmalig, evtl. nach 6 Stunden wiederholen

🔄 nasskaltes Wetter, Ruhe halten

↗ warm halten, leichte Bewegung

Nach geringster Unterkühlung
Typ: rund, blass, kalt, wässrig

Empfindliche Menschen, die auf die leichteste Unterkühlung reagieren, kaum dass sie sich auf eine kühle Mauer setzen, in eine kühle Wiese legen, auf einem kalten Stuhl niederlassen, antworten ebenso empfindsam auf Dulcamara, besonders wenn ihnen das feucht-kalte Wetter zu schaffen macht.

Dulcamara D30

1 × täglich

🔄 Wetterwechsel zu feucht, nasskalt, neblig

↗ warm halten

Männliches Genitale

Die männlichen Genitalien sind das Instrument des männlichen Prinzips in uns. Es strebt steil oder bedacht aufwärts, rasch oder bedächtig vorwärts, durchstößt mild oder gewaltig und gibt sich offen oder verschlossen hin. In der Hingebung begegnen sich männliches und weibliches Prinzip. Der Hoden ist das Reservoir unserer sichtbaren Hingabe.

Tripper oder tripperartige Entzündung

In diesem Verständnis bedeutet eine entzündliche oder sonstige Schwellung eine Beeinträchtigung oder den Verlust unserer Gabe und Hingabe. So verwundert es uns nicht, dass – neben den üblichen Unterkühlungsarzneien (→ Erkältung, S. 34) – die am häufigsten hierzu verwendeten Arzneien auch bei Folgen von Geschlechtskrankheiten angezeigt sind.

Bei aktuem Tripper, bei Mumps

Pulsatilla D6

3 × täglich

🌙 Wärme

➚ Kaltes

Typ: rund, lieb, mild, wechselhaft

Bei Tripper oder tripperartiger Entzündung, auch bei und nach Mumps, sind die ohnehin unterentwickelten Hoden und Nebenhoden dieses eher milden, leicht weiblichen, leicht melancholischen, leicht weinerlichen Mannes geschwollen. Ein gleichsam dickliches, mildes Sekret sickert aus seiner Harnröhre, das Pulsatilla zur Anregung und Ausheilung braucht. Aus dem Vorbericht erfahren wir eventuell von einem klinisch behandelten Tripper, dessen Unterdrückungsfolgen jetzt zum Aufblühen kommen.

Bei unterdrücktem Tripper mit Hodenschwellung

Thuja D6

3 × täglich

🌙 nasskaltes Wetter

➚ Wärme

Typ: blass, rund, wässrig

Dieser wässrig-blasse Mensch hat seinen Tripper nie recht ausgeheilt. Oder er hat von seinen Vorfahren die entzündliche Anlage übernommen. Überall wuchert die gonorrhöische Folge: in den verdickten, einknickenden Gelenken, auf der braun-

194

fleckigen Warzenhaut, im geschwollenen Hoden, in der poly-penartigen Blase. Aus ihr entleert er ein grünes, schleimiges, brennendes Sekret, wie im nasskalten Herbst aus der Nase und den Bronchien. Thuja nimmt ihm seine Unlust zum Gehen, zum Handeln, zum Lieben, zum Leben. Als einmalige Zwischen-gabe erhält er *Medorrhinum D200*, wenn sein Heil zu wünschen übrig lässt.

Mit Nervenschmerzen

Typ: blass, kalt, feucht

Tripperfolgen haben immer etwas mit Haut, Schleimhaut, Gicht und Rheuma zu tun. Bei diesem heimwehgeplagten, ängstlich-depressiven Menschen ist der ganze Genitalbereich entzündet. Prostata, Hoden und Samenstrang ziehen so neural-gisch wie seine Gelenkbeschwerden. Seine Schmerzen vertra-gen keine Kälte, aber auch keine Bettwärme. Ein schwieriger, widersprüchlicher Mensch, dem Clematis helfen kann.

Clematis D6

3 × täglich

🚫 Kälte, Bettwärme

↗ frische Luft

Mit Schmerzen „wie gequetscht"

Typ: rot, warm, feucht

Diesmal sind Gicht, Rheuma, Wetterwechsel, Unterkühlung die Auslöser der Hoden- und Nebenhodenentzündung (Epidi-dymitis). Dieser Mann empfindet seine Hoden, sein Vorwetter-rheuma und sich selbst wie eingequetscht. Höchst empfindlich im Gemüt und im Genitale, lehnt er die Hingabe ab. Wenn wir mit Rhododendron seine Rheumaschmerzen erreichen, wer-den wir ihm in höheren Potenzgaben sicherlich auch die rechte Potenz wiederschenken.

Rhododendron D4

3 × täglich

🚫 Vorwetter, nachts, Ruhe

↗ Regen, Kühle

Mit schwammigen Hoden

Typ: blass, hitzig, trocken

Ein Hoden wie ein Schwamm, ein Mensch wie ein Schwamm, dem die Säfte und der Atem zu gering sind, um sich durchset-zen zu können, braucht Spongia. Der Hoden klemmt und feuert stichartige Schmerzen nach oben. Seine jodhaltige Arznei hat einen ausgeprägten Bezug zu allen Drüsen.

Spongia D3

3 × täglich

🚫 vor Mitternacht, im Warmen

↗ Kühle

195

Mit steinharten Hoden

Conium D6

3 × täglich

🔄 Lageänderung, mangelnder Koitus

↗ Liegen

Typ: rot, warm, feucht, geil

Der Schierling ist von ähnlicher jodhaltiger Wesenheit. Die inneren und äußeren Drüsen sind steinhart und ausgelaugt: Lymphknoten, Struma, Bauchspeicheldrüsen, alle Genitaldrüsen und sein Lebensinhalt. Nur Hoden und Prostata senden noch Sekrete aus, doch nicht als Gabe in der Hingabe, sondern als ausfließender Ausdruck seiner gockelhaften Geilheit. Mit Conium können wir ihm die Einsicht in ein seinem Alter angemessenes Verhalten verschaffen.

Syphilis oder syphilisartige Entzündung

Nach unterdrückter Lues mit nächtlichen Schmerzen

Mercurius corrosivus D4

3 × täglich

🔄 nasskaltes Wetter, nachts

↗ Kühle

Typ: graufahl, kalt, klebrig

Liegt eine erworbene und erlittene Syphilis vor, brennt die Harnröhre und sticht zwischen sattem, grünem, stinkendem Eiter besonders nachts, dann versuchen Sie Mercurius corrosivus als letzte Möglichkeit, bevor er umnachtet.

Samenstrangneuralgie

Nach Überanstrengung

Clematis D6

3 × täglich

🔄 Kälte, Bettwärme

↗ Wärme

Typ: blass, kalt, feucht

Für frisch vermählte Ehemänner auf Hochzeitreise ist Clematis wegen zu frühen Samenergusses und wegen überbeanspruchten Samenstranges ein unentbehrliches Gepäckstück. Zu Hause wirkt sie ebenso.

Wasserbruch

Aus klinisch unbekannten Gründen sammelt sich Flüssigkeit in der Hülle des Hodens. Also fragen wir nicht nach dem „Warum", sondern orientieren wir uns an den Schmerzen.

Mit einem Schmerz „wie gequetscht"

Typ: rot, warm, feucht

Besonders in den Ruhephasen strahlt ein quetschender Schmerz nach allen Richtungen aus und wird samt Wassersack treffsicher auf Rhododendron verschwinden.

Rhododendron D4

1- bis 2-stündlich

🡖 nachts, Ruhe

🡕 Kühle

Mit drückendem Schmerz

Typ: blass, matt, hohläugig

Weniger charakteristisch ist jener Schmerz, der nur aufgrund der drückenden Fülle und der Schwerkraft der Erde erklärbar ist. Abrotanum löst Druck und Schwere auf, wie sie das überall da tut, wo sich Wasseransammlungen in den serösen Häuten von Drüsengewebe ansammeln.

Abrotanum D4

1- bis 2-stündlich

🡖 Kälte

🡕 Wärme

Weibliches Genitale

In der Mitte des Körpers verankert, verstehen wir die Genitalien als Sitz der Lebenslust, die unser Dasein in seiner Fülle jeden Augenblick durchdringt, nährt und anfeuert, sofern wir ihr das so gestatten. Denn aus ihrer Nichtbeachtung quellen die Folgen einer verweigerten Weiblichkeit oder ihrer verletzten Würde.

Scheidenentzündung

Die Scheide ist der Ort des Empfangens. Um empfangen zu können, muss ich mich öffnen und offen hingeben. Das sind die Wesenheiten des weiblichen Prinzips. Der Mangel an offenherziger Hingabe und dankbarem Empfangen gestaltet den Hintergrund zur vordergründigen Entzündung. Dahinter versteckt sich ein karmischer Lebensweg, der eine Frau zu der Fassade gemacht hat, die sie uns zeigt.

Nur wer bereits verwundet ist, empfindet Wundheit!

Mit wund machendem Ausfluss

Acidum nitricum D6

3 × täglich

🔻 Hitze, nachts

➚ Wärme

Typ: zornig, flucht

Das Sich-Verschließen der Frau hat vielerlei körperliche Ausdrucksformen. Hier ist die Form der Abwehrhaltung durch eine juckende, brennende, wund machende Entzündung versinnbildlicht. Ein dünner, scharfer, braun-blutiger, stinkender Ausfluss entleert sich aus der Scheide, deren Schleimhaut wir versuchen, mit Acidum nitricum zu regenerieren.

Mit Entzündung des Muttermundes und Polypen

Hydrastis D4

3 × täglich

🔻 Kälte

➚ Wärme

Typ: blass, erschöpft, frostig

Kontaktblutungen bei ehelicher Pflichtübung sind das Signal für die Verwendung einer ebenso stark wirkenden Arznei, deren entsprechende Frau weniger körperlich schwach ist als vorige, aber trotzdem abgehärmt ausschaut. Hydrastis heilt ihren empfindlich entzündeten Muttermund und ihre eventuell dort ansässigen Polypen.

▮ Im Kapitel Krebsgeschehen in „Enders' Handbuch Homöopathie" (→ Literatur, S. 342), finden Sie weitere Arzneien, die uns für die tief greifenden, destruktiven Schleimhautprozesse zur Verfügung stehen.

Mit dünnem, bräunlichem Ausfluss

Lilium D6

3 × täglich

🔻 sexuelle Erregung

➚ Gegendruck

Typ: rot, kräftig, feucht

Die Trichomonaden-Entzündung, deren Erlangung ja eine gewisse leidenschaftliche Lüsternheit voraussetzt, lässt sich mit etwas Geduld gut mit Lilium beeinflussen. Besonders, wenn der Ausfluss dünn und bräunlich ist, die Schamlippen wund macht und unsere Dame ein Unterleibsdrängen verspürt, als fiele ihre Gebärmutter aus der Scheide. Deswegen begegnen Sie ihr meistens mit krampfhaft übereinandergeschlagenen Beinen.

Gebärmutterhalsentzündung

Durch die Gebärmutter wird das Geschöpf Frau zum Mittler der Schöpfung. Da diese nur im Geist des Schöpfers geschehen kann, muss die Frau bereits einen Zugang zur Schöpfung in sich tragen, muss eine Beziehung zu ihrem Schöpfer gestaltet haben. Dann ist sie offen, fruchtbar und empfangsbereit. Nicht nur für das männliche Prinzip der Zeugung, sondern gleichermaßen für das göttlich-schöpferische Prinzip, für das, was werden, gedeihen und reifen soll. Wie zuvor Mann und Frau verschmelzen in der Gebärmutter Spermium und Ei zu einem Ganzen, das dem neuen Leben das Prinzip der Unsterblichkeit weitergibt.

Eine mangelnde Beziehung zum Schöpfungsgeist hingegen trägt eine Endlichkeit, etwas Vergängliches, Vergehendes in sich. Diese Beziehungslosigkeit prägt sich auch im Körper der Frau aus: Verlagerung der Gebärmutter infolge verdrängter Weiblichkeit, Senkung und Vorfall infolge verloren gehender Weiblichkeit, Geschwulst infolge überwucherter, verhärteter Weiblichkeit und schließlich Krebs infolge einer sich selbst zerstörenden Weiblichkeit.

▌ Betrachten wir die Arznei als Mittler eines möglichen Zugangs, einer Umkehr, einer Rückkehr zum Geist der Schöpfung und damit zu einer unsterblichen Weiblichkeit.

Mit zähem, klebrigem Ausfluss
Typ: blass, erschöpft, frostig

Die Absonderung ist reichlich, gelbgrün, dick, zäh, klebrig, schleimig, häufig blutig und stinkt schon. Sie schwächt Ihren Körper so sehr, dass Sie nicht mal mehr Appetit haben und langsam abmagern oder zu Hydrastis greifen. Als blasser, kalter und trockener Mensch haben Sie ohnedies nicht viele Reserven. Da Ihre Reizschwelle sehr niedrig ist, neigen Sie zu Ärger oder gar zu Boshaftigkeiten gegen ihre Umwelt. Diese wird nicht gerade mit Freundlichkeit darauf antworten. Dann bleibt Ihnen nur die Trauer, in der Sie sich nach menschlicher Wärme oder nach der Kälte des Todes sehnen.

Hydrastis D4

3 × täglich

🚫 Kälte

 Wärme

Mit zähem, blutigem, übel riechendem Ausfluss

Typ: blass, zornig, flucht

Acidum nitricum D6

3 × täglich

 Hitze

Wärme

Im Gegensatz dazu ist der dünne, gelbe, zähe, scharfe, wund machende, blutige und übel riechende Ausfluss mit den splitterartigen Schmerzen in der Scheide leicht zu unterscheiden. Äußerlich unterscheiden Sie sich weniger: dunkles Haar, blasses, abgehärmtes, hoffnungsloses Gesicht mit eingesunkenen Augen. Aber Ihre Reaktionen gegenüber der Familie sind noch heftiger, noch zerstörerischer. Sie wüten, toben und fluchen. Eine geradezu teuflische Rachsucht plagt Sie, trotzdem Sie unter jeder Erschütterung leiden, sowohl menschlich als auch beim Autofahren. Gönnen Sie sich mehr Ruhe und Acidum nitricum, damit sich nicht nur die Schleimhäute erholen, sondern auch die dünnschichtige Unterhaut, das Herzstolpern, das Knieknacken, die juckenden Wärzchen am Hals, die Feigwarzen am Damm. Und auch Ihre Familie!

Mit aashaft stinkendem Ausfluss

Typ: blass, kalt, feucht

Kreosotum D4

3 × täglich

Kälte, Bettwärme

Wärme

Übler kann der Ausfluss nicht mehr werden. Dünnes, wund fressendes, nach Fäulnis und Aas stinkendes, bräunlich-blutiges Sekret rinnt juckend aus der Scheide. Tief drinnen brennt der Unterleib. Jetzt heißt es, nicht mehr zögern, Kreosotum einnehmen und zum Frauenarzt gehen. Der sieht den Muttermund weit offen stehen, von harten Knoten durchzogen oder gar schon von blumenkohlartigen Gewächsen bedeckt (Scirrhus). Das war höchste Zeit!

Gebärmutterblutung

Das Blut ist der dynamische Träger all dessen, was Lebendiges bedeutet: Liebe, Wärme, Zuneigung. Ein Verlust des Blutes bedeutet immer einen Sprung ins Gegenteil: Härte, Kälte, Abneigung. Geht das Blut über die Gebärmutter verloren, dann heißt das, dass auch das Heim werdenden Lebens die liebende, wärmende Zuneigung zu verlieren droht.

Hellrote, aktive Blutung: erste Arznei

Typ: rot/blass, zart, frostig

Das erleben wir besonders in der hellen, aktiven Blutung jener hellhaarigen, schlanken Frau, die durch ihr sonniges Wesen, durch ihre wärmende Intelligenz, durch ihre zugeneigten, strahlenden Augen die Welt etwas farbenprächtiger gestaltet. Bis sie erschöpft ihre Rolle nicht mehr spielen darf und ohne ersichtlichen Grund so stark blutet, dass sie zu Phosphorus greifen muss. Nicht nur zur Blutstillung, nicht nur zur Gefäßstärkung, sondern auch um ihr das Feuer in den Adern, in der Seele und im Geist anzufachen, damit sie für uns alle wieder phosphoreszierend leuchten darf.

Phosphorus D30

alle 10 Minuten

Ⓢ Anstrengung

Ⓡ Ruhe

❚ Diese Arznei ist die erste, die Sie bei allen hellroten Blutungen anwenden, gleichgültig aus welcher Körperöffnung!

Hellrote, aktive Blutung: mit anhaltender Übelkeit

Typ: warm, rote Wangen, reine Zunge

Inzwischen können Sie in Ruhe nachschauen, ob eventuell eine andere Arznei zutreffen könnte, sollte *Phosphor* erfolglos bleiben oder die Blutung sich nach kurzer Zeit wieder einstellen. Am leichtesten fällt die Wahl, wenn sich bei hellrotem Bluten eine leichte Übelkeit einschleicht, die Zunge aber nicht belegt, sondern absolut rosig rein bleibt. Das verlangt nach Ipecacuanha. Zu leichtfertig wird diese Arznei vergessen, weil wir sie eigentlich für das „Erbrechen bei sauberer Zunge" kennen.

Ipecacuanha D3

alle 10 Minuten

Ⓢ nachts

Ⓡ Frischluft

Hellrote, aktive Blutung: schmerzloses, angstloses Geschehen

Typ: rot, hitzig, feucht

Noch eine plötzliche, hellrote, aktive, flüssige Blutung. Sie ist leicht von den obigen zu unterscheiden, da sie trotz heftiger Hartnäckigkeit schmerzlos und völlig ohne Angst verläuft. Das genügt, um Millefolium einzusetzen. Die Arznei wirkt besonders rasch, wenn Sie eine rote, kräftige Frau sind, deren Blut des Öfteren unangenehm in verkehrte Richtungen wallt. Wie beispielsweise zum Kopf mit Kopfweh „zum-an-die-Wand-

Millefolium D4

alle 10 Minuten

Ⓢ Berührung

Ⓡ Nasenbluten

hauen" und anschließendem, erleichterndem Nasenbluten. Wie unten, so oben!

Hellrote, passive Blutung: teils flüssiges, teils geronnenes Blut, aufgelockerter Muttermund

Typ: nervös, niedergeschlagen

Ustilago D2

alle 10 Minuten

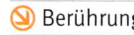 Berührung

⤢ Ruhe

Jetzt zum eher passiven, anhaltendem, gemächlichen Heraussickern von hellrotem Blut. Die Quelle sitzt meist am weichen, schwammig aufgelockerten Muttermund. Von dort sickert gelegentlich teils flüssiges, teils geronnenes, helles Blut heraus. Aber ein anhaltendes Wehtun am unteren Ende der Gebärmutter, ein brennender Herzschmerz und seltsam veränderte Empfindungen an den Augen – sie zucken, drehen sich im Kreis, hüpfen von einem Gegenstand zum anderen und Gegenstände wirbeln davor herum – führen zu Angst, zu Ustilago und zum Hausarzt. Doch Vorsicht beim Frauenarzt! Bei der Untersuchung ergießt sich plötzlich ein Schwall von Blut mit kleinen, schwarzen Gerinnseln. Kaum stillbar!

Hellrote, passive Blutung: mit Blutklumpen, Bewegung bessert rasches Bluten

Typ: rot, heiß, kräftig

Sabina D4

alle 10 Minuten

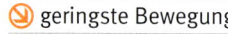 geringste Bewegung

⤢ anhaltende Bewegung

Der passiven, hellroten Blutung schließt sich noch eine bewährte Arznei an. Es ist so: Zuerst fließt das Blut gemächlich, aber anhaltend flüssig. Dann wird plötzlich ein Klumpen sichtbar, der nach seinem Abgang rasch fließendes Blut nach sich zieht. Wenn Sie sich nur ganz wenig bewegen, rinnt es immer doller, gehen Sie jedoch ununterbrochen hin und her, rinnt es weniger. Das sind einprägsame Widersprüche, die allein für die Wahl von Sabina sprechen. Doch nicht genug! Vom Kreuzbein zum Schambein schießt ein abwärts pressender Schmerz wehenartig über die Leisten in die Oberschenkel. Das Gesicht wird blasser mit blau umrandeten, glanzlosen Augen. Dann wieder schießt Hitze zum Kopf, das Herz pocht bei der geringsten Bewegung. Der Rest wird immer frösteliger, die Gelenke reißen rheumatisch. Gut merken!

Der Muttermund

Der Muttermund ist – wie der Name schon andeutet – der Teil der Gebärmutter, durch den eine Frau sich zur Mutter wandelt. Hier öffnet sich das neue Leben nach außen. Verstehen wir deshalb den Muttermund als etwas äußerst Empfindsames, dem der Partner mit Bedacht, Achtung und Ehre Rechnung tragen sollte. Besonders wenn eine Frau beim Verkehr tief drinnen Schmerzen verspüren sollte. Die dortigen Schleimdrüsen und -häute entzünden sich sehr leicht und bluten dann bei zu heftiger

Berührung. Bei der Krebsvorsorge ist der Muttermund einer der wichtigsten Teile der Untersuchung. Denn ¾ aller Unterleibskrebse nehmen vorzugsweise dort ihren Ausgang (Portiokarzinom). Entsprechend beinhalten die dafür heilenden Arzneien eine destruktive Anlage.

Die Entzündung ist immer von einem Ausfluss begleitet, weswegen Sie genauestens auf seine Eigenart achten sollten, ebenso wie auf Ihr allgemeines Befinden.

Hellrote oder dunkelrote Blutung: stoßweise, gussweise Blutung

Typ: erst rot, dann blass, feucht

Die folgenden zwei Arzneien sind bei hellen oder dunklen Blutungen angezeigt. Hier sind für ihre Wahl andere Umstände entscheidend, andere Erscheinungen als die Farbe des Blutes. Es blutet nämlich anfallsartig, stoßweise, plötzlich wie in einem Guss. Danach ebenso plötzlich Pause! Aufatmen, weitermachen. Und schon gießt es wieder alarmierend stark. Jetzt sollte es aber Klick machen und Erigeron durch ihr Gehirn schießen, bevor Sie aus Schwäche blass werden. Denn an sich sind Sie ein eher roter Mensch mit gelegentlichen unangenehmen Blutwallungen zum Gesicht, was Kopfweh und plötzliches, helles Nasenbluten verursachen kann. Gönnen Sie sich Ruhe, zumindest um die Blutungspausen zu verlängern.

▮ Die hier aufgeführten Arzneien sind bei Blutungen aus allen möglichen Körperöffnungen angezeigt, sofern das Eigentümliche, Auffallende, Einmalige der beschriebenen Störung zutrifft. Denken wir umfassend!

Erigeron D6

alle 10 Minuten

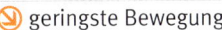 geringste Bewegung

⤴ Ruhe

Hellrote oder dunkelrote Blutung: klumpiges Blut, Knochen „wie gebrochen"

Typ: blass, kalt, schlank, erschöpft

Trillium D6

alle 10 Minuten

🌑 bei Erschöpfung

↗ feste Umschnürung

Nicht nur, dass es aktiv hellrot oder dunkel klumpig blutet, sondern die ohnehin schon zarte, blutarme Frau erschöpft rasch, der Körper wird kälter, der Puls schwächer. Entscheidend ist das Gefühl, die Knochen seien gebrochen, die Beckenknochen brächen auseinander. Ein Bedürfnis nach fester Umschnürung und Trillium wird Sie dazu veranlassen, sich in die knallengen Jeans Ihrer Tochter oder in das Korsett Ihrer Mutter zu zwängen. Warum nicht, Hauptsache es tut gut!

Dunkelrote, passive Blutung: zähflüssige Blutung, Gebärmutter „wie gequetscht"

Typ: blass, kalt, feucht

Hamamelis D4

alle 10 Minuten

🌑 Wärme

↗ Ruhe

Bei der passiven, ausschließlich dunklen Blutung sickert das Blut gemächlich, aber anhaltend aus der Scheide. So auch bei jener Frau, die nach Hamamelis verlangt. Das entscheidende Moment ist, dass die befallenen Teile, hier die Gebärmutter, sich wie gequetscht anfühlen. Meist sind die Beine solcher Frauen von Krampfadern durchzogen, die in der gleichen Weise schmerzen wie die blutenden Organe. „Wie zerschlagen", wird sie uns mit entsprechender Mimik kundtun.

Dunkelrote, passive Blutung: flüssige Blutung; ausgezehrte Frau

Typ: blass, frostig, faltig

Secale D4

alle 10 Minuten

🌑 warmes Zudecken, Hitze

↗ Entblößen

Das sickernde Blut sieht jetzt genauso dunkel aus, ist aber viel flüssiger, so als könnten die restlichen Blutsäfte auch nicht mehr zurückgehalten werden. Tatsächlich ist diese hagere Frau so abgezehrt, kalt und runzelig, dass sie nicht nur Secale braucht, sondern auch reichlich menschliche Zuneigung. Denken wir! Aber Zuneigung ist Wärme, und die mag sie nicht mehr. Unsere Beachtung sollten wir ihr trotzdem schenken, bevor sie im Blutungsdelirium zugrunde geht.

Eierstockentzündung

Wenn die Scheide die Wesenheit des weiblichen Prinzips und die Gebärmutter das Heim der Schöpfung versinnbildlicht, dann ist der Eierstock der Ort der Schöpfung. Vor der Schöpfung jedoch war das Wort. Es ist das bejahende Wort zu intimster zwischenmenschlicher Handlung, das die Schöpfung eines neuen menschlichen Wesens voraussetzt.

Ohne geistigen Ansatz, ohne Philosophie, birgt jede Handlung jedoch Unvorhersehbares, Unvoraussagbares und Unheilvolles in sich. So überwuchern Zysten oder Tumore die feingliedrige Struktur des Schöpfungsortes bis hin zur Unfruchtbarkeit, bis hin zur selbstzerstörerischen Krebsgeschwulst. Sie sind die Folgen eines primär lüsternen Lebenswandels der Person oder ihrer Vorfahren, deren Konsequenzen wir verantwortlich oder unverantwortlich mittragen. Das entspricht dem Gesetz der Evolution.

Der Verlust der schöpferischen Kraft ist der Verlust unserer Unsterblichkeit. Das geschieht immer dann, wenn der Geist vergaß, den Ort der Handlung zu vergeistigen, und die Seele vergaß, den Ort der Handlung zu beseelen. Dann bleiben Worte

Gut zu wissen

Zum Arzt bei akuter Eierstockentzündung

Eine akute Eierstockentzündung sollte in der Praxis behandelt werden. Die sofortige Versorgung verhindert die gefürchteten Verwachsungen nach der Entzündung, die in der Folge Unfruchtbarkeit oder auch chronische Unterleibsbeschwerden nach sich ziehen können.

Doch unter Umständen ist keine sofortige Versorgung möglich. Dafür darf ich Ihnen erste Hilfen an die Hand geben, die die Wartezeit entzündungshemmend verstreichen lassen.

und Handlung im Leiblichen verhaftet. Leibliches aber altert, stirbt, und mit ihm stirbt die Sehnsucht nach Unsterblichkeit.

Rechte Seite

Apis D4

stündlich

🡖 Berührung

🡕 Kälte

Typ: hellrot, durstlos, ruhelos

Die Arzneiwahl im akuten Stadium der Entzündung richtet sich nach dem Ort der Störung, der Erscheinung der Störung und nach den Empfindungen der Störungen. Schmerzen im rechten Unterbauch sind nur schwer gegen eine Blinddarmentzündung (→ Darm, S. 165) abzugrenzen. Wie Sie sehen, sind die dort beschriebenen Arzneien auch hier von Bedeutung. Ist der Schmerz stechend, druck- und wärmeempfindlich, dann legen Sie einen Eisbeutel auf und nehmen Apis. Bei bestehendem Fieber haben Sie keinen Durst.

Linke Seite

Lachesis D12

2 × täglich

🡖 Berührung, Enge

🡕 Kühle, Ausscheidungen

Typ: blass, frostig, überreizt

Die linksseitige Eierstockentzündung ist ebenso druck- und wärmeempfindlich. Entgleitet sie zur Blutvergiftung mit septischem Fieber, dann ist Lachesis die Arznei der Wahl. Die fiebrige Hitze wird durch Frostschauder abgelöst. Der trockene Mund verlangt zu trinken, trotzdem schwitzen Sie kaum.

Zusätzliche Zwischengabe: bewährt bei Schüttelfrost

Pyrogenium D30

einmalig

🡖 Kälte

🡕 warm zudecken

Typ: blass, frostig, überreizt

Steigern sich die Frostschauder bis zum zähneklappernden Schüttelfrost, dann nehmen Sie zusätzlich Pyrogenium, um die Abszessbildung auf dem Eierstock zu vermeiden.

Stechen bei geringster Bewegung

Bryonia D4

stündlich

🡖 geringste Bewegung, Berührung

🡕 Gegendruck

Typ: rot, rund, kräftig, heftig

Ein stechender Bewegungsschmerz, der sich auf milde Wärme lindert und dem Druck der geballten Faust nachgibt, obwohl oberflächliche Berührung verschlimmert, verlangt nach Ruhe und nach Bryonia. Begleitet Fieber das Geschehen, so haben Sie einen trockenen Mund und heftigen Durst.

Wellenartiges Pulsieren
Typ: rot, rund, kräftig, brav

Ebenso berührungs- und erschütterungsempfindlich ist eine Entzündungsart, deren Schmerz wellenartig pulsiert. Auch hier lindern ein milder, warmer Umschlag und Belladonna, wobei gewöhnlich 3 Gaben insgesamt ausreichen. Bei begleitendem Fieber verlangen Sie nach Bettwärme. Gegen Mitternacht brüten Sie in dampfendem Schweiß.

Belladonna D30

2 × täglich

🔄 Mitternacht, Berührung

↗ Wärme, Ruhe

Nachtschmerz
Typ: graufahl, kalt, klebrig

Wenn Sie nun gar nicht wissen, welche Arznei Sie wählen sollen, und sich trotzdem keine Antibiotika zumuten möchten, dann steht Ihnen noch Mercurius corrosivus zur Verfügung. Diese Arznei ist besonders angezeigt, wenn Sie nachts stark und stinkend schwitzen und eine kühle Auflage die Beschwerden lindert.

Mercurius corrosivus D4

3 × täglich

🔄 nachts

↗ Kühle

Eierstockneuralgie

Die neuralgischen Schmerzen sind eigentlich diejenigen, welche die Frauen am meisten quälen. Das Neuralgische, falls nicht entzündlich, ist ja eine leibliche Ausdrucksform des Hysterischen. Und tritt auf, wenn das weibliche Gemüt mit Fruchtbarkeit, Schöpferkraft und mit den dazu notwendigen Rhythmen nicht zurecht kommt.

Rechtsseitig, krampfende, stechende Schmerzen
Typ: blass, kalt, feucht, jähzornig

Falls Sie sich eine hysterische Verfassung zuschreiben, nehmen Sie am besten nach einer ärgerlichen Erregung gleich Colocynthis. Das ist durch die Beschäftigung mit der Homöopathie ohne Naserümpfen und ohne albernes Lächeln durchaus möglich. Denn die Aussicht, von den eher rechtsseitigen, zugreifenden, kolikartigen, ziehenden, pressenden, stechenden Schmerzen befreit zu werden, ist besser, als warme Auflagen zu machen und sich ewig zu krümmen. Es ist das Krümmen

Colocynthis D4

3 × täglich

🔄 akute Gemütsbewegungen

↗ Gegendruck, Krümmen, Wärme

vor den Kräften der Natur und die Suche nach ein bisschen lindernder Herzenswärme.

Seitenwechsel, nach oben ziehende, schneidende Schmerzen

Cimicifuga D3

3 × täglich

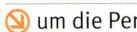 um die Periode

bei Periode

Typ: blass, dünn/fett, schwatzhaft, depressiv

Diese schwarzseherische Frau ist ein einziges Nervenbündel. Ihre Schmerzen schießen schneidend von einem Eierstock zum anderen, schießen seitlich des Körpers hoch. Zum Kopf, wo sie sich im Nacken festkrampfen, zum Herzen, wo sie in die linke Hand ausstrahlen. Es ist zum Verrücktwerden, besonders um die Periode und je stärker diese blutet. Mit Cimicifuga dämmen Sie die Situation ein, bevor sie geschwätzig von einem Thema zum anderen hüpft, sich selbst auf die Nerven geht und laut herausschreit: „Es muss etwas geschehen!"

Scharf einschießende Schmerzen durch den ganzen Körper

Caulophyllum D4

3 × täglich

vor der Periode

bei Periode

Typ: blass, kalt, feucht, ruhelos

Diese erschöpfte Frau ist der vorigen sehr ähnlich. Ihre Schmerzen schießen scharf ein, rheumatisch und krampfartig durch den ganzen Körper, vor allem vor der Periode und je schwächer diese blutet. Auch fehlen die Kopfschmerzen, die erst dann auftreten und des Caulophyllum bedürfen, wenn die Periode mal ausbleibt. Ein innerliches Zittern begleitet alle ihre Beschwerden, auch das beginnende Rheuma an den kleinen Gelenken.

Periodenschmerz

Die Scheide ist nicht nur die Pforte der Fruchtbarkeit für Empfang und Geburt eines lebendigen Geschöpfes, sie ist auch ein Ausscheidungsorgan für Gifte innerer Organe, vor allem ein Reinigungskanal für die Schleimhäute der Gebärmutter. Durch diesen stößt sie am Ende eines Periodenzyklus bei unbefruchtetem Ei ihre für eine Schwangerschaft vorbereiteten Schichten unbenutzt aus. Unbeirrt, von einem feinsinnigen, intelligenten Rhythmus der Natur gesteuert, dem die Männerwelt Respekt zollen sollte, bereitet sie umgehend wieder die mögliche Einnistung eines befruchteten Eies vor, einmal mindestens in der Spanne von Neumond zu Neumond. Diese Reinigung ist etwas sehr Nützliches, Natürliches, Schmerzloses und eher Erfreuliches, wenn eine Frau ihre Weiblichkeit akzeptiert. Beschwerden weisen schon aus diesem Grunde auf eine tief greifende Störung der weiblichen Persönlichkeit hin und bedürfen des homöopathischen Rates.

Schmerz auf den Unterleib beschränkt: Krümmkrämpfe

Typ: gereizt, verkrampft

Im Folgenden seien Arzneihilfen angeboten, zunächst um die oft entsetzlichen Krümmschmerzen zu lindern. Probieren Sie zwei bewährte Krampfarzneien, die im Wechsel eingenommen werden, wenn warme Umschläge auf dem Unterbauch lindern: Magnesium phosphoricum und Colocynthis. Spüren Sie nach 1 Stunde keine Erleichterung, dann sprechen Sie auf die beiden Arzneien nicht an.

Magnesium phosphoricum D4 & Colocynthis D4

im Wechsel alle 10 Minuten

🌊 Gemütsbewegungen

↗ Gegendruck, Wärme

Schmerz auf den Unterleib beschränkt: Krampf „wie ein Pflock"

Typ: zart, fein, ernst, widersprüchlich

Falls Sie keine Linderung verspüren, lassen Sie gleich Ignatia folgen, gleichermaßen nicht länger als 1 Stunde. Der Krampf sitzt wie ein Pflock im Unterleib, steigert sich allmählich, verschwindet plötzlich, um dann in periodischem Rhythmus wiederzukehren. Wenn Sie beim Angesehenwerden leicht erröten, gern allein gelassen werden möchten, dort brütend vor sich hinseufzen, weil Sie keiner versteht und eher voll kapriziöser, gereizter Widersprüche sind, dann wird diese Arznei zu Ihrem besten Freund, weil sie Ihnen wirklich hilft.

Ignatia D4

alle 10 Minuten

🌊 Liebeskummer, Zuspruch

↗ tiefes, lautes Seufzen

BAUCHRAUM & UNTERLEIB

Ausstrahlende Schmerzen: bis in die Oberschenkel, heftige Krämpfe

Chamomilla D30

einmalig

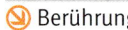 Anstrengung, Ärger

⊘ Kälte, gefahren werden

Typ: rot, hitzig, heftig, überreizt

Die bisher erwähnten Krämpfe werden nur im Unterleib verspürt. Strahlen Sie jedoch bis in die Oberschenkel aus, ins Kreuz und in den ganzen Bauch, dann nehmen Sie Chamomilla und wiederholen Sie diese Gabe, wenn wieder Krämpfe auftreten. Diese Arznei spricht besonders gut an, wenn Sie ein eher hitziger Mensch sind mit Verlangen nach Kühle, auch auf dem Unterleib und Sie in Ihrer nervösen Gereiztheit eigentlich nicht recht wissen, wonach Sie verlangen.

Ausstrahlende Schmerzen: bis ins Kreuz, Streckkrämpfe

Belladonna D30

einmalig, bedarfsweise wiederholen

⊘ Berührung

⊘ Wärme, Rückbeugen

Typ: rot, rund, kräftig, brav

Alle bisherigen Krämpfe lindern sich durch Krümmen des Leibes und Anziehen der Beine. Sollten Sie jedoch das Verlangen haben, sich mit den Händen im Kreuz zurückzubeugen oder sich im warmen Bett flach auszustrecken, dann hilft Ihnen sicher Belladonna.

❚ Für die Vielzahl anderer Schmerzqualitäten und Eigenarten des Periodenleides darf ich Sie bitten, in den „Bewährten Anwendungen der homöopathischen Arznei" zu stöbern (→ Literatur, S. 342).

Periodenblutung

Basisbehandlung: zur Zellwandstärkung

Calcium carbonicum D6

1 × morgens

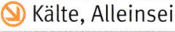 Kälte, Alleinsein

⊘ Ruhe, Trost

Typ: rund, blass, hilflos, ängstlich, lieb

Starke Periodenblutungen mit anschließender Erschöpfung behandeln Sie lange Zeit, mindestens über drei Perioden hinweg, mit den folgenden zwei Arzneien. Zunächst mit Calcium carbonicum.

Basisbehandlung: zur Zellstärkung

Typ: rund, blass, kalt, wässrig

Und am Abend nehmen Sie Kalium carbonicum. Das hat sich einfach bewährt!

Kalium carbonicum D6

1 × abends

🌙 bei Schwäche

↗ Wärme, fester Halt im Kreuz

Zusätzlich bei hellroter Blutung

Typ: rot, hitzig, feucht

Ist die Blutung sehr stark und eher von hellroter Farbe, so nehmen Sie währenddessen zusätzlich Millefolium, allerdings nur solange Sie stark bluten.

Millefolium D4

stündlich

🌙 Berührung, Druck

↗ Herumgehen

Zusätzlich bei dunkelroter, starker Blutung

Typ: blass, kalt, feucht

Ist die Blutung sehr stark und eher von dunkelroter Farbe, so nehmen Sie zusätzlich Hamamelis.

Hamamelis D4

stündlich

🌙 feuchte Wärme

↗ Kühle

❚ Beide Arzneien sind sehr bewährt bei Blutungen jeglicher Art und Quelle, sofern Sie die entsprechende Farbpalette unterscheidend in Betracht ziehen.

Zusätzlich bei dunkelroter, sickernder Blutung

Typ: matt, schwach, ungeschickt

Die Zwischenblutung während des Eisprungs wird erfolgreich mit Bovista behandelt. Auch dunkelrote, starke Regelblutungen können Sie mit dieser Arznei günstig beeinflussen.

Bovista D6

2-stündlich

🌙 Anstrengung

↗ Ruhe

Ausschabung

Zu häufig wird – meiner bescheidenen Meinung nach – bei Blutungen jeglicher Art die Ausschabung angesetzt. Selten, dass ein Frauenarzt aus dem Aussehen, dem Geruch des Blutes und aus Ihren Empfindungen die Notwendigkeit des Eingriffs ablesen kann. Vorbehaltlos sprechen die Unbedachten von Krebsverdacht. Das ist schlichtweg dumm! Dumm von zwei der wichtigsten Standpunkte aus: medizinisch und menschlich. Seien Sie nicht zu gutgläubig, und lassen Sie die Verängstigung nicht zu. Werden Sie mündig! Die Homöopathie zeigt Ihnen wie.

Arnica D4

3 × täglich

🚫 Erschütterung

↗ Kälte

Bei Verletzungsschmerz „wie zerschlagen"
Typ: rot, kräftig, unruhig

Ist die Ausschabung unumgänglich, dann nehmen Sie zwei Arzneien mit. Die erste kennen Sie schon aus dem Abschnitt Operation im Kapitel Allgemeines. Mit Recht! Denn die Ausschabung ist eine Verletzung ihres Schoßes, aus welchen vernünftigen Gründen auch immer, und bedarf der Arnica sowohl 1 bis 2 Tage vor dem Eingriff als auch danach, falls die Nachblutungen anhalten sollten.

Bellis D3

3 × täglich

🚫 Druck

↗ Reiben, leichte Bewegung

Bei Wundschmerz „wie gequetscht"
Typ: rot, warm, feucht

Die zweite Arznei ist eher angezeigt, wenn nach dem Eingriff tief drinnen ein Wundschmerz verbleibt und sich der Unterleib wie gequetscht anfühlt. Bellis wird nicht umsonst die „Arnica der Gebärmutter" genannt.

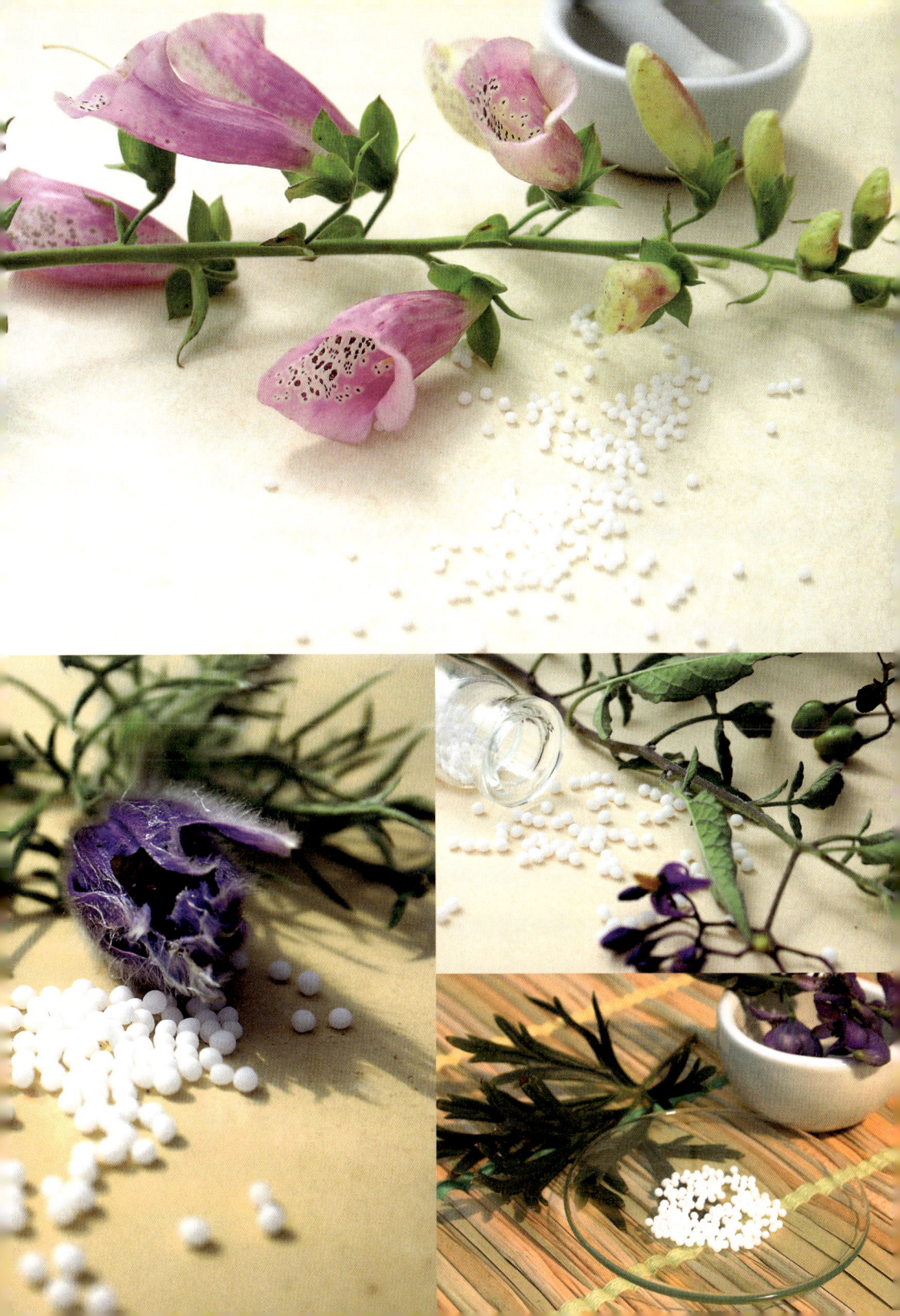

Haut

Die Haut ist unsere Hülle und symbolisiert all das, was dieses wohlige Wort an Empfindungen in uns wachruft: einhüllen, umhüllen, eingehüllt sein, umhüllt sein. Als Grenze zwischen Innen- und Außenwelt bietet sie uns Schutz zur Behauptung unserer Person im Austausch mit unserer Umwelt. Eine erkrankte Hülle lässt demgemäß Spekulationen auf verletzende Grenzunter- und Grenzüberschreitungen zu, auf schmerzlich gehemmten oder schmerzhaft übertriebenen Fluss zwischen diesen beiden Welten.

Abszess

Obwohl in unseren Breitengraden ein Abszess als personenbezogene Erkrankung selten geworden ist, sprießt er dennoch gelegentlich aufgrund eines Fremdkörpers, einer infizierten Wunde oder einer Blutvergiftung. Erweitern Sie die angegebenen Arzneien auf allgemeine lokale Entzündungen, dann erweitern Sie gleichzeitig Ihren Erfahrungsschatz und die Toleranz Ihres Denkens.

Hart: mit stechendem Schmerz, Kühle lindert

Apis D4

1- bis 2-stündlich

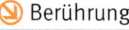 Berührung

⤴ Kälte

Typ: hellrot, durstlos, ruhelos
Wenn Sie den Abszess anfangs nicht genauer unterscheiden können, sondern nur seine Erscheinung erfassen und er einem kleinen Bienenstich gleicht, dann nehmen Sie Apis, besonders wenn er juckt und eine kühle Auflage lindert.

Hart: mit pochendem Schmerz, Wärme lindert

Belladonna D30

1 × täglich

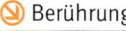 Berührung

⤴ Wärme

Typ: rot, rund, kräftig, brav
Ist er eher hellrot, hart, äußerst berührungsempfindlich, pocht und reißt er unerträglich, dann nehmen Sie Belladonna. Eine warme Auflage lindert die Beschwerden.

Hart: nach Verletzung, dunkelrotes Aussehen

Typ: rot, kräftig, unruhig

War eine kleine Verletzung der Haut vorausgegangen, heilt meist Arnica. Der Abszess ist dann hart, eher dunkelrot und sehr empfindlich.

Arnica D4

3 × täglich

🚫 Erschütterung, Berührung

↗ Kälte

Hart: bei Blutvergiftung, blaurotes Aussehen

Typ: kräftig rot, heiß, schwatzhaft

Liegt eine Blutvergiftung (Sepsis) zugrunde, sei es durch Verletzung von außen, durch unreine Spritzen oder Ähnliches, dann nehmen wir Lachesis. Der Abszess ist eher blaurot, bretthart, sehr berührungsempfindlich, wobei Kühle lindert. Oft ist die Blutvergiftung von anhaltendem hohem Fieber begleitet. Der Kranke phantasiert hörbar und unverständlich.

Lachesis D12

2 × täglich

🚫 nachts

↗ Kühle

Weich: mit Eiterkrone

Typ: blass, kalt, pastös, frostig, zornig

Manche Abszesse habe ich erst gesehen, als sie schon eine Eiterkrone auf ihrem Gipfel trugen. Hier ist Hepar sulfuris bis zur vollständigen Reifung, angezeigt. Dann wird sich der Eiter entleeren. Eine feucht-warme Auflage lindert den Schmerz.

Hepar sulfuris D30

alle 6 Stunden

🚫 Kälte

↗ warm halten

Weich: zur Eiterentleerung

Typ: keine Ausprägung

Entleert sich der Eiter nicht, wird die Beule eher größer und weicher, dann nehmen Sie Myristica. Diese Arznei ersetzt das chirurgische Messer, weshalb wir sie „homöopathisches Messer" nennen.

Myristica D4

3 × täglich

🚫 Kälte

↗ Wärme

Nach Entleerung: mit heller Abszesshöhle

Typ: dünn, zart, ernst, frostig

Nach der Eiterentleerung verbleibt meist eine pfropfartige Höhlung, hell wie Sand, die Sie gut mit Silicea ausheilen, falls dies nicht vorher schon geschehen ist. Diese Arznei benutzen Sie ebenso für einen Abszess, der durch einen Fremdkörper wie Glas- oder Holzsplitter verursacht wurde und in der Folge eitert. Die Arznei wird ihn samt Eiter hinaustreiben.

Silicea D6

3 × täglich

🚫 Kälte

↗ warm halten

HAUT

Blasenlaufen

Bei Blasen durch Wandern oder schlechtes Schuhwerk oder beides denken wir an die Blasen ziehende, Blasen heilende *Cantharis*. Manch einem mag das Gift der *spanischen Fliege* Heil bringen, sofern er die Blase nicht aufsticht, sofern sie nicht bereits offen ist, sofern er nicht die Haut abzieht, die als Infektionsschutz dient.

Bewährte Arznei

Allium cepa D3

1 Gabe alle 10 Minuten

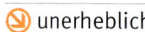 unerheblich

↗ unerheblich

Typ: blass, kalt, erkältlich

Die häufigste Empfindung ist neben dem Brennen das Stechen, welches sich durch Allium cepa zusammen mit der Blase verflüchtigt. Einfach ausprobieren. Bei offenen Blasen orientieren wir uns an den Arzneien der Verbrennung (→ S. 223).

Bluterguss

Arznei wirkt auf die Gefäße

Acidum sulfuricum D3

3 × täglich

🔵 Berührung

↗ kühle Auflage

Typ: rot, kräftig, hitzig/blass, gelb, welk

Ein Bluterguss, egal an welchem Körperteil, wird immer Acidum sulfuricum benötigen, wenn Sie ihn rascher loswerden wollen. Außerdem verhindert die Arznei seine mögliche Entzündung.

Eitergrind

Mit gelben Krusten

Antimonium crudum D4

3 × täglich

🔵 Kälte bei Hitze

↗ Ruhe

Typ: blass, rund, gedunsen, rüpelhaft

Eiterbläschen im Gesicht, fachlich Impetigo genannt, die gegen hornige, gelbbraune Krusten eingetauscht werden, bedürfen zur raschen Schönheitskorrektur des Antimonium crudum. Geben Sie die Arznei länger als für die sichtbare Störung nötig, wird sich eventuell die leicht rüpelige Art des Grindträgers in unwiderstehlichen Charme verwandeln.

Gürtelrose

Die Gürtelrose ist eine Infektion der Nerven durch den Herpes-Zoster-Virus. Sie erscheint am liebsten im Bereich des Gürtels und blüht wie eine Rose. Das wäre so weit erträglich. Was sie jedoch unerträglich macht, ist der zerstörerische Charakter der Schmerzen: Ziehen, Bohren, Reißen, Brennen, der Erkrankte möchte sich verzweifelt das Fleisch vom Körper reißen. Nachts sind die Schmerzen besonders heftig. Der Virus bildet kleine Bläschen auf der Haut über dem Verlauf der Nerven.

Im Rippenbereich

Typ: rot, feucht, zerschlagen

Für den Ausschlag im Bereich der Rippen gebe ich gern Ranunculus bulbosus. Der quälende Schmerz ist stechend im ganzen Nervenbereich, auch da, wo kein Ausschlag sichtbar ist. Die berührungsempfindlichen Bläschen brennen und jucken bei Kleiderdruck oder beim versehentlichen Betasten.

Ranunculus bulbosus D30

2-stündlich

🌙 Druck

↗ Ruhe halten

Im Rückenbereich

Typ: blass, kalt, feucht, ruhelos

Ist der Schmerz eher von juckender als brennender Art, lindern das Kratzen und dezente Wärme die Beschwerden, dann nehmen Sie Rhus tox bis zur Abheilung oder bis zur Veränderung des Schmerzcharakters. Der Leidende ist sehr unruhig, bewegt sich ständig, um das begleitende Zerschlagenheitsgefühl erträglicher zu machen.

Rhus tox D30

1 × täglich

🌙 nachts

↗ Wärme, Kratzen

Mit brennenden Nachtschmerzen

Typ: blass, fahl, trocken

Der heftige, wellenartig bohrende, wie verbrüht brennende Schmerz, der nachts unerträglich wird, wird nicht rasch, aber gut gelindert durch Mezereum bis zum Abfallen der Verkrustung. Der Vorteil dieser Arznei, die ich am häufigsten empfehle, ist die vollständige Heilung. Neuralgische Nachwehen, wie ich sie noch 20 Jahre nach der akuten Gürtelrose erlebte, sind undenkbar. Gewöhnlich leiden die Betroffenen, ganz be-

Mezereum D6

3 × täglich

🌙 nachts

↗ Kühle

sonders ältere Menschen, 2 bis 3 Wochen unter gleichbleibender Qual. Welche Erlösung bietet hier die homöopathische Arznei!

Im Stirn- und Augenbereich

Prunus D6

3 × täglich

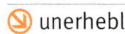 unerheblich

Tränenfluss

Typ: keine Ausprägung

Erstaunlich häufig begegnet mir die Rose nicht in der Gürtellinie, sondern am Kopf, meist auf der Stirn im Haaransatz beginnend. Zunächst stellt uns das mit den oben erwähnten Arzneien vor keine sonderlichen Probleme. Diese beginnen erst, wenn sich die Rose über ein Auge ausbreitet, was dem Betroffenen unerträgliche neuralgische Schmerzen verursacht. Diese schießen im Auge von innen nach außen und blitzartig von der Stirn in den Hinterkopf. Bei solch üblen Ausprägungen bot Prunus, zusätzlich gegeben, eine echte therapeutische Schmerzerholung.

▌ Bei starker Schmerzintensität nehmen Sie bis zu 1 Gabe stündlich!

Herpes labialis

Die Lippenbläschen oder Erkältungsbläschen sind ein Zeichen verminderter Abwehrlage. Wie der Volksname uns verrät, erscheinen sie häufig in der Folge einer Erkältung, aber nicht ausschließlich.

Mit dunkelrotem Aussehen

Rhus tox D30

einmalig

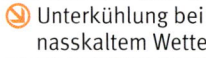 Unterkühlung bei nasskaltem Wetter

Wärme

Typ: blass, kalt, feucht, ruhelos

Wenn diese Auslösung zugrunde liegt, nehmen Sie Rhus tox, falls Sie diese Arznei nicht ohnehin für die Folgen der Unterkühlung und/oder Durchnässung eingenommen haben (→ Erkältung, S. 34). Die Bläschen sind dunkelrot auf geröteter Umgebung und werden alsbald eitrig.

Mit gelblichem Aussehen

Typ: rund, blass, kalt, wässrig

Vor der Periode oder in der Folge von Durchnässung bei feucht-kalter Witterung sprießen jene gelblichen Bläschen, die sich mit Dulcamara entspannen. Ohne die Arznei platzen sie bald auf, verkrusten und werden dann feucht.

Dulcamara D30

einmalig

🔄 feuchtes Wetter, vor Periode

↗ Wärme

Mit eitrigem, rissigem Grind

Typ: blass, faul, fett, frostigt

Manchmal setzt sich der Herpes nicht nur auf den Lippen, sondern auch im Mundwinkel fest, der dann einreißt und des Graphites bedarf, bevor die Bläschen zusammenfließen, rasch eitern und eine dünne, rissige Krusten bilden.

Graphites D12

2 × täglich

🔄 nasskaltes Wetter, Periode

↗ Wärme

Mit gelbem Grind, kreisförmige Anordnung

Typ: blass, kalt

Kleine, oft wie im Kreis angeordnete Bläschen, auf denen sich sehr rasch ein gelber Grind auflagert, brauchen Cicuta. Dieser Herpes erscheint nicht nur an den Lippen, sondern überall auf der Haut, besonders im Gesicht und am Po.

Cicuta D6

3 × täglich

🔄 Berührung

↗ Kühle

Stets wiederkehrender Herpes

Typ: blass, schlank, melancholisch

Es gibt auch den eher schlanken, blassen Menschen, der so anfällig ist, dass er beim geringsten Luftzug oder beim gelindesten Ekel vor etwa „Unreinem" schon Bläschen gedeihen lässt. Hierfür hat sich Natrium muriaticum sehr bewährt. Nehmen Sie es frühzeitig, sobald Sie die erste Schwellung verspüren. Ich selbst habe früher viel unter Lippenbläschen, dem hässlichen kosmetischen Effekt und dem Spott der Nicht-Leidenden leiden müssen und habe diese Arznei sehr wohl erprobt.

Natrium muriaticum D30

einmalig

🔄 Zugluft, Ekel

↗ Wärme

Insektenstiche

Wer viel gereist ist, kennt die Stechmückenplage und weiß zu erzählen, wie lange ein Stich jucken kann, falls er sich nicht gar entzündet. Insbesondere wenn Sie eine allergische Anlage ererbt haben, werden Sie sich eher mit diesem Kapitel auseinandersetzen, als Ihrer Haut weiterhin eine Mücken abweisende Chemikalienlotion zuzumuten.

Erste Arzneiwahl

Typ: hellrot, ruhelos

Apis D30

stündlich

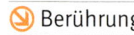 Berührung

Kälte

Schnaken lieben ländliches Milieu, städtischen Abfall und die Dunkelheit. In heißen Ländern pflege ich dicke Jeans und halbhohe Stiefel zu tragen, um die bevorzugte Stech- und Sauggegend, Unterschenkel und Knöchel, zu schützen. Trotzdem verbleibt uns die allabendliche Urlaubsbeschäftigung, die schwirrenden, Opfer suchenden Plagegeister von den unbedeckten Stellen unseres Körpers zu verjagen. Gelingt Ihnen die Abwehr nicht ganz, greifen Sie zu Apis, bis der akute, stechende Brennschmerz vergeht. Ich selbst nehme gern mit Erfolg Apis *D200*, einmalig. Diese hohe Potenz empfehle ich Ihnen besonders bei Bienen- und Wespenstichen. Die Gabe wiederholen Sie im Notfall nach 10 Minuten, und Sie werden erleben, wie rasch Schmerz und Schwellung vergehen. Eine kühle Auflage beschleunigt das Schmerzvergehen.

Zweite Arzneiwahl

Typ: blass, kalt, feucht

Ledum D3

stündlich

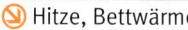 Hitze, Bettwärme

kalte Anwendungen

Es gibt Menschen, die aus unerklärlichen Gründen nicht auf *Apis* reagieren. So erging es meiner britischen Tante Kaye, die, frisch zu Besuch, Schnakenstiche aus England importierte. Eher von mir vernachlässigt, nahm sie erfolglos zwei Tage lang *Apis*. Nachdem sie mich am dritten Tag als unfähigen Homöopathen beschimpfte, stellte ich ihr Ledum auf den Tisch. Nach nur 3 Gaben war sie schmerzfrei und voll des Lobes. Ledum ist eine wertvolle Verletzungs- und Rheuma-Arznei – als Folge von Stich verstanden –, wobei ebenso kühle Auflagen lindern.

Zur Vorbeugung

Typ: blass, kalt, zornig

Staphisagria D12

1 × morgens

Kälte

Wärme

Das Schöne an der Homöopathie ist, dass wir nicht nur eine heilende Arznei für jegliche Störung besitzen, sondern auch vorbeugend wirken können. So lehrt uns die Erfahrung, dass Staphisagria unser Blut für Stechmücken fast ungenießbar verändert. Vielleicht ist es der unterdrückte zornige, gichtige Anteil in Ihrem Blut, den diese Arznei besänftigt, sehr zum Missfallen der Schnaken.

Nagelbettentzündung

Umlauf ist der volkstümliche Ausdruck für die Fingernagelbettentzündung. Eigentlich wird sie behandelt wie ein Abszess (→ S. 214). Der Umlauf kann aber eigenwillige Empfindungen und Erscheinungen ausgestalten, wobei die Hilfe eines Homöopathen unumgänglich ist. Hier nenne ich die geläufigsten Arzneien.

Mit kräftig rotem Aussehen

Typ: rot, rund, kräftig, brav

Bei der ersten Entzündungserscheinung mit Hitze, Röte, Schwellung und Berührungsempfindlichkeit, wobei das Fingerendglied pulsierend pocht und gelinde Wärme den Schmerz erleichtert, nehmen Sie Belladonna. Wiederholen Sie die Gabe nach 12 Stunden, wenn es noch pocht.

Belladonna D30

einmalig

🚫 Berührung

↗ Wärme

Mit blaurotem Aussehen

Typ: rot, warm, albern, aufdringlich

Immer wieder treffen wir Menschen, die gerade zu dieser Entzündlichkeit neigen. Das ist dann meist ein Problem der Person. Sollte der Abszess allerdings blau-violett schimmern, dürften Sie mit Bufo sowohl einen großen lokalen als auch einen inneren Erfolg verbuchen insbesondere bei Kindern mit Riesenmandeln und offenem Mund.

Bufo D12

2 × täglich

🚫 Wärme

↗ Kühle

Mit Eiterbildung

Typ: blass, kalt, pastös, frostig, zornig

Wird der Umlauf weicher und ist etwas Eiter sichtbar, pocht er weniger, aber Wärme lindert noch, dann setzen Sie die Behandlung mit Hepar sulfuris fort.

Hepar sulfuris D30

alle 6 Stunden,
3 Gaben insgesamt

🚫 Kälte

↗ Wärme

Risswunden

Riss, Biss

Calendula D4

3 × täglich

🚫 Hitze

↗ Kühle

Typ: rot, warm, feucht

Risswunden sind selten. Wer fällt schon in den Stacheldraht, den es kaum mehr gibt! Aber wütende Hunde können gelegentlich beißen und reißen und dann ist Calendula angezeigt. Auch als Salbe, *Calendumed* genannt, ist sie eine beliebte Pflege von allerart Wunden und Ausschlägen.

Schnittwunden

Glatter Schnitt

Staphisagria D3

3 × täglich

🚫 Kälte

↗ Wärme

Typ: blass, kalt, zornig

Die glatten Schnittwunden, sei es durch Messer, Glas, scharfkantige Dosen oder durch das Skalpell des Chirurgen, glätten sich mit Staphisagria, so lange bis die letzte Kruste abgefallen ist.

Schürfwunden

Oberflächliche Hautabschürfung

Bellis D3

3 × täglich

🚫 Wärme

↗ Reiben

Typ: rot, warm, feucht

Schürfwunden, die oberflächlichen Kratzer nach dem bekannten Fahrradsturz, heilen ohne Narben vollständig ab mit Bellis, so lange bis auch hier die letzte Kruste abgefallen ist.

Sonnenbrand

Beim Sonnenbaden ist immer Vorsicht geboten im Hinblick auf Intensität, Winkel, vorhandenen Wind und Hellhäutigkeit. Bei fortdauernder, leichter Brise ist die Gefahr der Verbrennung rasch gegeben, weil andere Aspekte unbemerkt bleiben. Hier verschiedene Stadien des Schönheitsleids der weißen Welt.

Mit Frost, Wärme lindert

Typ: rot, rund, kräftig, brav

Krebs- oder tomatenfarbene Rötung, Haut schmerzhaft berührungsempfindlich, Frösteln, Wärme lindert: Belladonna.

Belladonna D30

einmalig

🚫 Berührung

↗ Wärme

Mit juckender Haut, großem Durst

Typ: blass, kalt, feucht, ruhelos

Rötung, Jucken, Brennen, heftiger Durst, der in großen Schlucken besänftigt werden will, und ein Körpergefühl wie zerschlagen: Rhus tox.

Rhus tox D30

einmalig

🚫 Ruhe

↗ Wärme,
Lagewechsel

Mit brennender Haut, kleinem Durst, Wärme lindert

Typ: blass, durstlos, erschöpft

Rötung, starkes Brennen, heftiger Durst, der in kleinen Schlucken besänftigt werden will, müde und erschöpft: Arsenicum album. Weitere Verbrennungsgrade siehe unter Verbrennung (→ S. 223)

Arsenicum album D30

einmalig

🚫 Kälte

↗ Wärme in jeder
Form

Stichwunden

Bei Stich, Biss, Splitter

Typ: blass, kalt, feucht

Stichwunden, ob durch Nadeln, Nägel, Spritzen, Glas- oder Holzsplitter, Insekten, scharfe Zähne unliebsam wilder Hunde und Katzen besänftigt Ledum, ohne Schmerz, Wunde oder Tetanus zu hinterlassen.

Ledum D3

3 × täglich

🚫 Hitze, Bettwärme

↗ kalte Anwendungen

Verbrennung

Entscheidend für die Arzneiwahl sind der Grad der Verbrennung, die Art der Erscheinung sowie die Modalitäten.

Ersten Grades: Wärme lindert

Typ: rot, rund, kräftig, brav

Kräftige tomatenfarbene Röte, Hitze, Schwellung, und trotzdem lindert fließend warmes Wasser: Belladonna.

Belladonna D30

einmalig

🚫 nachts, Berührung

↗ Wärme

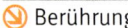

HAUT

Apis D30

2-stündlich

🟠 Berührung

↗ Kälte

Ersten Grades: Kälte lindert

Typ: hellrot, durstlos, ruhelos

Helle Röte, Hitze, Brennen, Schwellung wie bei einem Bienenstich; fließend kaltes Wasser und Apis verhindern das Fortschreiten in den zweiten Grad.

Cantharis D30

2-stündlich

🟠 Hitze

↗ leichte Wärme

Zweiten Grades: Blasenbildung

Typ: rot, warm, wütend, ruhelos

Eine zusätzliche Blasenbildung mit heftigem Brennen spricht immer gut auf Cantharis an, die allgemein als Blasenarznei bekannt ist.

Causticum D30

2-stündlich

🟠 daran denken, 2 bis 4 Uhr

↗ feuchtwarm halten

Dritten Grades: Haut wie verätzt

Typ: blass, fahl, trocken

Stellenweise ist rohes Fleisch sichtbar, wie verätzt. Causticum verhindert das Schwären der offenen Verwundung. Wiederholen Sie die 2-stündlichen Gaben am nächsten oder übernächsten Tag, wenn weiterhin Schmerzen bestehen. Ich selbst habe bei der geringsten Verbrennung gleich *Cantharis* genommen und gegeben. Dies hat sich immer bewährt.

Calendula D4

2-stündlich

🟠 feuchte Wärme

↗ Kühle

Dritten Grades: Blasen brechen auf

Typ: rot, warm, feucht

Wenn die Blasen aufbrechen, beträufeln Sie die rohen Stellen mit *Calendula-Urtinktur*, balsamieren Sie diese mit *Calendumed-Salbe* oder lassen Sie Calendula auf der Zunge zergehen. Oder Sie nehmen alle Vorschläge wahr.

Wunden

Hepar sulfuris D30

2 × täglich

🟠 Kälte

↗ warm halten

Mit gelbem Eiter

Typ: blass, kalt, pastös, frostig, zornig

Eitrig infizierte Wunden, wenn eine warme Auflage deren Schmerz lindert, werden mit Hepar sulfuris gesäubert. Selbst wenn jede Verletzung zu schwären pflegt, was als „schlechte Heilhaut" bezeichnet wird, wird die *Kalbsschwefelleber* zur Umstimmung der Reaktionslage die rechte Arznei sein.

Mit stinkendem Eiter

Typ: graufahl, kalt, klebrig

Der eher starke, stinkende Eiterbelag auf Wunden oder Mandeln spricht dann eher auf Mercurius solubilis, an, wenn eine kalte Auflage wohl tut.

Mercurius solubilis D30
2 × täglich
🌙 nachts
↗ Kühle

▮ Mehr über Art und Form von Geschwüren erfahren Sie auch unter Beingeschwüre in „Enders' Handbuch Homöopathie" (→ Literatur, S. 342).

Zeckenbiss

Akutes Stadium: Folge von Stichverletzung

Typ: blass, kalt, feucht

Eine zunehmende Plage in unseren Breitengraden sind die Zeckenbisse. In den vergangenen Sommern brach unter Müttern eine Hysterie aus mit dem Wunsch nach vorbeugender Zeckenseruminjektion wegen eventueller Hirnhautentzündung. In der Tat habe ich viele Zecken entfernt, auch an meinem Oberschenkel, jedoch die Injektion abgelehnt. Die Zecke lässt sich einfach entfernen, indem Sie die Öffnung einer Alkoholflasche – auch in genussreicher Form – über die Zecke stülpen und diese anschließend mit einer Pinzette entgegen dem Uhrzeigersinn aus der Haut drehen. Mit Ledum entließ ich meine Patienten.

Ledum D30
einmalig
🌙 Bettwärme
↗ kalte Anwendung

Späteres Stadium: dunkelrot oder blaurot geschwollen

Typ: kräftig rot/blaurot, heiß

Andere Zeckenbisse sah ich erst später, als sie bereits dunkelrot geschwollen waren. Nach der Entfernung gab ich Lachesis. Auch alle anderen Stiche, die diese dunkelrote bis blaurote Farbe annehmen, bedürfen dieser Arznei, um eine Blutvergiftung zu vermeiden.

Lachesis D12
2 × täglich
🌙 nachts
↗ Kühle

Bewegungsapparat

Halt, Haltung, Innehalten und Bewegen formen die Kriterien dieses Abschnittes. Wobei es nicht nur darauf ankommt, dass wir wohlgeformte Muskeln, kräftige Knochen und geschmierte Gelenke unser Eigen nennen dürfen (oder auch mit weniger Form, Kraft und Schmiere), sondern wir müssen uns immer wieder in Erinnerung bringen, dass der Geist all das Körperliche durchdringt und dass er es ist, der uns eventuell Haltlosigkeit, unüberwindliche Eile oder Starre beschert. Ein Geist der Vererbung und des so gewordenen Schicksals. Ein reales Sosein im eher idealen Dasein. Es ist eben der Saft, das flüssige Element, der uns die Festigkeit in unseren Bewegungen anbietet, und nie umgekehrt.

Muskeln

Die quergestreiften Muskeln, von denen dieses Kapitel handelt, sind Ausdruck unseres Willens, des Mangels an Willen oder der Willenlosigkeit. Sie lenken uns in die Richtung, die unser Empfinden, unser Denken, unsere Visionen uns vorgeben. Einer ermüdeten Seele, einem erschlafften, verkrampften Geist können nur müde, schlaffe und krampfende Muskeln folgen.

Muskelkater

Bewährte Arznei

Typ: rot, kräftig, unruhig

Arnica D30

bedarfsweise

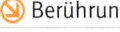 Berührung

Kälte

Ungeachtet der Ursache des Muskelkaters, Arnica hilft Ihnen immer. Es ist klug, sie schon vorbeugend bei gelegentlicher sportlicher Betätigung einzusetzen, falls Ihnen jedes Mal danach die Muskeln schmerzen. Aus gleicher Überlegung heraus verabreichen Sie die Arznei ihrem Fußball spielenden Sohn oder Ehemann.

Muskelriss

Mit reißenden, stechenden Schmerzen

Typ: blass, bläulich, kalt

Schmerzhafter wird Sie der Muskelriss plagen, plötzlich bei Radtouren oder sonstigen, ungewohnt kräftigen Bewegungen. Wenn Sie das Gefühl haben: „Das kann kein Muskelkater und keine Sehnenzerrung sein", wird Sie Cuprum metallicum von dem scharf stechenden, krampfenden Schmerz erlösen.

Cuprum metallicum D6

alle 10 Minuten

🌑 Überanstrengung

↗ Gegendruck, umklammern

Wadenkrämpfe

Jeder von uns kennt derartige Krämpfe. Sie überraschen uns nachts beim Ausstrecken der Beine, wenn wir uns aus der kuscheligen, embryonalen Lage herausräkeln. Manch einen erwischt es so heftig, dass er aus dem Bett herausspringen muss, um mit den Füßen hart aufzutreten. Erst dann löst sich die Verkrampfung. Klinisch liegen diesem Übel meist Stoffwechselerkrankungen und/oder Durchblutungsstörungen zugrunde, zum Beispiel Diabetes. Womit ich andeute, dass der Wadenkrampf uns nur eine Spur zu tiefer liegenden Störungen aufzeigt, eine Spur, die zu verfolgen dem Homöopathen obliegt.

Bei leichten Krämpfen

Typ: blass, kalt, feucht

Doch wenn das Übel plagt und die Grundstörung noch nicht behandelt ist, haben wir zwei gute Arzneien, die Ihnen geruhsamen Schlaf erlauben. Magnesium phosphoricum vor dem Schlafengehen bei leichter Störung.

Magnesium phosphoricum D4

bedarfsweise, bei heftigerer Störung 3 × täglich

🌑 eher rechts

↗ Gegendruck

Bei starken Krämpfen

Typ: blass, bläulich, kalt

Haben Sie mit dieser Arznei Ihre Behandlung begonnen und wenig Erfolg damit, dann lassen Sie Cuprum arsenicosum folgen. Es spricht eher bei nierenschwachen und diabetischen Menschen an.

Cuprum arsenicosum D4

vor dem Schlafengehen

🌑 beim Ausstrecken

↗ umklammern

Gelenke

Unsere Gelenke bestimmen die Beweglichkeit. Sie tragen uns in die Richtung, die unser Wollen und geistiges Streben vorgeben. Die versteifenden Arthrosen bedeuten eine Minderung oder den Verlust des Vorwärtsstrebens, der möglichen Richtungsänderung und der Leichtigkeit der Bewegung. Wobei die Hüfte den Dreh- und Angelpunkt unseres aufrechten Ganges und unserer Aufrichtigkeit darstellt. Sie bildet die Achse und hält den Körper in vollkommenem Gleichgewicht. Die Arthrose beraubt uns unseres Schwerpunktdenkens, unserer axialen Beweglichkeit, unseres Eingebettetseins im kosmischen Gleichgewicht. Wenn wir die Entzündungen rechtzeitig homöopathisch begleiten, dürfte der Verlust kein Thema werden.

Gelenkentzündungen

Eine Entzündung setzt sich gern dort fest, wo der Widerstand am geringsten ist. Bei gewebe- und gelenkschwachen Menschen siedelt sie sich des Öfteren im Knie an. Schmerzart, verschlimmernde und lindernde Umstände sind für die Arzneifindung maßgebend. Sie ersparen sich Torturen wie Röntgen und Punktionen.

Hellrot mit pochenden Schmerzen, Wärme lindert

Belladonna D30

alle 6 Stunden,
3 Gaben insgesamt

🚫 Berührung

↗ Wärme

Typ: rot, rund, kräftig, brav

Das Gelenk ist heiß, rot, geschwollen wie jede Entzündung. Wenn es drinnen pocht und wallt, jede Berührung sehr schmerzt und eine warme Auflage lindert, dann wird Belladonna die Heilung fördern.

Hellrot mit stechenden Schmerzen in Ruhe, Kälte lindert

Typ: hellrot, durstlos, ruhelos

Das Gelenk ist heiß, rot, geschwollen. Drinnen sticht es in Ruhe, bei Bewegung und bei Berührung. Eine kalte Auflage und Apis lindern den Schmerz.

Apis D4

stündlich, später
2- bis 3-stündlich

🔄 Berührung

↗ Kälte

Hellrot mit stechenden Schmerzen bei Bewegung

Typ: rot, rund, kräftig, heftig

Das Gelenk ist heiß, rot, geschwollen. Drinnen sticht es bei der leichtesten Bewegung. Ruhe, eine kalte Auflage und Bryonia lindern den Schmerz.

Bryonia D4

2- bis 3-stündlich,
später 3 × täglich

🔄 geringste Bewegung

↗ Kälte, Gegendruck

Blaurotes Aussehen, eher linkes Knie

Typ: kräftig rot/blaurot, heiß, schwatzhaft

Das waren bisher die hellroten Entzündungen. Eine, die sich ziemlich schnell blaurot verfärbt und sich eher im linken Knie festsetzt, braucht Lachesis, wobei eine kühle, ja eiskalte Auflage die beißend wunden Schmerzen lindert.

Lachesis D12

2 × täglich

🔄 links nach rechts

↗ Kühle

Gelenkerguss: zur Auflösung nach Entzündung

Typ: unerheblich

Die Kniegelenkentzündung wird häufig von einem Erguss begleitet. Die Kniescheibe „schwimmt" (ballotiert) geradezu im

Sulfur jodatum D4

3 × täglich

🔄 Bewegung

↗ Kühle

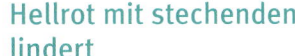

Die Ruhe heilt

Jede Entzündung verlangt nach Ruhestellung! Also: Machen Sie es sich auf dem Sofa bequem und besänftigen Sie Ihr Knie im akuten Stadium mit Quarkumschlägen oder mit der Auflage eines rohen Weißkohlblattes. Der Mineralaustausch dieser Auflagen wirkt entzündungshemmend, was Sie daran merken, dass dem Entzündungsherd Hitze entzogen wird.

Diese Zusatzbehandlung hat sich bei allen Entzündungen (Venen, Lungen, Rippenfell, Furunkel usw.) bewährt.

BEWEGUNGSAPPARAT

„Wasser", manchmal bleibt auch ein Erguss nach dem akuten Geschehen zurück. Für dessen Auflösung (Resorption) nehmen Sie bis zur völligen Ausheilung Sulfur jodatum.

Gelenkerguss: bei blasser Schwellung ohne Entzündung

Kalium jodatum D4

3 × täglich

 nachts

Kühle

Typ: rot/blass, hitzig/frostig

Und zu guter Letzt kann ein Erguss auch ohne vorherige Entzündung das Knie verunstalten. Ist die Schwellung blass und teigig, von einem wunden Nachtschmerz geplagt, dann hilft Kalium jodatum zusammen mit einer nächtlichen kühlen Auflage.

▌ Mehr zu diesem Thema bieten Ihnen die Kapitel Schultergelenk, Kniearthrose, Hüftarthrose und Rheuma in „Enders' Handbuch Homöopathie" (→ Literatur, S. 342).

Gichtanfall

Die Gicht kommt durch unsere genussreiche Nahrungsaufnahme immer häufiger zum Vorschein. Sie bedarf ärztlichen Beistandes, weil sie in der Tiefe der Person wurzelt. Jedoch möchte ich Ihnen zwei Arzneien empfehlen, die Sie für einen Anfall mit sich führen können.

Kälte lindert

Arnica D30

stündlich

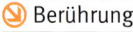 Berührung

Kälte

Typ: rot, kräftig, unruhig

Er ist äußerst schmerzhaft, berührungsempfindlich, pocht und reißt. Arnica und eine kühle Auflage besänftigen.

Wärme lindert

Belladonna D30

stündlich

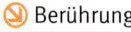 Berührung

Wärme

Typ: rot, rund, kräftig, brav

Wenn eine warme Auflage lindert, wird Belladonna die Arzneiwahl gewinnen.

Sehnenzerrung – Verstauchung

Bewährte Arznei

Typ: blass, kalt, feucht, ruhelos

Bei Verstauchung oder Zerrung von Gelenken, Sehnen, Bändern durch Unfall oder Umknicken wird Rhus tox die Arznei der Wahl sein. Sie hat sich sehr bewährt!

Rhus tox D4

3 × täglich

🜁 Anfangsbewegung

↗ Wärme

Knochen

Die Stützelemente des Menschen sind lebendige Substanz: Zellgewebe. Diesem Gewebe verleiht die Einlagerung von Kalzium seine hohe Festigkeit. Doppelt so hart wie Granit und nicht weniger zugkräftig als Gusseisen, bildet das kompakte Material des menschlichen Knochens in seiner Gesamtheit den lebenswichtigen Schutzpanzer unserer Körperorgane. Dabei macht das menschliche Skelett nur etwa 12 Prozent unseres Körpergewichts aus.

Knochenbruch

Arznei beschleunigt Kallusbildung

Typ: blass, kalt, feucht

Alle Knochenbrüche brauchen Ruhe und Zeit, werden aber mit Symphytum viel schneller wieder verwachsen. Die raschere Kallusbildung mit Hilfe der Arznei ist sogar klinisch überprüft!

Symphytum D4

3 × täglich

🜁 durch Unfall

↗ Ruhigstellung

Knochenhautverletzung

Durch Stoß

Typ: blass, kalt, feucht

Bei allen Verletzungen, die denen die Knochenhaut betroffen ist, wird Ruta Besänftigung verschaffen.

Ruta D3

3 × täglich

🜁 stumpfe Verletzung

↗ Bewegung

Wirbelsäule

An diesem so wichtigen Stütz- und Halteapparat zeigt sich auch in einem übergeordneten Sinn die Standfestigkeit eines Menschen. Die Wirbelsäule hat sich in der Entwicklungsgeschichte so geformt, dass wir uns aufrecht bewegen können. Sie gibt uns Haltung, Aufrichtung und Aufrichtigkeit. Es ist jedoch ein Trugschluss, dass nur unaufrichtige Menschen eine verbogene Wirbelsäule haben. Matthias Dorcsis Frage „Wie können wir denn aufrichtig sein in einer Zeit der Unaufrichtigkeit?" hat ihre Berechtigung. Die Welt ist unaufrichtig, in ihr verliert der Aufrichtige seinen Halt. Ihm fehlt dann die seelische Abwehrkraft, seiner Umwelt aufrecht entgegenzutreten. Hier stellt sich wiederum die Frage, inwieweit ich meine mir zugedachte Rolle im Leben spielen kann, darf oder muss. Denn das Nicht-Können, das Nicht-Dürfen, das Müssen verursacht Schmerzen, welche die ganze Person ergreifen.

Es sind nicht nur die orthopädischen Haltungsfehler, die Schmerzen bereiten und die man mit einem erhöhten Absatz ausgleichen kann. Es sind die Folgen des Zusammenspiels zwischen Umwelt und Person in ihrer Beziehung zum Schöpfer. So ist es Ihnen sicher verständlich, dass ich hier nur andeuten kann, nur akute Hilfen mit Ihnen teilen kann. Für die Behandlung von Beschwerden infolge von Unterkühlung schauen Sie bitte im Abschnitt „Erkältung" im Kapitel „Allgemeines" (→ S. 34).

Hexenschuss

Mit stechenden Schmerzen

Typ: unerheblich

Beim Hexenschuss, der plötzlich einschießt, kann Aconit in Wasser noch gut wirken, wenn es rasch genommen wird. Erfahrungsgemäß hilft danach am besten Bryonia, wenn das Einschießen zur Unbeweglichkeit zwingt.

Bryonia D4

1- bis 2-stündlich, danach 3 × täglich

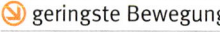 geringste Bewegung

⊘ Gegendruck

Mit einschießenden Schmerzen

Typ: unerheblich

Bleibt Ihr Schmerz ungebändigt, wird ihn Colocynthis, im Wechsel mit *Bryonia D4,* zusätzlich genommen, dämpfen. In der Regel ist er einschießend, stechend, bohrend, vor allem bei der geringsten Bewegung. Legen Sie sich deshalb flach auf den Boden oder auf eine harte Liege und vermeiden Sie Bewegung, selbst wenn die „Pflichten" über Ihrem Kopf zusammenfallen. Getrost, sie tun es nie!

Colocynthis D4
1- bis 2-stündlich, danach 3 × täglich
🚫 Ärger
↗ Gegendruck, Wärme

Kreuzschmerzen

Nach Überanstrengung

Typ: blass, kalt, feucht, ruhelos

Kreuzschmerzen sind häufig die ursächliche Folge von Überheben, Überarbeiten im Garten oder beim Hausputz, Traktor-, Jeep-, Lastwagenfahren usw. Das Kreuz ist lahm, die Ruhe lindert nicht, dafür lokale Wärme und Rhus tox.

Rhus tox D30
einmalig
🚫 Überanstrengung, Verstauchung
↗ Wärme, Lagewechsel

Nach Ärger

Typ: blass, intelligent, reizbar

Wenn mein Kreuz sich infolge von Ärger und Aufregung anfühlt, als wolle es brechen, wie zerschlagen, dann hilft Nux vomica. Besonders, wenn sich die Kreuzmuskeln verkrampfen. Ich selbst habe diese Arznei vor Diskussionen mit Erfolg genommen, weil mich unsachliche Einwürfe maßlos ärgerten, so dass ich unleidlich und ungeduldig wurde. Mit Nux vomica konnte ich selbst dem albernsten Einwurf souverän auf seinen Platz verweisen. Versuchen Sie es!

Nux vomica D30
einmalig
🚫 Ärger, Aufregung
↗ Wärme

Mit Ischiasschmerzen

Typ: blass-bläulich, kalt

Wenn die vorgenannten Arzneien nicht ansprechen, dann bleibt noch der Griff zu Tartarus stibiatus, auch *Antimonium tartaricum* genannt, besonders, wenn gleichzeitig Übelkeit, Brechwürgen und Würghusten die Kreuzschmerzen begleiten und die Schmerzen über die Pobacken bis in die Waden ziehen.

Tartarus stibiatus D6
3 × täglich
🚫 Erkältlichkeit
↗ sich aufsetzen

Schiefhals

Nach Verrenken

Phosphorus D30

einmalig

⊘ Zugluft

⊘ Ruhestellung

Typ: rot/blass, zart, frostig, heiter

Ein akutes Ereignis im Bereich der Halswirbelsäule ist der Schiefhals (Tortikollis) als Folge von Zugluft oder Verrenkung. Die erstere Auslösung wissen wir mit *Aconit* zu lösen. Die letztere habe ich bisher immer mit Phosphorus behandeln können.

Seitlicher Halsmuskel verspannt

Lachnanthes D4

stündlich

⊘ Verspannung

⊘ Wärme

Typ: blass, eiskalt, redelustig

Zusätzlich zu dieser Hochpotenz gebe ich Lachnanthes, besonders wenn der Kopfwender (Musculus sternocleidomastoideus) am stärksten verspannt ist.

Schleudertrauma

Bewährte Mischung

Arnica D4 & Hypericum D3 & Ruta D3

3 × 20 Tropfen täglich

⊘ bei Verletzlichkeit

⊘ Ruhestellung

Typ: unerheblich

Bei Verstauchung der Halswirbelsäule bei leichtem oder schwerem Schleudertrauma hilft am ehesten eine Mischung zu gleichen Teilen aus Arnica, Hypericum und Ruta. Denn hier sind Muskeln, Nerven und Bänder gleichermaßen verletzt. Diese Mischung ist bei jeglicher Wirbelsäulenprellung und -verletzung empfehlenswert.

Steißbeinschmerz

Sehr bewährt

Castor equi D30

einmalig

⊘ unerheblich

⊘ unerheblich

Typ: unerheblich

Bei den Schmerzen des Steißbeins (Kokzygodynie) hat uns Stiegele eine äußerst bewährte Anwendung geschenkt: Castor equi. Die *Pferdewarze* hat mich bisher – in dieser Gabe und in dieser Potenz – noch nie enttäuscht. Machen Sie es nach!

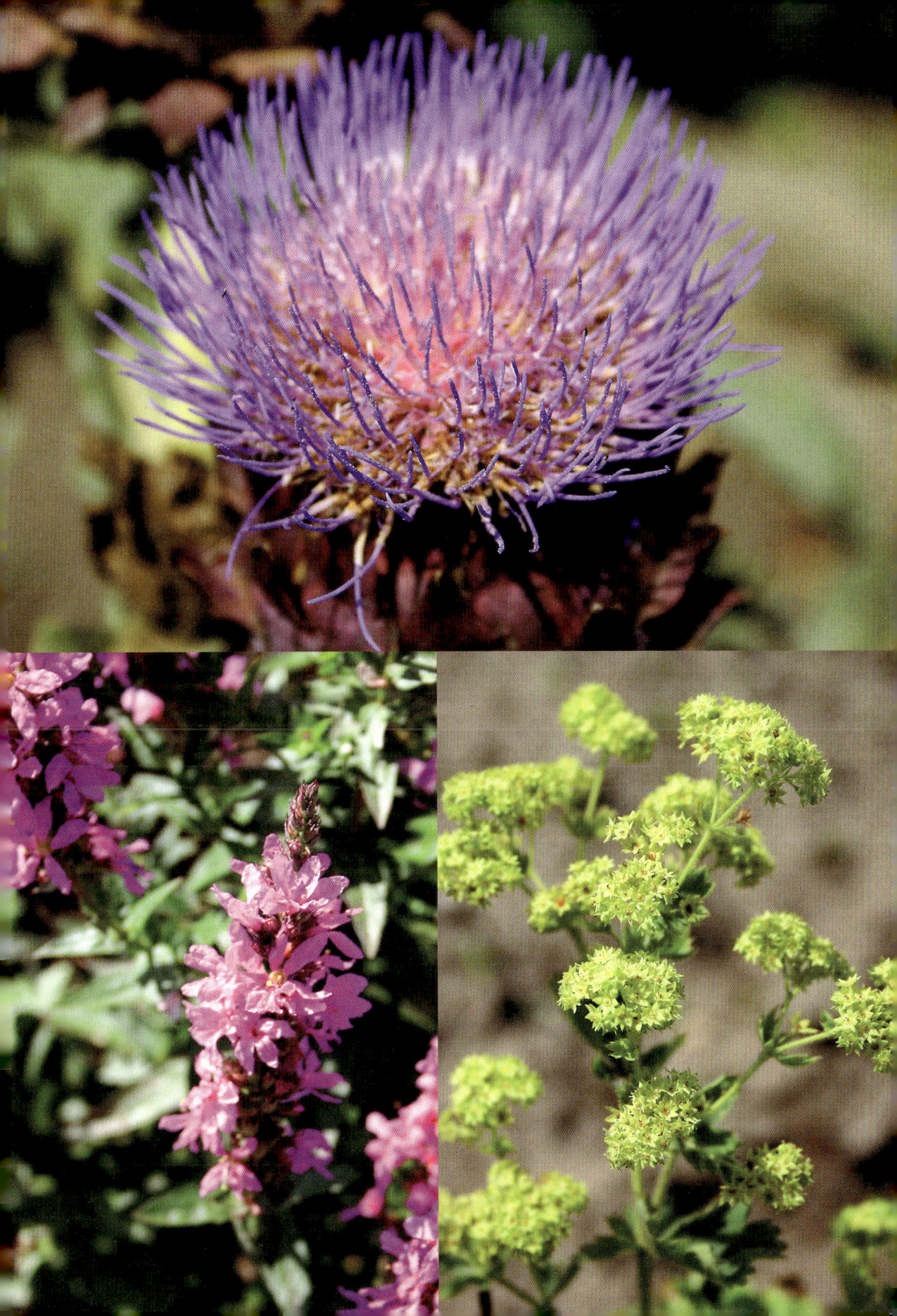

NERVEN

Nerven

Der leibliche Schmerz ist ein Hilfeschrei des Menschen, um auf sein seelisch-geistiges Leid aufmerksam zu machen. Der unerträglichste Schmerz und lauteste Schrei ist der Nervenschmerz. Er wird als „feinnervig", einschießend wie eine Lanze, krampfend wie ein dünnes, kräftig ausgewrungenes Handtuch, bohrend wie ein Schraubenzieher, schabend wie ein Gurkenschäler, brennend wie Feuer usw. beschrieben. Bedenken wir, dass die Nerven Übermittler von Nachrichten unseres bewussten oder unbewussten Wollens sind, so wird uns verständlich, dass im Schmerz unsere Willenskraft unterbrochen ist.

Nervenentzündung

Als medizinischer Laie werden Sie kaum in der Lage sein, eine akute Entzündung von einer akuten Neuralgie zu unterscheiden, weswegen ich Ihnen empfehlen darf, auch unter Trigeminusneuralgie in „Enders' Handbuch Homöopathie" nachzulesen (→ Literatur, S. 342).

Plötzlicher Schmerz, Kälte lindert

Aconitum D30

in Wasser

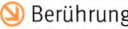 Berührung

Kühle

Typ: hellrot, schlank, unruhig

Rufen wir uns die zwei wichtigsten der sehr bewährten Schmerzarzneien ins Gedächtnis – die ja nicht nur für Nervenstörungen zutreffen, hier aber besonders deutlich werden – so stoßen wir wie immer zunächst auf Aconitum. Der heftige Schmerz tritt plötzlich, stürmisch auf, verlangt nach Kaltem und ist meist durch Sturm und andere plötzliche, wechselnde Wetterfronten, aber auch durch Ärger und plötzliche Aufregung bedingt. Es muss schon ein heftiger Mensch sein, der auf Plötzliches so heftig reagieren kann, und sei es mit Schmerz.

Klopfender Schmerz, Wärme lindert

Typ: rot, rund, kräftig, brav

Ein blitzartig krampfender, brennender, klopfender Schmerz überfällt einen eher rundlichen, hochroten, schwitzigen Menschen, der die Pein mit einem wärmenden, wollenen Schal hegt. Um Mitternacht wird sein Schmerz unerträglich, es sei denn, er nimmt Belladonna.

Belladonna D30

in Wasser

🔄 Entblößung, Berührung, Mitternacht

↗ Wärme

Nervenverletzung

Fingerquetschung, Zahnziehen

Typ: rot, erregt, gedunsen

Die wahnsinnigen Schmerzen, die Nervenverletzungen begleiten, seien sie durch Operation, Unfall oder Quetschung hervorgerufen, beruhigt Hypericum; zum Beispiel bei einer Fingerquetschung, falls nach der Einnahme von *Arnica* noch Beschwerden bestehen. Sehr rasch wirkt 1 Gabe in Wasser sofort nach dem Malheur.

Hypericum D30

einmalig

🔄 Quetschung, Operation

↗ nach hinten beugen, hart liegen

Praxis-Tipp

Handeln Sie – auch bei Schmerz!

Trotz unterbrochener Willenskraft im Schmerz, reißen Sie ihre verbleibende Energie zusammen, um sich eine Arznei zu gönnen. Allzu gut weiß ich aus Erfahrung, dass ein derart übermenschliches Unterfangen mit allgemeiner Gleichgültigkeit beantwortet wird und ich oft drei Tage arzneilos dahinschmerzte, bis ich endlich einen entscheidenden Entschluss zu meinen Gunsten fällte.

Also: Machen Sie vieles nach, was Sie durch dieses Buch erfahren, aber imitieren Sie nicht meine Schwäche. Davor bewahre Sie ihr noch gesunder Menschenverstand!

GEMÜT & GEIST

Gemüt & Geist

Beide Kapitel verschmelzen im Seelisch-Geistigen zu einer Einheit, dessen Ausgeglichenheit oder Disharmonie, dessen Wohlbefinden oder Unwohlsein sich in körperlichen Befindlichkeitsstörungen, Krankheitsbildern oder deren Abwesenheit und im natürlichen oder abweichenden Verhalten der Person widerspiegeln. Das gesunde Gemüt lässt uns an Gemütlichkeit denken, die von Herzenswärme erfüllt ist. Es wird oft als Gegenpol zum Geist und seinen Verstandes- und Willensfunktionen gesehen. Gewiss, der Geist beinhaltet unsere mentalen Fähigkeiten wie Denken, Lernvermögen, Erfassung unserer Lebenswelt usw., entbehrt jedoch nicht einer gewissen atmosphärischen Kälte der zugehörigen Person. Die Bedeutung des Zusammenspieles beider Pole, die ja keine trennende Dualität, sondern eine zur Einheitlichkeit führenden Polarität darstellen, ist für ein gesundes Leben unerlässlich.

Gemüt

Hier geht es um das Empfinden eines Sinnesreizes; das Fühlen als subjektives Erleben; die Wahrnehmung des ICH, DU und des WIR, des All-Seins; es geht um die Triebe mit ihrer Neigung zu biologischer Bedürfnisbefriedigung; um zielgerichtetes emotionales Streben; um seelisches Verhalten als Summe situativer Wahrnehmung und intellektueller Verarbeitung. Die Integration all dieser Teilfaktoren zeichnet einen kultivierten, gesunden Menschen aus. Die Ergebnisse der Desintegration mögen wir in der Nachfolge dieser Überlegungen erleben:

Ärger

Hinter jedem Ärger steht eine aggressive Kraft. Der Liebreiz ging verloren, an die Stelle trat eine Bedauernswertigkeit. Wenn ich mich ärgere, ärgere ich mich am meisten über den Umstand, dass ich mich ärgere. Welch ein Teufelskreis aus Kraftaufwand und Energieverschwendung! So erleben wir diesen Menschen am Ende schwach, erschöpft und hoffnungslos verzweifelt.

Geht an die Nerven: überreagierender Mensch

Typ: rot, hitzig, heftig

Überempfindliche, übererregbare, überreizbare Menschen beantworten die kleinste Kränkung, den geringsten Widerspruch, den leichtesten Schmerz mit zorniger, wütender Erregung. Sie sind von hitzigem Temperament, der Hitze unverträglich, wissen im Zorn nicht, was sie tun und wollen, sind schwer zu trösten, und nur eine kalte Dusche und Chamomilla können sie und ihren Ärger besänftigen.

Chamomilla D30

einmalig

↘ Widerspruch, Schmerz

↗ Kälte

Schlägt auf den Magen: nörgeliger Mensch

Typ: blass, intelligent, nörglerisch

Der nervöse, gereizte Mensch, den die Fliege an der Wand stört, der seinen Ärger in sich hineinfrisst und hinunterschluckt, tut dies zusammen mit viel Essen und Durcheinandertrinken, worüber er sich wieder ärgert, weil der Magen drückt, der Stuhl verstopft, das Hirn verkatert. Er sollte nicht vergessen, bevor er in sich hineinzufressen beginnt, Nux vomica hinunterzuschlucken. Das erspart ihm die Folgen seines Tuns und einen ärgerlichen Folgetag.

Nux vomica D30

einmalig

↘ Durcheinander leben

↗ Wärme, außer am Kopf

Schlägt auf den Magen: hektischer Mensch

Typ: hager, hektisch, getrieben

Auch jener schluckt alles hinunter, und der Ärger frisst ein Geschwür in seinen Magen. Er sitzt angespannt und zittrig am Tisch, mit tief gefurchtem Gesicht stopft er seinen Ärger mit Essen in den Bauch hinein. Dieser bläht sich auf wie eine Trommel, die zu zerplatzen droht. Zum Platzen ist auch seiner Seele zumute. Argentum nitricum verhütet sein tatsächliches Zerplatzen.

Argentum nitricum D30

einmalig

↘ Ereignis, Termin

↗ Gegendruck

Schlägt auf die Galle: untersetzter, heftiger Mensch

Bryonia D30

einmalig

🔵 Berührung

🔺 Gegendruck

Typ: rot, rund, kräftig, heftig

Ihm läuft die Galle über, und der Hexenschuss schießt heftig ein, wenn sein langer Geduldsfaden reißt und er die Fassung verliert. Er ist klein, rundlich, rot, kräftig und heftig wie sein Zorn und Ischiasschmerz. Bryonia, wenn in der Folge Gallestau und Ischias ihn plagen.

Schlägt auf die Galle: schlanker, reizbarer Mensch

Colocynthis D4

alle 10 Minuten

🔵 akute Gemüts-
bewegung

🔺 Gegendruck,
Krümmen, Wärme

Typ: blass, kalt, feucht, jähzornig

Ähnlich heftig ist der Zorn jenes Menschen, der sich in der Folge mit heftigen Galle- und Magenschmerzen krümmt. Ärger und Schmerz schießen hinein wie von Messern getrieben, und der Stuhl schießt heraus wie Wasser. Colocynthis verhindert jegliche krümmende Entgleisung.

Mit Zittrigkeit: blasser, stolzer Mensch

Staphisagria D30

bedarfsweise

🔵 verletzter Stolz,
Zuspruch

🔺 sich strecken

Typ: blass/rot, kalt, zittrig, stolz

Dieser kräftig rote, stolze Mensch ärgert sich tatsächlich über seinen Ärger. Trotz Bewusstsein kann er sich die ärgerliche Empfindung nicht verkneifen, wird sein Stolz auch nur geringgradig verletzt. Er schweigt beharrlich, unterdrückt seine Emotionen, so dass sich diese ohne Staphisagria durch Zittern der Hände und Knie einen unnatürlichen Ausweg suchen.

Mit Zittrigkeit: roter, schüchterner Mensch

Gelsemium D30

bedarfsweise

🔵 Aufregung

🔺 massives Harnen

Typ: rot, rund, warm, feucht

Jener an sich gelassene, schüchterne Mensch mit dunkelrot gestautem Gesicht, der nach Ärger und Aufregung am ganzen Körper zittert, sollte vor jeder unangenehmen Begegnung, vor jedem vorauszusehenden, unangenehmen Ereignis Gelsemium nehmen. Wenn Sie ein derartiges Phänomen an sich selbst beobachten, dann werden Sie nach Einnahme der Arznei überrascht sein, denn Sie warten vergeblich auf Ihr gewohntes Zittern. Erscheint es dennoch aufgrund der Heftigkeit des Ereignisses, so bleibt Ihnen eine weitere Gabe zur Besänftigung Ihrer Nerven. Bald werden Sie diese Arznei nicht mehr brauchen.

Depression

Das Dasein liegt im harmonischen Maß der Mitte; das Sosein zeigt sich in der Entgleisung des Daseins. Nur in der existentiellen Not – im Sosein – offenbart sich die derzeitige Verfassung eines Menschen. Die veränderte Orientierung beziehungsweise Orientierungslosigkeit der Welt, der Verlust von Tradition und Religion als Ausdruck tiefsten inneren Haltes und innerer Ordnung, der Verlust von Empfindungen wie Ehre, Ehrfurcht und Würde als Ausdruck äußerer Bestätigung und Anerkennung, verändern das Maß der Mitte.

So erleben wir in dem von innen und außen bedrohten Menschen die Widersprüche zwischen menschlichen Urbedürfnissen sowie inneren und äußeren Versagungen, die Widersprüche zwischen einer Rollenvorstellung, einer Rollenverwirklichung und einem Rollenzwang, den die Gesellschaft auferlegte. Diese Widersprüche ergeben die Konflikte unseres Daseins. Inwieweit diese Bedrohung unser Dasein erschüttern kann, entscheidet unser Wertmaß oder unsere Maßlosigkeit, unsere Haltung oder Haltlosigkeit. Wir können die Konflikte aggressiv gegen uns und unsere Umwelt bekämpfen. Wir können sie regressiv verdrängen und verkümmern. Wir können sie aber auch kreativ lösen und erhalten unser geordnetes Dasein der Mitte.

Durch Enttäuschung, Demütigung
Typ: blass, romantisch, sensibel, tiefe Melancholie

So erleben wir den Verkümmerten in seiner ängstlichen, in sich gekehrten Depression, in den Zuständen des Enttäuschtseins, des Gekränktseins, die er nicht vergessen kann. So erleben wir ihn in seinen Bedürfnissen nach Nähe, nach Zuwendung im Seelisch-Geistigen wie im Körperlich-Sexuellen, in seinem Bedürfnis nach mehr Entfaltung in der Beziehung zum Du. Sein Schicksal, Maß oder Maßlosigkeit, Haltung oder Haltlosigkeit werden zum Beginn eines Erkrankungsprozesses. Seit jener Kränkung ist er krank. Da begann auch die Verstopfung, das Herzklopfen, die Abmagerung, der Kropf, der Diabetes. So erleben wir aber auch, wie er mit Natrium muriaticum seine Ver-

Natrium muriaticum D30
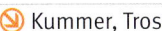

bedarfsweise

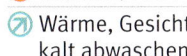 Kummer, Trost

Wärme, Gesicht kalt abwaschen

lassenheit, seine Trostlosigkeit und seine Einsamkeit abstreift zugunsten eines besseren Maßes.

Durch Liebeskummer

Typ: zart, apathisch

Acidum phosphoricum D12

2 × täglich

🔽 Liebeskummer, Licht, Lärm

🔼 Alleinsein, Wärme

Ganz anders der Liebeskummer unserer jungen zarten Menschen. Sie wollen alleingelassen werden, sie wollen Einsamkeit, die sie mit elegischem Seufzen beleben. Schwäche und Erschöpfung, Kummer mit dem Freund, den Eltern, den Lehrern erfüllen ihre grübelnden Gedanken. Acidum phosphoricum, mindestens 4 Wochen lang, wird ihre zuneigenden Lebensgeister wieder erfrischen.

Durch Geschäftssorgen

Typ: blass, errötet

Ambra D3

3 × täglich

🔽 Alltagssorgen

🔼 Bewegung in frischer Luft

Wenn Ihnen durch familiären oder beruflichen Kummer beim Reden der rote Faden entgleitet und Sie verlegen erröten, wenn Sie grübelnd im Bett liegen und nicht einschlafen können, weil die Gedanken sich im Kreise drehen und Sie keinen Ausweg finden, dann nehmen Sie Ambra, bis Sie wieder fließend reden und gelöst schlafen können.

Bei akutem Kummer

Typ: zart, fein, ernst, widersprüchlich

Ignatia D30

einmalig

🔽 Tadel, Schreck, Zuspruch

🔼 lautes Seufzen, Essen, Schlucken

Wenn Ihr Kummer noch frisch ist und Sie eher kapriziös reagieren, mal dies, mal jenes verlangen und sich beleidigt zurückziehen, wenn sie es nicht bekommen, dann sollten Sie Ignatia nehmen, bis der „akute Kummer" verdaut und ihre zarte, durchscheinende Seele gekräftigt ist.

▐ Viele Erscheinungen und Störungen entkräften uns durch Kummer, Sorge, Demütigung, Kränkung und Kranksein. Die Aussichtslosigkeit bedarf der begleitenden Sicht eines Arztes.

Heimweh

→ „Enders' Homöopathie für Kinder", Literatur, S. 342

Heimweh beinhaltet ja nicht nur die Sehnsucht nach Zuhause, wenn wir in der Fremde sind, sondern auch die Sehnsucht, sich endlich irgendwo heimisch zu fühlen. Sowohl eingebettet in die wohlige Sphäre der Familie als auch in die wohltuende Geborgenheit der Schöpfung. Wer von Heimweh zermürbt wird, der ist dem Urvertrauen sehr fern. Nur aus diesem Wissen verstehen wir den Schmerz unserer Kinder.

Rotwangige, schlaffe Kinder

Typ: rot, mollig, träge, frostig

Wer kennt nicht das schüchterne, schlaffe, rotwangige Kind aus dem Ferienlager, den molligen Mops, der vor Heimweh untröstlich vergeht, über unzusammenhängende Beschwerden klagt, das Weinen unterdrückt und nichts mehr isst. Geben Sie Ihrem Kind vor den Ferien schon Capsicum, dann wird es seinen Aufenthalt richtig genießen können.

Capsicum D30

einmalig

🚫 Berührung

↗ Wärme, Bewegung

Blasse, hysterische Kinder

Typ: zart, fein, ernst, widersprüchlich

Fröhlich zieht dieses Kind allein los, neugierig und abenteuerlustig. Doch die gute Laune hält nicht lange an. Wenn den anderen zum Lachen zumute ist, weint es laut, und wenn den anderen zum Weinen ist, lacht es hysterisch. Es weiß nicht mehr, was es eigentlich will, so dass nur Ignatia die Entgleisung seines seelischen Willens in erträgliches Gleichgewicht bringt.

Ignatia D30

bedarfsweise

🚫 Zuspruch

↗ tiefes, lautes Seufzen

Blasse, kummervolle Kinder

Typ: blass, still, sensibel

Kummervoll, niedergeschlagen, seufzend erleben wir das blasse Kind, das sich nach Hause sehnt. Die Lust am Essen, am Spiel, am Abenteuer vergehen im vielen stillen Weinen. Für diesen tiefen Kummer haben wir eine Arznei. Natrium muriaticum wird Ihr Kind die Freude wieder erleben lassen.

Natrium muriaticum D30

einmalig

🚫 Trost

↗ Wärme, kalt abwaschen

GEMÜT & GEIST

Lebensangst

Jeder Mensch hat Angst. Die Angst ist der Hilfeschrei eines haltlosen, maßlosen Menschen nach mystischer Verschmelzung mit der großen Mutter, nach irdener Geborgenheit. Angst vor Neuem, vor Ungewissem, vor der Zukunft, vor drohendem Unheil, vor Krankheit, Dunkelheit und Tod. Der Angstvolle hält unbeweglich fest an dem, was ihm bereits vertraut ist, was er einschätzen kann. Er tauscht den mangelnden Mut zum Erleben mit starren Gegebenheiten, mit versteinerten Prinzipien und mit verkrusteten Wunden, deren Schmerz er nicht mehr als Leiden wahrnimmt. Aber ein Menschenleben ist dem Erleben zugewiesen, will es unbetrogen sich lebendig fühlen. Und der Preis für ein betrogenes Leben ist die Angst.

Den beredten Ausdruck einer Angst erkennen wir am eingefrorenen, grimassenartigen Lächeln. Mit zunehmendem moralischem Verfall unserer Mutter-Kind-Kultur steigern sich die Ängste der Verlassenheit: Angst vor dem Alleinsein, dem Allein-Gelassen-Werden, der Trennung und dem Tod. Sie entspringen alle einer einzigen Thematik: dem zu frühen Verlassen-worden-Sein. Wer in die Schöpfung eingewoben wurde und sich folglich darin eingewoben fühlt, kennt keine Angst.

Plötzlicher, heftiger Anfall

Aconitum D30

in Wasser

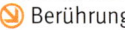 Berührung

Kühle

Typ: hellrot, schlank, unruhig

Es erstaunt uns, wenn ein eher kräftiger, schlanker, eher vollblütiger Mensch plötzlich, unerwartet von heftigen Angstzuständen gerüttelt wird. Trotz hochrotem Gesicht steht ihm der Tod ins Gesicht geschrieben. Heftige Unruhe überfällt ihn, so dass er sich bewegen muss. Er öffnet die Kleider und die Fenster. Sein Herz pocht heftig, und er glaubt, der Infarkt oder der Schlaganfall bedrohe sein Leben. In seiner Angst sucht er nach Menschen, möchte nicht allein sein. Angst unter vielen Menschen, Angst in Kaufhäusern und Kirchen, Angstanfälle bei jedem Wetterwechsel, bei Wind, Sturm und Gewitter, bei Heftigkeit, bei Ärger und Aufregung. Geben Sie einem solchen

Menschen Ihre Nähe, Aconitum in Wasserlösung und lassen Sie ihn alle 5 Minuten einen gewöhnlichen Schluck trinken. Sie nehmen ihm die Angst zu sterben und geben ihm seinen Lebensraum zurück, in dem er atmen kann.

Angst vor Ereignissen, Terminen

Typ: hager, hektisch, getrieben

Ganz anders verhält sich der schlanke, blasse, hektische, überempfindliche Mensch. Er hat Angst vor allem Neuen, vor Begegnungen, vor bevorstehenden Ereignissen; sie lassen sein Herz zerspringen, so dass er es festhalten muss. Er hat Angst vor engen Räumen und engen Straßen, so dass er immer schneller geht und stolpert, als verfolge ihn jemand mit einer Peitsche; Angst, die Zeit verginge zu schnell, so dass er überall zu früh erscheint; Angst über eine Brücke zu gehen, von der er hinunterfallen könnte; Angst, von einem Turm hinunterzuschauen, mit einem Gefühl im Magen, sich hinunterstürzen zu müssen. Argentum nitricum vor jedem solcher angstvollen Ereignisse heilt nicht nur die zittrige Furcht, sie stärkt auch die Unsicherheit in ihm und festigt seine geistigen Fähigkeiten.

Argentum nitricum D30
einmalig
Ereignis, Termin, Höhen
Herz festhalten

Angst vor Alleinsein, Dunkelheit

Typ: rot/blass, zart, frostig, heiter, wechselhaft

Zart und empfindlich wie eine Mimose ist jener Mensch mit Angst beim Alleinsein, in der Dunkelheit, Angst bei Gewittern und bei Heftigkeit. Seine Schwäche bei körperlicher und geistiger Forderung produziert Angst bereits vor solchen Vorhaben. Licht und Gesellschaft beruhigen oder regen sein Gemüt angenehm an. Kinder gehen nicht allein zu Bett, wollen nicht einschlafen (wollen die Augen nicht schließen!) aus Angst vor Gestalten, Geräuschen und Geistern, die ihre lebhafte Phantasie zu ihrer Wirklichkeit gestaltet. Phosphorus, selten gegeben, nimmt ihnen Angst und Erschöpfung.

Phosphorus D30
einmalig
Kälte, Gewitter, Geräusche
Licht, Gesellschaft

245

GEMÜT & GEIST

Todesangst

Arsenicum album D30

in Wasser

🚫 Ereignis, Unordnung

↗ Wärme in jeder Form

Typ: leichenblass, unsicher, pedantisch

Alle blassen, schlanken Menschen leiden unter ihrer Schwäche und Unsicherheit. Je schwächer ein Mensch, desto genauer, desto pingeliger, desto pedantischer wird er. Das sind gute Eigenschaften, wenn sie zur rechten Zeit, am rechten Ort und für das rechte Ziel eingesetzt werden. Der skrupelloseste unter allen Pedanten ist jener, der nicht nur sich, sondern auch seiner Umwelt auf die Nerven geht. Jede innere oder äußere Unordnung bringt Schwäche, Verzweiflung, Unruhe, Angst und Selbstzerfleischung (Krebs) zum Vorschein. Sie gebiert die unruhigste innere Angst mit leichenblassem, kaltem Gesicht wie ein Mensch, der in Ohnmacht zu fallen droht oder kurz darauf tatsächlich vergeht. Die ständigen Sorgen um mangelnde Ordnung treiben ihn am Leben vorbei in die Dunkelheit, in den Tod. Arsenicum album, alle 5 Minuten einen gewöhnlichen Schluck getrunken, führen ihn zurück zu sich selbst und zum Lebenswerten.

Reizbarkeit

Die Reiz- und Anforderungsüberflutung unserer Zeit verwandelt bewegungsfreudige Menschen in nervöse, hektische, überreizte und überforderte Menschen. Selbst unsere Kinder zeigen erhebliche Folgen dieser zivilisatorischen Übertreibungen, falls sie nicht bewusst davor geschützt werden. Glücklicherweise hat die Natur auch Arzneien, um derartige Teufelskreise zu unterbinden.

Die Arbeit türmt sich

Kalium phosphoricum D12

2 × täglich

🚫 nach geistiger Überarbeitung

↗ Ruhe

Typ: kalt, nervös, zittrig, Schwarzseher

Einem Menschen, der so nervös ist, dass er schon beim morgendlichen Erwachen glaubt, die Arbeit stehe wie ein unüberwindlicher Berg vor ihm, und meint, seine Aufgaben „nicht bewältigen zu können", bieten Sie mit Kalium phosphoricum eine mitmenschliche Hilfe an. Wenn diese Arznei trotz Besserung nicht seine gesamte Verfassung heilend beeinflusst, braucht er homöopathischen Rat.

Beine schaukeln ständig

Typ: blass, grau, trocken, nervös

Bei unseren nervösen Kindern entsetzt uns die fahrige Unruhe mit den hampeligen Bewegungsäußerungen. Nun gibt es Kinder, bei denen nur die Beine ständig in Bewegung sind, ständig hin- und herschaukeln. Ihnen fehlt auch die Konzentration für jegliche Beschäftigung. Endlich im Bett, fahren sie mit ihren Beinen Fahrrad, anstatt einzuschlafen. Zincum metallicum wird ihre Hirntätigkeit dämpfen und ordnen.

Zincum metallicum D12

2 × täglich

◐ Überanstrengung, langes Sitzen

◑ Ausscheidungen

Arme und Beine in ständiger Bewegung

Typ: rot, ängstlich, erregt, gehemmt

Bei den meisten Kindern sind nicht nur die Beine hampelig, sondern alle vier Extremitäten, auch die Arme fuchteln ungerichtet in der Luft herum. Die Bastelarbeit findet keine Vollendung, sondern Zerstörung; Schulkinder krakeln ihre Schrift aufs Papier, Mütter verzweifeln. Kalium bromatum wird Kinder und Mütter beruhigen. Sie ist eine wohltuende Arznei, die ich bei meinen eigenen Nachfahren mit Zufriedenheit geprüft habe.

Kalium bromatum D12

2 × täglich

◐ Ereignisse, Stillhalten

◑ Beschäftigung

Hampelmann

Typ: rot, hitzig, unkonzentriert, müde, grimassierend

Wohl der übelste Hampelmann unter allen Kindern ist das alberne Kind, unfähig jeglicher Konzentration. Oft zeigen seine Arme und Beine krampfartige Bewegungen, und seine Augenlider zucken, unrhythmisch aufeinandergepresst. Agaricus nährt das Hirn und setzt dessen Funktion ins rechte Lot.

Agaricus D4

3 × täglich

◐ geistige Überforderung

◑ langsame Bewegung, Blähungsabgang

▌Auch diese Arzneien sind nur eine mitmenschliche Hilfe, die die vorübergehenden Phasen solcher familien- und schulbelastenden Störungen heilen. Jede fortdauernde Verhaltensstörung ist ein tief in der kleinen Person verhafteter Prozess, den nur Ihr Homöopath erfassen und günstig beeinflussen kann.

GEMÜT & GEIST

Schock

Es gibt Umstände, wie zum Beispiel einen Unfall, dessen Folgen Sie mit der bewährten Anwendung, wie zum Beispiel *Arnica*, erfolglos behandeln. Verzweifeln Sie nicht, sondern überlegen Sie, ob nicht der stets begleitende Schock höherwertig einzuschätzen ist als das Ereignis selbst. Meist wird Ihre Überlegung Recht behalten.

Erstarrter, wie gelähmter Mensch

Typ: dunkelrot, bläulich, feucht, schwach

Die dankbarste Schockarznei finden wir in Opium. Der Geschockte ist apathisch, erstarrt, wie gelähmt, und die Spucke bleibt ihm weg.

Opium D30

bedarfsweise

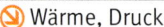 Wärme, Druck

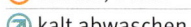 kalt abwaschen

Hysterischer Mensch

Typ: zart, fein, ernst, widersprüchlich

Ob Unfall oder Liebesenttäuschung, die Folgen erscheinen uns eher hysterischer Art. Was immer der Getroffene tut, ist unvoraussagbar, denn er weiß selbst nicht, was er tut. Die Situationskontrolle ist völlig entgleist, so dass ihn ein Umstehender mit Ignatia füttern muss.

Ignatia D30

bedarfsweise

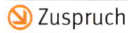 Zuspruch

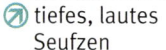 tiefes, lautes Seufzen

Aufgebrachter, zittriger Mensch

Typ: rot, erregt, zittrig

Eher aufgebracht, erregt und zitternd erzählt dieser von seinem Schreck als Zuschauer eines Unfalles oder als Liebesenttäuschter im weitesten Sinne, so dass wir mit Anhalonium seine seelischen Fühler besänftigen.

Anhalonium D30

bedarfsweise

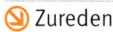 Berührung, Beengung

Zuspruch

Ausgeflippter Mensch

Typ: blass, flucht, spuckt, wütet

Die unkontrollierteste, ausgeflippteste Reaktion erleben wir im Hyoscyamus-Bedürftigen. Höchst erregt, krampfhaft lachend und weinend, stammelt er die inneren Visionen des äußeren Geschehens hervor. Als Beteiligter eines Unfalles flieht er über Feld und Wiesen, ungerichtet nach Hilfe schreiend.

Hyoscyamus D30

bedarfsweise

Zureden

in Ruhe lassen

Schulangst

→ „Enders' Homöopathie für Kinder", Literatur, S. 342

Auch Lehrer haben Angst, in die Schule zu gehen, Angst vor den Schülern, vor unangenehmen Überraschungen seitens bildungsunfähiger Schuldirektion oder erziehungsunfähiger Elternschaft. Wer ist solchen Erwartungen schon gewachsen?!

Zittrige Angst

Typ: rot, rund, warm, feucht

Schüler haben Angst, in die Schule zu gehen. Das ist geläufiger. Angst vor dem unleidlichen, aufbrausenden, ungerechten Lehrer, vor Tadel und Verweis, Angst vor Klassenarbeiten trotz guter Vorbereitung. Wenn Sie sich oder Ihre Kinder und Jugendlichen darin erkennen, geben und nehmen Sie Gelsemium, sobald die Angst Sie überkommt oder schon abends vor dem Schlafen oder morgens nach dem Erwachen. Diese Arznei wird gut wirken, wenn Sie ein eher rundlich gebauter Mensch sind und eher zu Zittrigkeit und Herzklopfen neigen.

Gelsemium D30

einmalig, bedarfsweise wiederholen

🔄 Aufregung

↗ massives Harnen

Stolpernde Angst

Typ: hagerer, hektischer Stolpermann

Der blasse, schlanke, nervös-zittrige, leicht stolpernde Schüler ode Lehrer, dem vor lauter Angst und Aufregung der Magen krampft, dem alles „in die Hose geht" mit Harndrang und Durchfall, diesem wird Argentum nitricum abends und/oder morgens sehr hilfreich sein.

Argentum nitricum D30

einmalig, bedarfsweise wiederholen

🔄 Termine

↗ festhalten

Unruhige Angst

Typ: schlank, blass

Dem sehr schlanken, sehr unruhig-ängstlichen, sehr genauen Schüler wird *Argentum* nicht mehr helfen. Vor jeder Prüfung verbringt er die Nacht auf der Toilette, regelrecht hängend. Totenelend, leichenblass entleert er fortwährend seinen Darm und erbricht, ohne Pause grübelnd, was er noch vergessen haben könnte zu ordnen, zu lernen. Ein beklagenswerter Zustand, für den es glücklicherweise Arsenicum album gibt.

Arsenicum album D30

einmalig, bedarfsweise wiederholen

🔄 Unordnung

↗ Wärme in jeder Form

Mit Herzklopfen

Strophantus D4

alle 10 Minuten

🚫 Erwartungsangst

↗ Zureden

Typ: rot, warm, feucht, zittrig

In jede Schultasche gehört ein Fläschchen Strophantus für den Umstand, dass trotz Vorbehandlung mit vorgenannten Arzneien kurz zuvor das Herz weiterpocht, der Kopf wie leer, die Konzentration unmöglich ist. Strophantus wird die tatsächliche Hirnleistung offenbaren.

Zorn

→ „Enders' Homöopathie für Kinder", Literatur, S. 342

Wer kennt sie nicht die Wutausbrüche unserer Kinder und nahe stehenden Erwachsenen?! Ausgelöst durch Nichtigkeiten. Wesentliches regelt ein Kind mit vernünftiger Gelassenheit, selbst mit Liebreiz, ein Erwachsener weniger. Der Reiz des Widerspruchs hat jedoch viele Auslösungen, die im sozialen Gefüge einer Familienstruktur oder/und im Gefüge der Gesellschaft zu finden sind. Beschränken wir uns auf das Verhalten des Kindes und erraten wir daraus das Bedürfnis für den Erwachsenen.

Rote, unleidliche Kinder

Chamomilla D30

einmalig

🚫 Hitze

↗ getragen, gefahren werden

Typ: rot, hitzig, überreizt, schrill

Sinnlose Wut, auf den Boden stampfen, sich auf den Boden werfen, um sich schlagen. Das Kind ist schwer abzulenken, wirft den angereichten Trost wie Spielzeug oder Bilderbuch durch die Gegend und schreit so lange aus vollem Hals in hitziger, unleidlicher, schriller Tonlage, bis Sie es auf Ihren Arm nehmen und herumtragen, was bei solchem Zorn schon Überwindung kostet. Doch auch das besänftigt nur bis zum folgenden Wutanfall. Trösten Sie sich und Ihr Kind, und geben Sie Chamomilla, um den Frieden im Hause wiederherzustellen.

Rote, mürrische, kummervolle Kinder

Staphisagria D30

einmalig

🚫 Tadel, Widerspruch, Trost

↗ stille Zuwendung

Typ: blass, kalt, mürrisch, empfindlich

Ähnlich übellaunig und mürrisch verhalten sich Kinder mit lange unterdrücktem Zorn, die dann beim geringsten Tadel oder Widerspruch in untröstliche Wutäußerungen verfallen. Die

Reaktionen sind noch heftiger als bei den *Chamomilla*-bedürftigen Kindern. Trost und einfallsreicher Zuspruch verschlimmern nur die Lage. Bevor Sie sich nervlich aufreiben und selbst mit zornigem Geschrei ein Ende herbeiführen wollen, geben Sie Staphisagria, eventuell 2 bis 3 Tage. Dadurch wird sich auch die kindlich-geschlechtliche Überreizbarkeit beruhigen.

Rote, gewalttätige Kinder

Typ: rot, kräftig, funkelnd, aggressiv

Eine letzte Zornessteigerung erleben wir in erschreckend gewalttätigen Äußerungen des Kindes. Die geringste tröstliche Zuneigung erfährt eine unerwartete, unkontrollierbare Antwort, die Spielsachen werden zerstört. Das Kind ist blind vor Wut und braucht Stramonium, eventuell 2 bis 3 Tage, bis sein Gesicht die tiefroten Wangen und Ohren und die Zorn funkelnden Augen verliert und sich gleichzeitig mit dem Gemüt seine geschlechtliche Überreiztheit besänftigt.

Stramonium D30
einmalig
🚫 Berührung, Trost
↗ in Ruhe lassen

Blasse, empfindungslose Kinder

Typ: blass, flucht, spuckt, wütet

Eigenartig, dass fast alle wutentbrannten Kinder gleichzeitig geschlechtlich übererregt sind. Bei Erwachsenen wäre dieser Gedankengang umgekehrt zu folgern! Bei Letzteren wäre es denn verständlich, weniger verzeihlich, wenn sie bei ihren Zorneswallungen obszöne Wortgebilde auf ihre Umgebung loslassen. Wenn Kinder dasselbe tun, haben wir Grund, uns dessen zu schämen. So hochrot die Ohren des vorigen Kindes, so blass ist jenes, das mit Hyoscyamus besänftigt wird. Wild glänzende Augen und eine unbändige Kraft entwickeln aber beide, wenn der Teufel sie reitet.

Hyoscyamus D30
einmalig
🚫 Tadel, Enttäuschung
↗ in Ruhe lassen

Blasse, manische Kinder

Typ: blass, frostig, verkrampft

Noch eben die übelsten Worte um sich schleudernd, hängt es im nächsten Augenblick der Mutter am Hals und küsst sie ab. Und gäbe es Veratrum album nicht, so hätten wir allen Grund, zu verzweifeln. Doch die Arzneien trösten uns!

Veratrum album D30
einmalig
🚫 Wärme, Nähe
↗ Kühle

GEMÜT & GEIST

Geist

Die Gesamtheit der Phänomene des rationalen Denkens liegt in unserem Geist gebettet. Seine Funktionen sind Ausdruck des menschlichen Dranges zur Verwirklichung unserer Werte. Ihre Ergebnisse sind die Wissenschaften, Künste, Religion, Tradition, Technik, Industrie usw. Seine Einzelfunktionen verstehen wir als Auffassung, Begreifen, Lernfähigkeit, Gedächtnis, Wahrnehmung, Phantasie, Intuition, Inspiration, Denken, Erkennen, Unterscheiden und Entscheiden. In diesem Rahmen bewegt sich ein kultivierter, gesunder Mensch.

Dagegen steht die zeitgenössische Verwahrlosung des Geistes durch industriellen Wohlstand. Sie ist gekennzeichnet von mangelndem personalen Fundament, vom Mangel an Verzicht-, Opfer- und Leidensfähigkeit, von Ziellosigkeit, Zügellosigkeit, Hingabe an den Zufall und von verkümmerter Achtung vor sich selbst. Beängstigend hat sie Willensschwäche, Willenlosigkeit, Erkenntnisschwäche, Erkenntnisunlust genährt, was uns zunehmend von verantwortlichem Handeln und schöpferischer Leistung entfernt. Das Heer verlorener Kinder und betrogener Jugendlicher, alle Töchter und Söhne einer unkultivierten Erwachsenen-Ichwelt, sind der Beweis kontinuierlich dahinschmelzenden Geistes. Lauschen Sie einigen Auszügen aus dieser Beweisführung:

Allgemeine Müdigkeit

Früher nannten wir die Jugendlichen „die müde Generation". Heute sind alle Generationen müde. Der Perfektionismus, mit dem wir unsere materiellen Wunschvorstellungen angehen, mit dem wir unsere Erwartungshaltungen füttern, tötet unsere Lust zur Arbeit, unsere Lust an Liebe, unsere Lust am Leben. Wir werden lustlos, matt und müde. Fernsehen, Futtern und Ficken saugen wir uns zur Ablenkung aus den Fingern, nur um einem harmonischen Wach-Schlafrhythmus zu entgehen.

Schließlich könnten wir „was verpassen", etwas, das durch geordneten Schlaf und damit einhergehendem Kontrollverlust unserer leiblich-materiellen Wünsche aus dem persönlichen Bewusstsein gelöscht wird. Das ständige Tagesbewusstsein ist immer von leiblicher, seelischer und geistiger Müdigkeit begleitet, weil es einem abbauenden Nervenprozess unterliegt. Nur der Schlaf baut wieder auf! Frage mich, wer leidet in diesem Stress eigentlich am meisten? Klar ist nur eines. Wir müssen fit sein! Also, merken Sie sich gut, was die Homöopathie in petto hat.

Bewährter Wachhalter
Typ: rot/aschfahl, gedunsen

Zunächst verrate ich Ihnen einen bewährten Wachhalter, wenn Sie in bereits gestresstem Zustand noch einen Verhandlungstermin wahrnehmen, einem „Geschäftsessen" beiwohnen oder sich einer Heimfahrt über die Autobahn unterwerfen müssen. Wenn die Augen aber so langsam zufallen, der Bauch sich zur Trommel bläht und keine verklemmten Winde sich mehr nach außen bewegen. Nux moschata könnte die Lösung sein. Einfach ausprobieren!

Nux moschata D4
bedarfsweise
🜂 Übermüdung
🜁 heiße Getränke

Bei stockendem Stoffwechsel
Typ: blass, kalt, erschöpft

Zu viel Arbeit, zu viel Stress, zu viel fettes Frustessen! Wie soll das unser Stoffwechsel noch verarbeiten. Auch er ist nur menschlich und macht halt nicht mehr mit. Alles stockt: das Atmen, der Kreislauf, die Verdauung. In der Folge unterstreichen Blähungen und Völle die Oberbauchlastigkeit, der Nacken krampft, das Hirn dröhnt, die Seele ist am Ende ihrer Gefühlsfähigkeit. Gönnen Sie sich ruhevollen Schlaf und vorher Carbo vegetabilis, damit das Lebensfeuer und das Feuer des Stoffwechsels wieder in Schwung kommen.

Carbo vegetabilis D30
einmalig
🜂 geistige Überanstrengung, Schwüle, fette Speisen
🜁 Luft zufächeln, Aufstoßen

GEMÜT & GEIST

Cocculus D12

am Morgen nach
abendlicher Fernseh-
orgie

🔅 Übernächtigung

↗ Wärme, Ruhe

Nach zu viel Fernsehen
Typ: blass, kalt, hirnmüde, schusselig

Hampelig und unkonzentriert ist der Marathon-Fernsehspezia-
list. Nach schlafgestörten Nächten fühlt er, wie sich die Müdigkeit in seinem Kopf wie eine gähnende Leere einschleicht. Wie
verkatert, dusselig und schusselig sitzt er über seinen Pflichten
und Aufgaben. Beißt auf seinem Kugelschreiber herum, schaut
in der Luft herum, blättert, nach Eingebung suchend, hie und
da in Büchern, Broschüren, Pamphleten, schmeißt endlich den
Whisky, die Kaffeetasse oder das Glas Milch um. Hm, aufwi-
schen oder Cocculus schlucken? Das ist seine Frage. Letztlich
entscheidet er sich für die Arznei.

Phosphorus D30

1 × täglich

🔅 Anstrengung

↗ Ruhen, Frischluft

Nach geistiger Überanstrengung
Typ: rot/blass, zart, frostig

Lassen Sie sich nicht unterkriegen! Nach einer bestimmten Zeit
ist das Gehirn eben erschöpft. Das Gelesene geht nicht mehr
rein. Und was noch rauskommt, ist nicht das Tollste. Besonders in Zeiten großer Arbeitsdrängelei zu Haus, im Büro oder
in der Schule. Schließlich wollen die Chefs, Eltern, Lehrer und
Schulverwaltungshengste mit ruhigem Gewissen in die Ferien
fahren. Also, erst mal hinlegen, ruhen und Phosphorus einnehmen. Dann werden Sie – im Angesicht Ihrer heiligen Verantwortung – nicht totenblass die letzten Energien versprühen.
Erstaunlich, welche Reserven da noch locker werden. Jauchzet,
himmlische Musen!

Helleborus D6

3 × täglich

🔅 reden

↗ in Ruhe lassen

Bei ausgelaugtem Gehirn
Typ: blass, kalt, ausdruckslos

Na ja, wenn es einer aufgegeben hat, dann der hier. „Null-
Bock", sag' ich Ihnen. Und genau so ausdruckslos schaut er aus
der Wäsche. Babygesicht und nach oben gezogene, gerunzelte
Stirn wie ein Dauerfragezeichen. Er döst nur noch schweigend
vor sich hin, weist jede Hilfe ab. Auf Fragen der Chefs, der Eltern, der Lehrer antwortet er langsam oder dümmlich oder
beides, so mühsam wie Helleborus seine Hirnfunktionen wieder in Gang setzen könnte.

Erschöpfung

Erschöpfung ist ein zeitgenössisches Phänomen. Es sind die unruhigen, nervösen, hektischen Menschen, die Opfer einer Gesellschaftserwartung oder Opfer ihrer eigenen Lebenserwartung sind, was so ziemlich denselben Prozess voraussetzt. Es sind diejenigen Menschen, die – völlig unauthentisch – ihr Selbst aufgegeben haben, ihr Leben rational verplanen und irrational am Leben vorbeileben. Mit fast allem werden sie fertig, nur nicht mit sich selbst.

Mit Gleichgültigkeit

Typ: zart, apathisch

Ein solches Unleben kostet viel Kraft, es treibt den Menschen an den Rand seiner Minimalreserven. Dann verfällt er ins geliebte Gegenteil, in ausgebrannte Gleichgültigkeit allen Lebensregungen und allen Lieben gegenüber, weil die Sorgen, der Kummer im Gefolge nicht ausbleiben. Es gilt, solche Warnzeichen ernst und Acidum phosphoricum einzunehmen, um ihn vor chronischen Durchfällen zu bewahren und um seine Lebensgeister diesmal mit umgekehrten Vorzeichen wieder zu beflügeln. Wird seine Beflügelung wegen Lernunwilligkeit wiederholt gestutzt, wird er eines Tages *Natrium muriaticum* brauchen.

Acidum phosphoricum D12

2 × täglich

🔵 bei Liebeskummer, Licht, Lärm

↗ Alleinsein, Wärme

Mit Gereiztheit

Typ: blass, intelligent, mürrisch

Ein übergewissenhafter Lebensplaner, ein besessener Arbeitsmensch ist – wie eine Weide im Nebel – immer von Trauer umgeben. Dauertrauer erschöpft in der Tat. Gelassene bedauern eingedenk seiner möglichen kreativen Intelligenz – die vorherrschende nörgelige Gereiztheit im Unterton seiner Lebensäußerungen. Selbst noch beim Bedürfnis, sich erholen zu wollen. Werfen Sie ihm Nux vomica auf die Zunge oder die Flasche an den Kopf, damit er endlich Ruhe gibt. Sollte ihn das nicht zur Vernunft bringen, wird er künftig die Einnahme von *Sepia* nicht umgehen können.

Nux vomica D30

einmalig, bedarfsweise wiederholen

🔵 Erfolgsstreben, Durcheinander, Einengung

↗ Wärme außer am Kopf

GEMÜT & GEIST

Mit unruhiger Angst

Arsenicum album D30

1 × täglich bis zur Besserung

🌀 Ordnungssucht

↗ Ruhe, Wärme

Typ: blass, zart, gütig, pedantisch

Die Kontrolle über eine gewissenhafte Planung und Ordnung gibt diesem Menschen den Anstrich zwanghaften Handelns. Skrupellosigkeit und Güte, die er gleichermaßen planerisch verwaltet, zwingen ihn letztlich zum Ruhe schöpfenden Rückzug, der allerdings von unruhigen Ängsten erfüllt ist und sich erst mit Arsenicum album erholsam gestalten lässt. Wird er den liebenden Umgang mit sich selbst nicht erlernen, wird ihn vielleicht *Sulfur* auf den erlösenden Weg hinweisen.

Mit unruhigen Nerven

Tarantula hispanica D12

2 × täglich

🌀 Berührung, Druck

↗ rhythmische Musik, im Schlaf

Typ: blass, kalt, wütend

Falls dieser Mensch – vor allem Kinder und Politiker – nicht schon gewalttätig ist, begegnen wir ihm in einem Stadium, in dem er seine Kräfte noch schöpferisch kanalisieren kann, aber trotzdem nicht ohne innere Getriebenheit zuweilen erschöpft. Nie hat er Ruhe im Hintern, und falls er im Sportstudio bereits sein Überleben trainiert, anstatt das Leben als Mysterium zu erfahren, beruhigen Sie ihn mit Tarantula hispanica, damit er endlich aufhört, das Leben als Problem lösen zu wollen. Ansonsten wird ihm Luesinum wohl bekommen.

> ▮ Jeder irrationalen Selbstzerstörung steht die Möglichkeit zu kreativem Handeln zur Seite. Nichts ist so schlecht, dass es nicht auch Gutes beinhaltet.

Konzentrationsabfall

Unter Konzentration verstehen wir, unsere Sinne zusammenzunehmen, das Viele auf einen Punkt zu bringen, das Wesentliche herauszuschälen. Innere Ruhe, äußere Stille und die Gelassenheit des Herzens sind ihre Voraussetzungen. Der Konzentration entgegen wirken die Anhäufung stressiger Termine, Klassenarbeiten, Hausarbeit – kurzerhand Leistungsdruck. Durch das Getriebensein und das Sich-Antreiben-Lassen verblasst die Aufmerksamkeit dem Augenblick gegenüber. Wir verfallen dem

Schmerz dieser Welt: Zeitmangel und Langeweile auf der Suche nach sinnloser Handlung, „action" genannt.

Das sind unsere Kinder und Erwachsenen, die immer in Bewegung sind und doch nie etwas zustande bringen. Denken wir an den kleinen Manager, der hoch hinaus will; an unsere legasthenischen Schulkinder und Jugendlichen, denen durch Eltern und Lehrer der Mythos geraubt und durch Notenleistung und Nachhilfe ersetzt wird.

„Hirnfutter" für Hirnmüde

Typ: rot, hitzig, unkonzentriert, müde, grimassiert

Da sitzt man über seiner Arbeit, kaut auf den Lippen herum, denkt: „Eingebung, verlass mich nicht", und nichts rührt sich. Kein erleuchtender Genius. Klar doch, jede Ablenkung ist ein Genuss. Herumalbern, Grimassen schneiden, blödeln und trödeln sind der Ausdruck ausbleibender Erleuchtung. Bis es zur Gewohnheit wird. Dann geht nichts mehr rein ins Hirn, da ist es einfach ausgelaugt. Aber Agaricus erfrischt die Hirnwindungen, füttert die Konzentration. Die Arznei ist sozusagen das gelobte „Hirnfutter" für im Stress erbleichte, grimassierende Schüler, Studenten, Manager, Politiker und Unternehmer.

Agaricus D4

3 × täglich

🔄 geistige Überforderung

↗ Ablenkung

Verwirrung

Dem Leben abgewandt

Typ: blass, flucht, spuckt, wütet

Immer wieder fragen mich Patienten, ob es nicht „etwas gäbe" für ihre Mutter und Tante, ihren Vater und Onkel oder für den Opa und die Oma, die recht plötzlich „wirres Zeug" reden, vor sich hinmurmeln, sich abwendend in eine Ecke starren, das Bett nicht mehr verlassen wollen und ihren Kot an die Wände schmieren. Mit Hyoscyamus durften wir in der Regel die Zuwendung zum Leben wieder erfahren. Das ist tröstlich!

Hyoscyamus D30

1 × täglich bis zur Besserung

🔄 Enttäuschung, Schock

↗ in Ruhe lassen

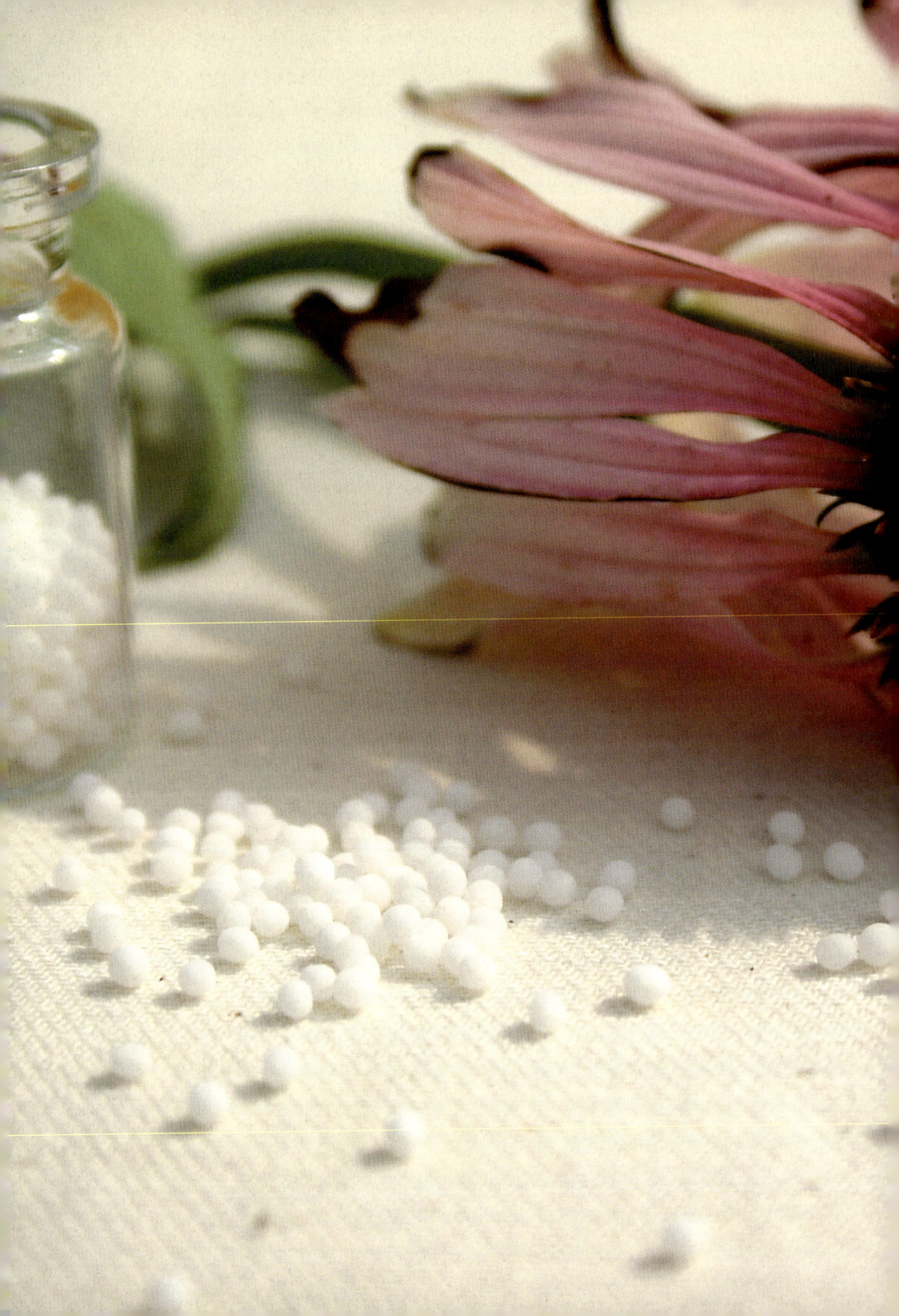

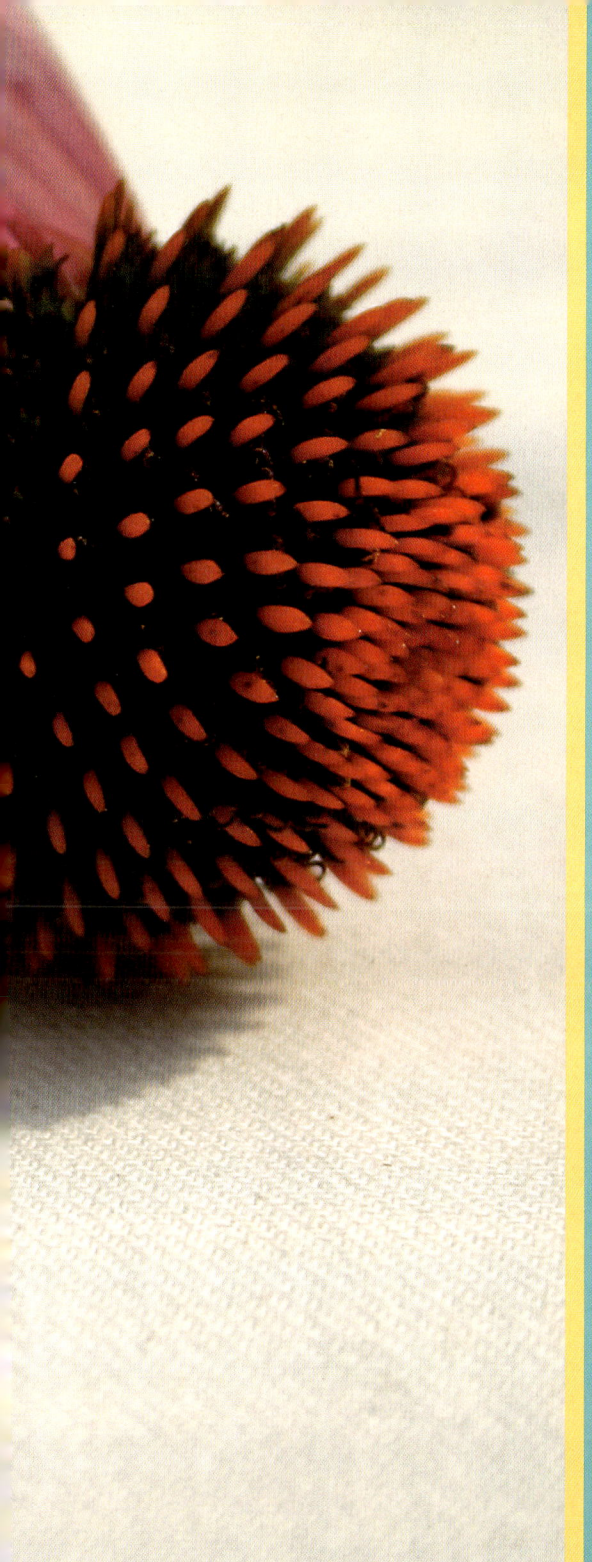

Die Arznei

Alle für Sie wesentlichen Arzneien finden Sie hier alphabetisch aufgeführt mit klar gegliederten Abschnitten über Herkunft, Wirkung, Anwendung, Modalität und zur Person. Die Dosierungsanleitung in der Marginalspalte enthält genaue Angaben zur Potenzhöhe und zur Art der Verabreichung.

Acidum hydrocyanicum

Herkunft Aus der *Blausäure*.

Wirkung Auf die Zellatmung, Atemzentrum, Vasomotorenzentrum mit zunächst Verlangsamung der Atmung und Herztätigkeit.

Anwendung Schlagartig einsetzende, lebensbedrohliche, ohnmachtsartige Zustände bei herz-, lungen- und stoffwechselkranken Menschen.

Allgemeines Wichtige Notfallarznei für ohnmachtsartige Zustände bei chronischen Krankheiten.

Lokale Beschwerden Asthma, Diabetes, Embolie, Tetanie, Epilepsie, Schlaganfall oder Folgebeschwerden von Hitze und Sonnenbestrahlung.

Modalitäten Essen bessert das Allgemeinbefinden.

Person Mit einem lauten Aufschrei bricht der Bedürftige zusammen, zuckt und krampft, die Haut ist blass-blau und eiskalt, die Lippen sind schaumumrandet, Stuhl und Urin lässt er unter sich.

Acidum muriaticum (hydrochloricum)

Herkunft Aus der *Salzsäure*.

Wirkung Auf die Schleimhäute der Verdauungswege und auf das Blut.

Anwendung Mundfäule, zu wenig Magensäure, Durchfall, blutende Hämorrhoiden.

Allgemeines Die leicht verdampfende Salzsäure reizt im Vergiftungsfall insbesondere die Schleimhäute. Wenn wir uns durch sie verwunden, riecht alles übel, faul und scharf.

Lokale Beschwerden Zu wenig Magensäure; dadurch übel stinkender Mundgeruch mit faulem, scharfem und ranzigem Aufstoßen. Im Bauch gluckert und rumpelt es. Die Absonderungen aus dem Darm und After – Durchfall und Schleim – riechen scharf, faulig und übel. Hämorrhoiden schweißen und bluten, der Enddarm fällt aus Schwäche mit dem Stuhl aus dem After.

Modalitäten Schlimmer morgens, abends, durch Druck, Berührung; besser bei Ruhe, Wärme.

Person Schwach, wird immer schwächer, besonders bei chronischer Grunderkrankung.

Acidum nitricum

Herkunft Aus der *Salpetersäure*.

Wirkung Tief greifende Schleimhautarznei.

Anwendung Bei Schleimhautkatarrhen mit scharfer, übel riechender Absonderung, mit Neigung zur Blutung sowie zu Geschwüren und Fisteln. Besonderer Angriffspunkt ist der Übergang von Haut zu Schleimhaut: Augenwinkel, Naseneingang, Mundwinkel, Scheide, Penis, After.

Allgemeines Die begleitenden Schmerzen sind von stechendem Charakter, wie von einem Holzsplitter herrührend.

Lokale Beschwerden Mandelentzündung bei Scharlach, Mittelohrentzündung, eiternde, übel riechende Katarrhe, Wunden und Fisteln.

Modalitäten Nachts verschlimmern sich die Beschwerden und lindern sich auf Wärme, obwohl der ganze Mensch keine Hitze verträgt.

Person Der Mensch dahinter neigt zu heftiger Wut und heftigem Fluchen.

Dosierung

D6: 3 × 5 Kügelchen täglich, mindestens 15 Minuten vor dem Essen auf der Zunge zergehen lassen.

Acidum phosphoricum

Herkunft Aus der *Phosphorsäure*.

Wirkung Auf die Nervenzellen.

Anwendung Bei seelischer und geistiger Erschöpfung mit ausgesprochener Schwäche, Mattigkeit und gefühlsmäßiger Teilnahmslosigkeit an der Umwelt; Haarausfall, chronischer Durchfall.

Allgemeines Ursache für eine solche Erschöpfbarkeit ist Liebeskummer im weitesten Sinne.

Dosierung

D12: 2 × 5 Kügelchen täglich, mindestens 15 Minuten vor dem Essen auf der Zunge zergehen lassen.

Lokale Beschwerden Müde, lustlos, teilnahmslos; schwächende Schweiße nachts.

Modalitäten Schlimmer nachts, grelles Licht, laute Musik; besser in Ruhe, Zurückgezogenheit, Wärme.

Person Besonders bereits geschwächte, zarte Kinder und Jugendliche, die ihren Kummer nicht mehr allein verarbeiten können. Trotzdem wollen sie allein gelassen werden, suchen die Einsamkeit, worin sie wehmütig seufzen. Kummer über den Freund, die Freundin, die Eltern, die Lehrer erfüllen ihre Gedanken, die ihnen den Schlaf rauben.

Acidum sulfuricum

Dosierung

D3: anfangs 5 Kügelchen jede Stunde bis zur Besserung, danach 3 × 5 Kügelchen täglich, mindestens 15 Minuten vor dem Essen auf der Zunge zergehen lassen.

Herkunft Aus der *Schwefelsäure*.

Wirkung Auf die kleinen und großen Gefäße, auf Haut und Schleimhäute.

Anwendung Bluterguss, Spontanblutungen unter der Haut bei brüchigen Gefäßen, Blutern und Alkoholikern; Krampfadern, Schweißausbrüche.

Allgemeines Die kleinen Blutgefäße sind brüchig und durchlässig für Blut. Entscheidend für die Arzneiwahl sind der ausgefranste Rand des Blutergusses (im Gegensatz zum glatten Rand bei *Ledum*) und eine glasige Schwellung.

Lokale Beschwerden Bluterguss, hervorgerufen durch einfache Verletzung am Körper, durch eine heftigere Verletzung am Auge (Brillenhämatom, Boxerauge) oder durch eine Verstauchung am Knöchel mit nachfolgender Blutung. Spontane Unterhautblutungen bei bestimmten Erkrankungen (Bluter, Alkoholiker, bläulich schimmernde Krampfadern) können dieser Arznei ebenfalls bedürfen.

Modalitäten Ein warmer Umschlag lindert die Schmerzen des Blutergusses.

Person Keine Besonderheit bei Blutergüssen. Ansonsten sollten eher kräftige Frauen in den Wechseljahren an diese Arznei denken, die von Hitzewallungen mit erschöpfenden Schweißen, wie mit Wasser übergossen, geplagt werden.

Aconitum

Herkunft Aus dem *blauen Eisenbart* oder *Sturmhut*.

Wirkung Auf die arteriellen Blutgefäße und auf die Nerven.

Anwendung Entzündungen, Fieber, Grippe, Halsschmerzen, Herzattacke, Gallenkolik, plötzliche Angstzustände, Schlafstörungen mit Angst.

Allgemeines Wie der Volksname uns verrät, wird diese Arznei bei stürmischen Beschwerden angewandt; so ist sie unsere erste Arznei für allerlei plötzliche Störungen mit heftigem Beginn der Schmerzen.

Lokale Beschwerden War man eben noch gesund, beginnen im nächsten Augenblick stürmische Beschwerden. Das Fieber steigt rasch, der Körper fühlt sich heiß und trocken an. Das grippige Gefühl beginnt mit heftigem Frost und klopfendem Stirnkopfweh, der Schnupfen mit heißer, trockener, dick geschwollener, verstopfter, kitzelnder oder brennender Nase und das Halsweh beginnt ebenso brennend.

Modalitäten Verlangt nach kühler, frischer Luft und nach reichlich kühlem Wasser.

Person Unruhiges Getriebensein bis hin zu panischer Todesangst kennzeichnet den Erkrankten. Er liebt es indes, wenn Sie beruhigend seine Hand halten.

Dosierung

D30: 5 Kügelchen bei Bedarf auf der Zunge zergehen lassen oder 10 Kügelchen in ¼ Liter Leitungswasser mit einem Plastiklöffel verkleppern und alle 5 Minuten einen kleinen Schluck trinken, bis der akute Zustand sich beruhigt.

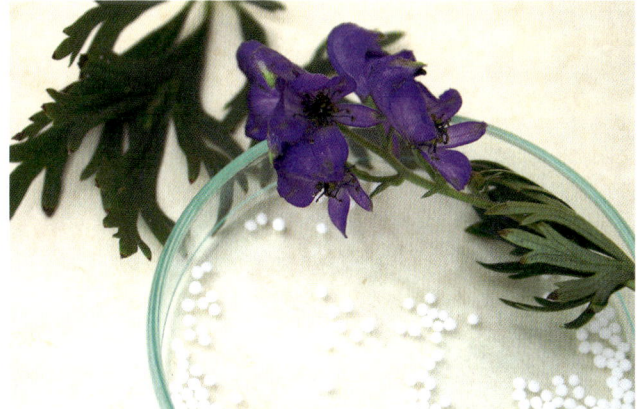

Allium cepa

Dosierung

D3: anfangs 5 Kügelchen alle 10 Minuten oder jede Stunde bis zur Besserung, danach 3 × 5 Kügelchen täglich, mindestens 15 Minuten vor dem Essen auf der Zunge zergehen lassen.

Herkunft Aus der einheimischen *Küchenzwiebel*.

Wirkung Besonders reizend auf die Schleimhäute.

Anwendung Fließschnupfen, Heuschnupfen, Blasenlaufen.

Allgemeines Wenn wir Zwiebeln schneiden, tropft uns bald die Nase, die Augen brennen und tränen, so dass wir das Fenster weit öffnen.

Lokale Beschwerden Fließschnupfen – auch allergisch bedingt – mit reichlich wässrigem, ätzendem, wund machendem Nasenfluss und mildem Tränenfluss, der sich im warmen Zimmer verschlimmert und an der frischen, kühlen Luft bessert. Dabei wird einem ganz heiß, und die Hitze pocht im Gesicht. Blasen an den Füßen durch ungünstiges Schuhwerk oder durch langes Wandern.

Modalitäten Schlimmer im warmen Zimmer, besser an frischer Luft.

Person Für jeden Menschen geeignet; jedoch besonders für *Phosphor*-Menschen.

Aloe

Dosierung

D6: anfangs 5 Kügelchen jede Stunde bis zur Besserung, danach 3 × 5 täglich, 15 Minuten vor dem Essen auf der Zunge zergehen lassen.

Herkunft Aus den Blättern der südafrikanischen *Aloe*.

Wirkung Auf die Schleimhäute des Dickdarms.

Anwendung Bei Durchfall mit viel Winden, traubenförmige Hämorrhoiden.

Allgemeines Eine der wichtigsten Reisearzneien!

Lokale Beschwerden Explosionsartige Durchfälle nach Kostumstellung oder Klimawechsel auf Reisen oder auch zu Hause mit Völlegefühl und kollernden Blähungen im Bauch. Ein heftiger Drang sitzt wie ein Pflock im After, treibt morgens aus dem Bett oder zwingt nach jedem Essen und Trinken, zur Toilette zu rennen; man weiß nicht, ob dort eine Blähung oder Stuhl sitzt, da ein Unsicherheitsgefühl im After die notwendige Unterscheidung verhindert. Der wegspritzende Durchfall selbst erleichtert den Bauch, der Leidende fühlt sich aber schwach. Meist hängen gleichzeitig juckende, brennende Hämorrhoiden wie pralle, rote Trauben aus dem After.

Modalitäten Durchfall beim Erwachen, nach Essen und Trinken; Kälte bessert die Hämorrhoiden.

Person Im Allgemeinen kräftige Menschen; notfalls auf jeden zutreffend.

Ammonium bromatum

Herkunft Aus kristallisiertem *Ammoniumbromid*.

Wirkung Auf die Schleimhäute der unteren Atemwege.

Anwendung Ständiger Kehlkopf- und Rachenkatarrh; tief sitzender, trockener Husten.

Allgemeines Die Arznei ist einzusetzen, wenn der Husten nicht ausheilen will.

Lokale Beschwerden Trockener, wunder, krampfartiger Husten im Rachen und hinter dem Brustbein. Der Hals ist meist heiser, kitzelt, und klebriger, weißer Schleim wird ausgeräuspert. Immer wieder plötzliche, kurze Hustenattacken mit Erstickungsgefühl.

Modalitäten Vor allem nachts, teils schon beim Niederlegen und um 3 bis 4 Uhr morgens. Bettwärme oder Zimmerwärme verschlimmern den Zustand, während kleine Schlucke kalten Wassers lindern.

Person Eher kräftig, hitzeempfindlich.

Dosierung

D4: anfangs 5 Kügelchen jede Stunde bis zur Besserung, danach 3 × 5 Kügelchen täglich, mindestens 15 Minuten vor dem Essen auf der Zunge zergehen lassen, oder 5 Kügelchen nach jedem Hustenanfall.

Ammonium carbonicum

Herkunft Aus dem *Ammoniak*.

Wirkung Auf das Herz- und Kreislaufzentrum im Gehirn. Im Körper fällt es als Stoffwechselprodukt an und wird als Harnstoff über die Niere ausgeschieden. Ist diese Fähigkeit gestört oder ist die Kost bei dicklichen Menschen zu eiweißreich, kommt es zu Stoffwechselstörungen mit Fettsucht, Herz-, Lungenstau, Diabetes usw. Der Harnstoff wird hierbei über die Bronchien ausgeschieden, was seine Beziehung zu den Atmungsorganen erklärt.

Dosierung

D4: 3 × 5 Kügelchen täglich, mindestens 15 Minuten vor dem Essen auf der Zunge zergehen lassen; im Notfall bis zu 5 Kügelchen stündlich.

Anwendung Das Hustensekret sitzt tief unten in den Bronchien und will sich nicht lösen.

Allgemeines Die Arznei ist wie bei *Ammonium bromatum* angezeigt, nur sitzt das Hustensekret tiefer unten in den Bronchien und will sich nicht lösen.

Lokale Beschwerden Hustenstöße, Herz, Kreislauf und Allgemeinzustand werden immer schwächer. Bei Kindern, alten Menschen und fetten, schlaffen, wassersüchtigen Frauen mit chronischer Bronchitis, Kreislaufschwäche, Herzklopfen und Atemnot besonders bewährt.

Modalitäten Der Husten verschlimmert sich beim Eintritt in ein warmes Zimmer oder bei schwülem Wetter. Die allgemeine Schwäche wird durch raues, nasskaltes Wetter und nach langem Ruhen, um 3 Uhr und beim Erwachen morgens, noch schwächer. Trübwetter bedrückt das Gemüt.

Person Blass, schlaff, korpulent mit wässrigem Gewebe.

Antimonium crudum

Dosierung

D4: anfangs 5 Kügelchen alle 2 Stunden bis zur Besserung, später 2 × 5 Kügelchen täglich, mindestens 15 Minuten vor dem Essen auf der Zunge zergehen lassen.

D30: 5 Kügelchen bedarfsweise oder alle 2 Stunden, je nach Beschwerden.

Herkunft Aus dem *Grauspießglanz*.

Wirkung Auf die Haut und auf die Schleimhäute des Verdauungstraktes.

Anwendung Sommergrippe mit Verdauungsproblemen, verdorbener Magen, Aufstoßen, Blähbauch, Durchfall; verhornte Warzen an den Händen, Schwielen und Warzen auf den Fußsohlen, Hühneraugen.

Allgemeines Maßgebend für den Bedarf an dieser Arznei ist eine dick weiß belegte Zunge, als sei sie mit Kalk angestrichen. Auch wenn der Magen drückt nach zu viel gutem Essen oder nach Genus von Saurem, ist die belegte Zunge ausschlaggebend.

Lokale Beschwerden Grippige Empfindungen wie Fieber, Schnupfen, Husten, Magenweh oder Durchfall.

Modalitäten Verschlimmernder Einfluss von Kälte im heißen Sommer, zum Beispiel Schwimmen in kaltem Wasser, eine kalte Dusche oder ein kühler Abend.

Person Rüpelhafte, laut rülpsende, gichtige Menschen jeden Alters; mürrisch, übel gelaunt höchst abweisend und meist zu wohlgenährt.

Apis

Herkunft Aus dem Gift der *Honigbiene*.
Wirkung Auf Blut- und Lymphgefäße.
Anwendung Durstloses Fieber, erstes Entzündungsstadium, Allergien, Nesselsucht, Quincke-Ödem, Insektenstiche, Sonnenstich, Asthma.

Dosierung

D4: anfangs 5 Kügelchen alle 10 Minuten oder stündlich bis 2-stündlich, später 3 × 5 Kügelchen täglich auf der Zunge zergehen lassen.

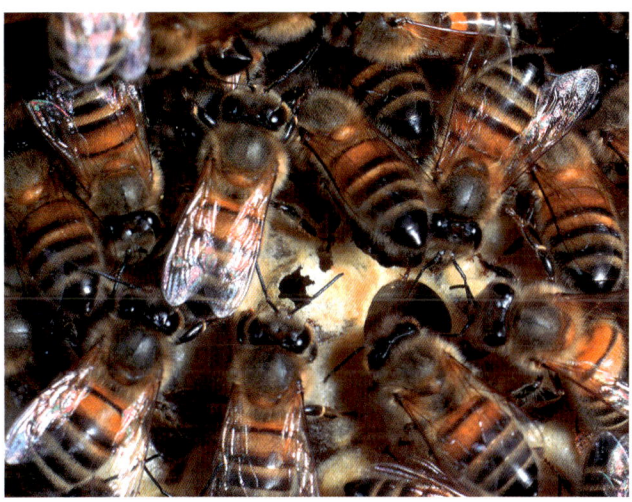

Allgemeines Folgt bei Fieber gut nach Aconitum oder nach Belladonna, erste Arznei bei allen Allergien und Entzündungen mit Schwellung der Haut oder Schleimhäute.
Lokale Beschwerden Entzündliche Beschwerden des Halses oder anderer Häute und Schleimhäute wie infolge eines Bienenstiches: Es sticht, brennt, schwillt hellrot an, ist trockenheiß und sehr berührungsempfindlich.
Modalitäten Kühle lindert.
Person Ungewöhnlicherweise praktisch durstlos, sehr ruhelos und benommen im Kopf.

D30: je nach Beschwerden 5 Kügelchen bei Bedarf oder alle 5 bis 10 Minuten oder stündlich bis 2-stündlich auf der Zunge zergehen lassen oder 10 Kügelchen in ¼ Liter Leitungswasser mit einem Plastiklöffel verkleppern und alle 5 Minuten 1 kleinen Schluck trinken, bis der akute Zustand sich beruhigt.

267

Argentum nitricum

Dosierung

D12: 2 × 5 Kügelchen täglich, mindestens 15 Minuten vor dem Essen auf der Zunge zergehen lassen.

D30: 5 Kügelchen bedarfsweise oder vor Ereignissen oder 10 Kügelchen in ¼ Liter Leitungswasser mit einem Plastiklöffel verkleppern und alle 5 Minuten 1 kleinen Schluck trinken, bis der akute Zustand sich

Herkunft Aus dem *Silbernitrat*, das uns als *Höllenstein* bekannt ist.

Wirkung Auf die übererregten Nerven, sowohl im Hirn als auch im Magen.

Anwendung Halsschmerzen, Heiserkeit; Magenkrämpfe, Völlegefühle; nervöses Herzklopfen, Blasendrang und Durchfall vor Aufregung.

Allgemeines Sie ist eine unserer besten Arzneien bei Prüfungsangst und Erwartungsspannung.

Lokale Beschwerden Ständiges nervöses Hüsteln und Räuspern. Bei Halsschmerzen: Gefühl eines Splitters im rauen Rachen, gelber, zäher Schleim wird ausgeräuspert; Stimme rau belegt, sie versagt. Das Herz zerspringt, Hände und Knie zittern, so dass Sie sich setzen müssen. Der Magen krampft, bläht sich wie eine Trommel auf, besonders nach Ärger, Aufregung und nach den geliebten Süßigkeiten. Die Blase drängt nach Entleerung, der nervöse Durchfall geht in die Hose.

Modalitäten Schlimmer vor Ereignissen; besser durch Gegendruck und Festhalten.

Person Kinder, Jugendliche und Erwachsene sind hager, schlank, blass, hektisch, übernervös, zittrig, überempfindlich, ängstlich, unsicher und depressiv. Angst beherrscht ihr Wesen bei allem, was ihnen bevorsteht. Bei jedem Ereignis, bei jeder Begegnung, bei jeder Prüfung. Alles müssen sie festhalten: Kopf, Herz, Magen, Arme und Beine.

Arnica

Herkunft Aus dem getrockneten Wurzelstock des *Bergwohlverleihs*.

Wirkung Auf die Blutgefäße und auf verletztes Gewebe.

Anwendung Alle Formen der Verletzung, Sonnenbrand, Herzbeschwerden, Bluthochdruck, Schlaganfall, arterielle Durchblutungsstörungen, arterielle Blutungen.

Allgemeines Erstes Mittel bei Verletzungen jeder Art, äußerlich oder innerlich, offen oder geschlossen – und das nicht nur in den Bergen, wie der Volksname nahe legt.

Lokale Beschwerden Wie zerbrochen, zertrümmert, zerquetscht: nach Zahnziehen, Geburt, Gehirnerschütterung, Verstauchung, Operation, Schlaganfall, Herzinfarkt, Verkalkung der Arterien, Sonnenbrand, Überanstrengung.

Modalitäten Bewegung und Berührung verschlimmern, will in Ruhe liegen.

Person Jeder Verletzte wird weich gebettet, wird transportiert, wird fortbewegt, obwohl er selbst nicht fortbewegt werden möchte! Er ist voller Unruhe, bewegt sich ständig im Bett, so gut er kann, möchte sich bewegen und kann nicht, will seine Ruhe und lehnt Hilfe ab. Alles ist zu hart, zu eng, zu belastend, jede Lage – auch sein Leben. Im Allgemeinen sind es kräftige, rote, sportliche, athletische Menschen, die zu Verletzungen, zu Herz- und Kreislaufbeschwerden und zur Verkalkung einen besonderen Bezug haben (z.B. Fußballer). Auch im Inneren sind sie sehr verletzlich!

Arsenicum album

Herkunft Aus dem *weißen Arsen.*

Wirkung Auf Schleimhäute, auf total erschöpfte, aber auch total erregte Nerven.

Anwendung Fieber und Grippe mit ängstlicher Unruhe und raschem Verfall; Ohnmachtsneigung; Heuschnupfen, trockene Ekzeme, Nahrungsmittelvergiftung, Durchfall, Sonnenbrand, Schlafstörungen, Nervosität, Erwartungsangst.

Allgemeines Alles brennt und Wärme lindert.

Lokale Beschwerden Bei allen Beschwerden – sei es Fieber, Grippe, Durchfall, Hitzschlag oder Ekzeme, Herzenge, Ohnmacht, Angst – sind sie trocken, durstlos, verkriechen sich ins warme Bett. Erschöpfen erstaunlich rasch bei der winterlichen Grippe, „verfallen" geradezu. Die Nase läuft wie Wasser, besonders in der Kälte, aber auch in etwas kühlerer Heuschnupfenzeit. Naseneingänge und Oberlippen werden

Dosierung

D6: anfangs 5 Kügelchen stündlich bis 2-stündlich bis zum Nachlassen der Beschwerden, danach 3 × 5 Kügelchen täglich.

D12: 5 Kügelchen stündlich bis zur Besserung, dann 2 × 5 Kügelchen täglich, mindestens 15 Minuten vor dem Essen auf der Zunge zergehen lassen.

269

D30: je nach Beschwerdebild 5 Kügelchen bei Bedarf oder alle 5 bis 15 Minuten oder stündlich bis 2-stündlich oder täglich oder 10 Kügelchen in ¼ Liter Leitungswasser mit einem Plastiklöffel verkleppern und alle 5 Minuten einen kleinen Schluck trinken, bis der akute Zustand sich beruhigt.

wund und brennen, wobei ein warmer Lappen das Brennen lindert. Ekzeme, Sonnenbrand oder Kopfschmerz werden mit einer eher heißen Dusche gelindert.

Modalitäten Schlimmer in der Kälte, in kühlerer Heuschnupfenzeit im Frühjahr; Wärme in jeder Weise bessert lokal und allgemein.

Person Unruhige, abgespannte Menschen jeden Alters mit feinem, zartem, intelligentem Gesicht. Gewissenhaft, ordentlich, gütig, verlässlich. Wenn fiebrig, grippig, verschnupft oder einfach „krank", sehen sie abgekämpft und blass aus, wie der leibhaftige Tod. Kalter, klebriger Schweiß steht ihnen auf der Stirn.

Arum triphyllum

Dosierung

D6: anfangs 5 Kügelchen jede Stunde bis zur Besserung, später 3 × 5 Kügelchen täglich, mindestens 15 Minuten vor dem Essen auf der Zunge zergehen lassen.

Herkunft Aus der *Zehrwurz*, die in Nord- und Südamerika wächst und unserem europäischen Aronstab ähnelt.

Wirkung Auf die Schleimhäute.

Anwendung Schnupfen, Heuschnupfen, Heiserkeit.

Allgemeines Das Aussehen von Nasenlöchern und Lippen entscheidet die Arzneiwahl.

Lokale Beschwerden Zunächst verstopfte, krustig-geschwürige Nase mit grünem, blutdurchsetztem Sekret beim Schnäuzen. Dann werden die Nasenlöcher grindig, rissig, blutig, die Lippen werden trocken, reißen ein, bluten und sehen aus wie ein Stück rohes Fleisch. Augen und Mundhöhle können später gleichermaßen roh, wund und rissig aussehen.

Modalitäten Schlimmer bei nasskaltem Wetter, Nordwestwind, Sturm, Gewitter, bei Beengung, in warmen Räumen; besser im Freien, an der frischen Luft.

Person Popelt ständig in der Nase rum oder zupft mit der Zahnleiste nervös die trockene Lippenhaut ab.

Aurum

Herkunft Aus dem *Gold*.

Wirkung Auf das Herz, die Gefäße, die Leber.

Anwendung Bei Verfettung, Verkalkung, Verhärtung der Adern, des Herzens, der Leber und der Seele.

Allgemeines Druck wie ein Elefantenfuß belastet Herz, Leber, Leben.

Lokale Beschwerden Hoher Blutdruck, mit verfetteter Leber, mit drohendem Herzinfarkt, mit drohendem Schlaganfall. Zerebralsklerose und Hirnerweichung sind begleitet von Blutandrang zum Herzen, zum Hirn, von Benommenheit, Schwindel und von tief sitzenden, berstenden Schmerzen.

Modalitäten Beschwerden verschlimmern sich nachts. Obwohl Kälte schlecht vertragen wird, erfrischt kühle Luft.

Person Roter, kräftiger, untersetzter, kurzatmiger, herrschsüchtiger Ellbogenmensch, maßlos in Bezug auf Geld, Erfolg und Macht. Am Ende stehen Enttäuschung durch mangelnde Anerkennung, Alleinsein, Verlassenheit. Trunksucht, Schwermut und ernst zu nehmende Todessehnsucht sind die Folgen.

Dosierung

D30: 5 Kügelchen bei Bedarf auf der Zunge zergehen lassen oder 10 Kügelchen in ¼ Liter Leitungswasser mit einem Plastiklöffel verkleppern und alle 5 Minuten 1 kleinen Schluck trinken, bis der akute Zustand sich beruhigt.

Baptisia

Herkunft Aus der frischen Wurzel des nordamerikanischen *wilden Indigos*.

Wirkung Auf das zentrale Nervensystem, auf die Übertragungsstellen (Synapsen) der Nerven; auf die Schleimhäute.

Anwendung Halsentzündungen mit anfallartigem Beginn und fieberhaften, deliranten Zuständen.

Allgemeines Relativ schmerzunempfindlich im Vergleich zum Lokalbefund; sehr benommen, wie zerschlagen; lässt unfreiwillig Harn und Stuhl unter sich; alle Absonderungen riechen übel nach Eiter.

Lokale Beschwerden Mund und Rachen sehen purpurfarben, faulig, schwammig, geschwollen und geschwürig aus.

Dosierung

D30: anfangs 2 × 5 Kügelchen täglich bis zur Besserung, später 5 Kügelchen täglich bei Bedarf, mindestens 15 Minuten vor dem Essen auf der Zunge zergehen lassen.

Modalitäten Schlimmer durch Bewegung trotz Bewegungszwang.

Person Trotz des heftigen Befundes äußert der Betroffene kaum Beschwerden. Er ist jedoch eher verwirrt, deliriert oder döst stumpfsinnig in seinem hitzigen, stinkenden Schweiß vor sich hin.

Barium carbonicum

Dosierung

D6: 3 × 5 Kügelchen täglich, mindestens 15 Minuten vor dem Essen auf der Zunge zergehen lassen.

Herkunft Aus dem *Bariumkarbonat*.

Wirkung Auf Gefäße und Drüsengewebe.

Anwendung Alles ist verlangsamt und schwerfällig: das Hirn, der Geist, die Seele, die Arbeit der Drüsen und der Gefäße. Sie verhärten bis zur Brüchigkeit, bis zur Verblödung.

Allgemeines Frühkindliche Hemmung und daraus folgende Entwicklungsstörungen.

Lokale Beschwerden Bewährte Anwendung bei Mumps, wenn die Schwellung der Ohrspeicheldrüsen länger als eine Woche anhält, bei Scharlach, wenn die Lymphdrüsen nach der Erkrankung groß und hart bleiben, und bei der Mandelentzündung, wenn die Mandeln so geschwollen sind, dass sie sich in der Mitte berühren.

Modalitäten Nasskaltes Wetter und Zugluft sind abträglich, Wärme wird vorgezogen; aber vor allem brauchen diese Menschen Geborgenheit.

Person Blasse, rundliche, schwerfällige Menschen, die wie ein greises Kind an der Hand geführt und getröstet werden können; kindliche Greise.

Belladonna

Herkunft Aus der einheimischen *Tollkirsche*, einem Nachtschattengewächs.

Wirkung Wie *Atropin* auf die Blutgefäße und die Nerven.

Anwendung Fieber, Entzündungen, Krämpfe und Koliken der Hohlorgane; Herzpochen, Angina pectoris, Basedow.

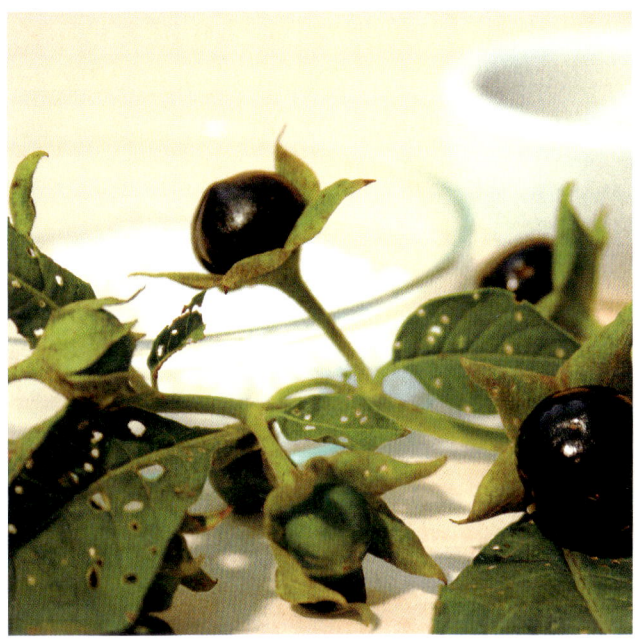

Allgemeines Meist zweite Fieber- und Entzündungsarznei, nach *Aconitum*, mit Verlangen nach Wärme! Großartige Kinderarznei! Alles pocht wellenartig.

Lokale Beschwerden Plötzliche, fiebrige, entzündliche oder krampfartige Störungen. Fieber steigt sehr hoch. Der Betroffene dampft, jammert, ist benommen. Fieberkrämpfe, Fieberdelirium oder durch fratzenhafte Geister gestörter Schlaf mit glänzenden, wilden Augen und großen Pupillen. Hals kräftig rot, glänzt prall wässrig, pocht, sticht wellenartig. Husten bollert trocken; Koliken des Magens, der Galle, des Darmes, der Niere, der Gebärmutter, Herzkrampf.

Modalitäten Schlimmer durch Unterkühlung, Entblößung, hüllt sich in dicke Decken; nächtliche Verschlimmerung. Koliken bessern sich durch Rückbeugen des Körpers.

Person Eher rundliche, brave, liebenswerte Menschen, wollen aber, wenn krank, ihre Ruhe haben.

Dosierung

D30: je nach Beschwerdebild 5 Kügelchen bei Bedarf oder stündlich oder alle 2 Stunden oder täglich auf der Zunge zergehen lassen oder 10 Kügelchen in ¼ Liter Leitungswasser mit einem Plastiklöffel verkleppern und alle 5 Minuten einen kleinen Schluck trinken, bis der akute Zustand sich beruhigt.

Bellis

Dosierung

D3: anfangs 20 Kügelchen jede Stunde bis zur Besserung, danach 3 × 5 Kügelchen täglich, mindestens 15 Minuten vor dem Essen auf der Zunge zergehen lassen.

Herkunft Aus dem Gesamtextrakt des *Maßliebchens*, das uns allen als *Gänseblümchen* bekannt ist.

Wirkung Auf die Muskelfasern der Blutgefäße und auf zerstörtes Gewebe.

Anwendung Allergien wie Nesselsucht, Quaddeln; Schürfwunden Prellung der Brüste, der Rippen; Schmerzen nach Ausschabung; Bauchdeckenschmerz der Schwangeren.

Allgemeines Wie *Arnica* und *Calendula* ein Korbblütler. Schürfwunden, Knutschflecken und Quetschungen der Haut heilen ohne Spuren und Narben ab. Wird auch als „Arnica der Gebärmutter" bezeichnet.

Lokale Beschwerden Entsprechend erleben wir die allgemeine Schmerzempfindung bei Verletzungen da wie dort als die gleiche: wie zerquetscht, zerbrochen, geprügelt. Die Quaddeln bei der Nesselsucht jucken, brennen und beißen und verschlimmern sich durch warmes Duschen.

Modalitäten Unruhe nachts, morgens wie gerädert; Wärme bessert, außer bei Nesselsucht.

Person Wer nicht mit Maßen liebt und Spuren seiner Leidenschaft auf der Haut des Partners hinterlässt, braucht das *Maßliebchen*, um diese Spuren zu heilen.

Bromum

Dosierung

D6: 3 × 5 Kügelchen täglich, mindestens 15 Minuten vor dem Essen auf der Zunge zergehen lassen.

Herkunft Aus dem *Brom*.

Wirkung Auf die Drüsen, besonders die Hypophyse, auf das Großhirn und die Schleimhäute.

Anwendung Katarrhalische Beschwerden mit großen Lymphdrüsen.

Allgemeines Heiserkeit und Räusperzwang begleiten Störungen der Atemwege.

Lokale Beschwerden Bewährte Anwendung bei trockenem Husten, auch Keuchhusten, der sich in der Wärme und beim Niederlegen verschlimmert; bei Asthma, das sich auf See eindeutig bessert; bei Schilddrüsenüberfunktion mit schleimigem Reizhüsteln im Warmen, mit Linderung durch kleine Schlucke kalten Wassers.

Modalitäten Nasskaltes Wetter und warme Räume verschlimmern die katarrhalischen Erscheinungen; Husten beim Niederlegen. Kleine Schlucke kalten Wassers besänftigen den Reizhusten, asthmatische Beschwerden verbessern sich eindeutig auf See, obwohl ein Meeresaufenthalt allgemein nicht gut tut.

Person Blonde, dickliche und frostige Menschen sind besonders betroffen.

Bryonia

Herkunft Aus der einheimischen *Zaunrübe*.

Wirkung Auf die Schleimhäute und auf die serösen Häute des ganzen Körpers.

Anwendung Stechende, reißende Entzündungen, Fieber mit übermäßigem Schweiß und Durst, trockener Husten; Verstopfung, Hämorrhoiden; Hexenschuss!

Allgemeines Entzündungsarznei nach Aconit, Belladonna oder Apis. Bei beginnender Lungenentzündung, 2 bis 5 Kügelchen täglich *Phosphorus D12* dazu.

Lokale Beschwerden Fieber, trockene Entzündungen oder mit Erguss; trockener, abgehackter Husten mit Kopf-

Dosierung

D4: je nach Beschwerdebild anfangs 20 Kügelchen alle 10 Minuten oder stündlich bis 3-stündlich bis zur Besserung, später 3 × 20 Kügelchen täglich, mindestens 15 Minuten vor dem Essen auf der Zunge zergehen lassen.

D30: 5 Kügelchen bei Bedarf auf der Zunge zergehen lassen oder 10 Kügelchen in ¼ Liter Leitungswasser mit einem Plastiklöffel verkleppern und alle 5 Minuten einen kleinen Schluck trinken, bis der akute Zustand sich beruhigt.

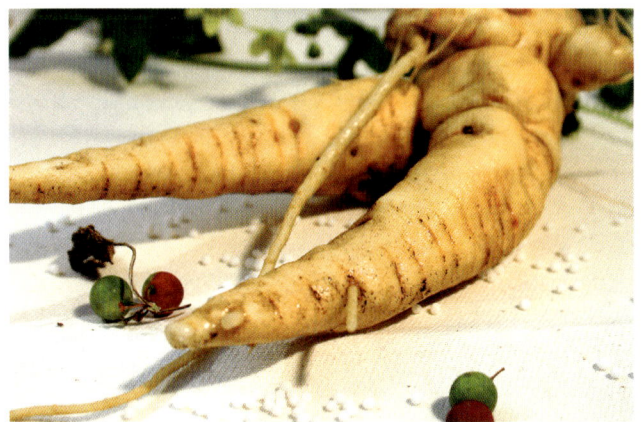

schmerzen und Schwindel. Stechen! Viel Durst! Magendruck wie ein Stein; trockene, großknollige Verstopfung ohne Drang.

Modalitäten Stechende Schmerzen, schlimmer bei der geringsten Bewegung, beim Übergang ins Warme, besser durch Ruhe, durch Gegendruck und Festhalten, durch frische Kühle und durch frische Luft. Folge von trocken-heißem Wetter (z.B. Sommergrippe, Sommerrheuma, Gicht).

Person Im Allgemeinen klein, rundlich, rot, kräftig und ebenso heftig wie sein Ärger, sein Zorn. Will seine Ruhe haben, sich nicht rühren und nicht berührt werden! Lehnt ärztliche Hilfe ab, es gehe ihm gut, redet stattdessen von seinen Geschäften.

Cactus

Dosierung

D3: anfangs 20 Kügelchen alle 10 Minuten bis zur Besserung, danach nur bedarfsweise oder 3 × 20 Kügelchen täglich, mindestens 15 Minuten vor dem Essen auf der Zunge zergehen lassen.

Herkunft Aus dem Kaktus *Königin der Nacht*.

Wirkung Auf die Fasern der Ringmuskulatur der Gefäße, besonders am Herzen.

Anwendung Beste Herzkrampfarznei! Angina pectoris, Herzenge, Herzdruck.

Allgemeines Typischer Herzdruck sowohl bei funktionellen als auch bei organischen Herzstörungen.

Lokale Beschwerden Jeder Herzanfall bedarf zunächst einer Gabe Aconitum D30 in Wasser aufgelöst. Das beruhigt die Angst des Leidenden. Bleibt danach am Herzen ein Druck zurück, als ob das Herz wie von einem Eisenring umklammert wäre, der es am Schlagen hindert, dann bringt diese Arznei, alle 10 Minuten eingenommen, eine rasche Linderung. Rascher als Nitro-Sprays!

Modalitäten Schlimmer gegen 11 und 23 Uhr, durch Anstrengung, Treppensteigen, Beengung, kann nicht auf der linken Seite liegen. Frische Luft durch ein offenes Fenster bringt Erleichterung.

Person Hitzig, ängstlich, rotes Gesicht, schweigsam, melancholisch.

Calendula

Herkunft Aus dem frischen Kraut der *Ringelblume*.

Wirkung Auf die arteriellen Blutgefäße und auf zerstörtes Gewebe.

Anwendung Blasiger Sonnenbrand, frische Wunden, insbesondere Risswunden.

Allgemeines Wie *Arnica* und *Bellis* ein Korbblütler.

Lokale Beschwerden Entsprechend erleben wir die allgemeine Schmerzempfindung da wie dort als die gleiche: wie zerquetscht, zerschlagen. Sei dies nun bei der frischen Wunde, besonders der Risswunde, oder dann, wenn sich beim Sonnenbrand Blasen bilden und sich öffnen.

Modalitäten Keine Besonderheit.

Person Für alle Verletzten gleichermaßen angezeigt.

Dosierung

D4: anfangs 5 Kügelchen jede Stunde bis zur Besserung, danach 3 × 5 Kügelchen täglich, mindestens 15 Minuten vor dem Essen auf der Zunge zergehen lassen. Auch äußerlich als Umschlag oder Salbe (Calendumed) auf Wunden.

Camphora

Herkunft Aus *Kampfer*, der südostasiatischen Pflanze *Cinnamomum camphora*.

Wirkung Erweiternd auf das arterielle Gefäßsystem.

Anwendung Erstes Stadium einer Grippe, Kreislaufbeschwerden, Ohnmacht, Durchfall.

Allgemeines Vorwiegend kreislaufanregend; während der kalten Jahreszeit zur Grippevorbeugung. Angenehm erwärmende Wirkung gegen Unterkühlung.

Lokale Beschwerden Wenn man das Gefühl hat, einen Schnupfen zu bekommen, obwohl die Nase noch trocken ist, dann kann man mit einem Tropfen stündlich auf die Zunge die herannahende Grippe vermeiden. Wenn nicht, überkommt einen sehr rasch frostige Kälte mit Niesen. Kein kalter Schweiß beim Kollaps!

Modalitäten Schlimmer während der kalten Jahreszeit. Eisige Kälte des Körpers, will aber trotz Verlangen nach äußerer Wärme nicht zugedeckt werden!

Person Eher kälteempfindliche, kreislaufschwache Menschen.

Dosierung

D1: bei Vorbeugung gegen Unterkühlung: 1 bis 2 Tropfen auf einem Zuckerwürfel, am besten bevor Sie das Haus verlassen müssen, ansonsten 1 bis 2 Tropfen alle 10 Minuten bis zur Besserung (bitte gesondert aufbewahren!).

Cantharis

Dosierung

D6: anfangs 5 Kügelchen jede Stunde oder alle 2 Stunden bis zur Besserung, danach 3 × 5 Kügelchen täglich, mindestens 15 Minuten vor dem Essen auf der Zunge zergehen lassen.

D30: je nach Beschwerdebild 5 Kügelchen bei Bedarf oder alle 2 Stunden auf der Zunge zergehen lassen oder 10 Kügelchen in ¼ Liter Leitungswasser mit einem Plastiklöffel verkleppern und alle 5 Minuten einen kleinen Schluck trinken, bis der akute Zustand sich beruhigt.

Herkunft Aus der *Spanischen Fliege*.

Wirkung Auf bläschenförmige Entzündungen der Haut und Schleimhäute, auf alle blasenförmigen Organe, besonders die Blase.

Anwendung Bei allem, was mit Blasen oder mit der Blase zu tun hat: bläschenförmiger Ausschlag bei Halsentzündung, bei Mundfäule, bei Sonnenallergie, beim Sonnenbrand, bei Windpocken, beim Erysipel, bei Blasen am Fuß nach einer Wanderung, nach Verbrennungen oder Blasenentzündung. Ödematöse Entzündungsstadien (wässrige Durchtränkung) mit Blasenreizung.

Allgemeines Bekannt von der blasenziehenden Wirkung des *Canthariden*-Pflasters.

Lokale Beschwerden Charakteristisch für die Wahl der Arznei ist der heftig brennende Schmerz der betroffenen Stellen. Am schlimmsten ist der Schmerz in der Blase während des Wasserlassens. Dort brennt er grabend, drückt, wühlt, krampft. Trotz des ständigen Harndranges ergießt sich nur wenig heißer Urin.

Modalitäten Schlimmer durch Druck, Berührung, beim Wasserlassen und durch Ruhe; besser durch Warmhalten und Umhergehen.

Person Rot, warm, feucht mit gedrückter oder aufgeregter, wütender Stimmung.

Capsicum

Herkunft Aus *Chili*, dem *Spanischen Pfeffer*.

Wirkung Auf die Schleimhäute.

Anwendung Feurige Halsschmerzen, eitrige Ohrentzündung mit Mastoiditis, Mundfäule, eitrig stinkende Bronchitis; Sodbrennen, blutiger Durchfall, blutende Hämorrhoiden; brennende Harnröhre; Heimweh.

Allgemeines Alles brennt enorm, doch das Brennen bessert sich durch Wärme, denn der ganze Mensch fröstelt durch und durch, und Schauder überfallen ihn.

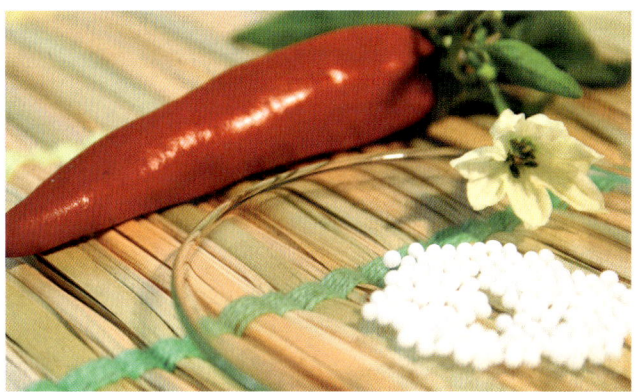

D6: anfangs 5 Kügelchen jede Stunde oder alle 2 Stunden bis zur Besserung, später 3 × 5 Kügelchen täglich, mindestens 15 Minuten vor dem Essen auf der Zunge zergehen lassen.

D30: 5 Kügelchen bei Bedarf auf der Zunge zergehen lassen oder 10 Kügelchen in ¼ Liter Leitungswasser mit einem Plastiklöffel verkleppern und alle 5 Minuten einen kleinen Schluck trinken, bis der akute Zustand sich beruhigt.

Lokale Beschwerden Brennende Schmerzen: Zungenspitze, Hals, Ohren, Magen, Enddarm, Hämorrhoiden, Blase, durch Heimweh, Jähzorn. Entzündete Ohren mit Beteiligung des Warzenfortsatzes.

Modalitäten Fürchten frische Luft und Zugluft, Wärme bessert alles; wollen nur warme Getränke, aber es schaudert sie nach jedem Trinken. Die Halsschmerzen bessern sich beim Schlucken.

Person Mollige, träge, ungeschickte Kinder mit Heimweh bei geröteten Wangen und ähnliche Erwachsene mit Sodbrennen. Im Kranksein störrisch, gereizt, schlaflos.

Carbo vegetabilis

Herkunft Aus der einheimischen *Holzkohle.*

Wirkung Besonders auf die Schleimhäute, Anregung des Stoffwechsels.

Anwendung Frühjahrs- und Herbstgrippe, Schnupfen, Heiserkeit, Husten, Bronchitis, Asthma; Herzinfarkt; Katerkopf, Kopfschmerzen; Blähsucht im Oberbauch, Durchfall; schwacher venöser Kreislauf; Erschöpfung, Ohnmacht; Wundliegen alter Menschen.

Allgemeines So wie der Holzkohle im Ofen muss man dem Kranken ständig frische Luft zufächeln, die ihm trotz seiner Kälteempfindlichkeit wohl tut.

D30: 5 Kügelchen bei Bedarf auf der Zunge zergehen lassen oder 10 Kügelchen in ¼ Liter Leitungswasser mit einem Plastiklöffel verkleppern und alle 5 Minuten einen kleinen Schluck trinken, bis der akute Zustand sich beruhigt.

Lokale Beschwerden Die Nase prickelt, fließt und brennt. Der Hals wird schmerzlos heiser, schlimmer abends. Die Atmung stockt, und der Bronchitiker hat Angst, wegen mangelnder Luftzufuhr zu Bett zu gehen; die Stoffwechselverbrennung stockt, die aufgenommene Nahrung gärt und bläht im Oberbauch, der beklemmend zum Hals drückt; Blähkolik, Sodbrennen, ranziges Aufstoßen, vor allem nach fetten, schweren Speisen, aashaft stinkender Durchfall; ohnmachtsartige Zustände mit Erschöpfung.

Modalitäten Schlimmer, wenn der kühle Frühling in föhnige Wärme umschlägt oder wenn heiße, schwüle Tage von zu kühlen Abenden gefolgt werden; schlimmer gegen Abend, nach dem Essen; besser durch Zuführung frischer Luft.

Person Gestaut, gedunsen, rot, kräftig, aber leicht erschöpft oder blass-bläulich.

Causticum

Dosierung

D6: 3 × 5 Kügelchen täglich, mindestens 15 Minuten vor dem Essen auf der Zunge zergehen lassen.

D30: 5 Kügelchen bei Bedarf oder 10 Kügelchen in ¼ Liter Leitungswasser mit einem Plastiklöffel verkleppern und alle 5 Minuten 1 kleinen Schluck trinken, bis der akute Zustand sich beruhigt.

Herkunft Aus dem *Ätzkalk.*

Wirkung Auf die Nerven, Muskeln, Haut und Schleimhäute.

Anwendung Einerseits lähmige Zustände, andererseits stark erhöhte Spannung von Nerven und Muskeln, die bis zu epileptischen Krämpfen führen kann. Schleimhautkatarrhe.

Allgemeines Brennender, ätzender und wund machender Charakter des Schmerzes.

Lokale Beschwerden Bewährte Anwendungen bei Harnverhaltung nach Operation und Geburt, bei Bettnässen und beim grauen Star. Trockener, heiserer Husten hinterm Brustbein, der Harn spritzt weg. Ätzender Sonnenbrand, ätzende Verbrennungen.

Modalitäten In feuchtem Klima mit trübem Himmel bessern sich das lähmige Gefühl, das Rheuma, die Augen. Den Husten, der sich zwischen 2 und 4 Uhr verschlimmert, lindert frische Luft und ein Schluck kalten Wassers.

Person Trockener, blassfahler Mensch mit straffem Gewebe, dessen Beschwerden sich durch Feuchtigkeit bessern. Seine stete Milde, sein Mitfühlen, sein Mitleid und sein anhaltender Lebenskummer haben ihn so sehr ausgetrocknet, dass er sich nur noch in feuchtem Klima mit trübem Himmel wohl fühlt.

Chamomilla

Herkunft Aus der Gemeinen *Kamille*.

Wirkung Besonders auf die überreizten Nerven.

Anwendung Fieber mit Zorn, Entzündungen, Zahnungsbeschwerden, Nabelkolik, heftigster Hexenschuss, Schlafstörungen.

Allgemeines Heftige, kurzlebige Zustände; höchst überempfindlich auf Schmerz, da höchst überreizt im Gemüt.

Lokale Beschwerden Hitziges Fieber mit heißer, feuchter Schädeldecke; Bronchitis und grüner Durchfall beim Zahnen, begleitet von widerlichen, unleidlichen, wechselhaften Gemütszuständen.

Modalitäten Schlimmer durch Zureden, durch Wärme in jeder Weise und nachts; besser durch Herumtragen, Schaukeln, Fahren, durch kalte Getränke und frische Luft.

Person Kinder wollen nur getragen werden, schreien zwischendurch zornig schrill, beugen sich dabei zurück, wollen dies und jenes und wissen doch nicht, was sie eigentlich wollen; höchst schmerzempfindlich.

Dosierung

D 30: 5 Kügelchen bei Bedarf auf der Zunge zergehen lassen oder 10 Kügelchen in ¼ Liter Leitungswasser mit einem Plastiklöffel verkleppern und alle 5 Minuten einen kleinen Schluck trinken, bis der akute Zustand sich beruhigt. Danach 1 × täglich eine Gabe oder nur noch bei Bedarf.

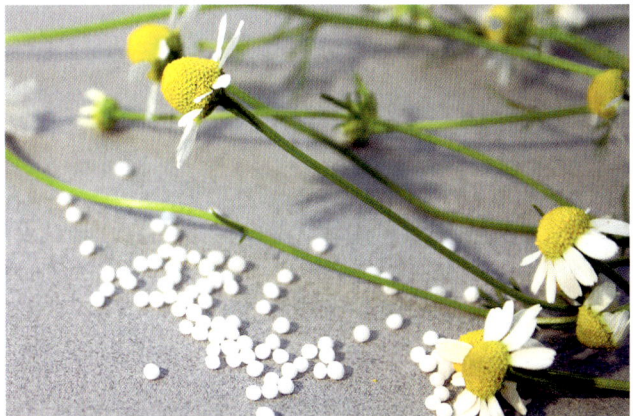

Cicuta

Herkunft Aus dem *Wasserschierling*.

Wirkung Auf die Haut und das Hirn.

Anwendung Folgen von Hirnerregung, Unfallschock (epileptische Krämpfe), zu viel Ultraschall, rundständiger Herpes labialis.

Allgemeines Koliken sind begleitet von heftig rückwärts gebeugtem Kopf und Rücken; sie bessern sich bei Blähungsabgang.

Lokale Beschwerden Bewährt bei den Blähkoliken unserer Säuglinge, wenn diese sich zurückbeugen und einen schrillen Schrei ausstoßen, der uns durch Mark und Bein geht. Beim einfachen Herpes stehen die Bläschen oft wie im Kreis und können mit einem gelben Grind bedeckt sein.

Modalitäten Berührung, Erschütterung, Geräusche werden wegen Überempfindlichkeit der Sinne nicht vertragen; sich rückbeugen und Blähungsabgang bessern das Befinden.

Person Blasse, kalte, in der Regel gut aussehende Säuglinge und Kleinkinder, die tags und nachts schrill schreien.

Cimicifuga

Herkunft Aus dem *Frauenkraut*.

Wirkung Auf das Hirn, die Muskeln, auf die Gebärmutter und die Eierstöcke.

Anwendung Bei Folgen von hormonellen Störprozessen, die rheumatisch-neuralgische Schmerzen nach sich ziehen.

Allgemeines Alle Leiden dieser Frau stehen in irgendeinem Zusammenhang mit den Vorgängen ihrer Geschlechtlichkeit.

Lokale Beschwerden Gelenk- und Muskelrheuma, Perioden- und Wadenkrämpfe, Wechseljahre und innere Unruhe sind die Auslöser von Hinterkopfschmerz. Er sitzt krampfartig im versteiften Nacken, zieht neuralgisch über die Schädeldecke, über die Augen bis in die Wangen und Unterkiefer.

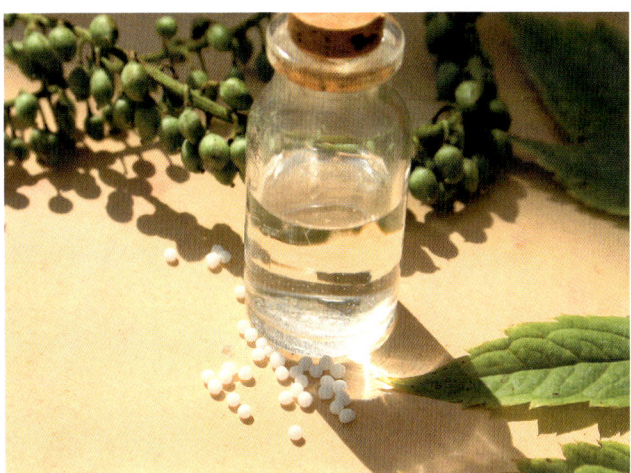

Dabei beherrscht das Gefühl, als öffne und schließe sich die Schädeldecke.

Modalitäten Alle physiologischen und emotionalen weiblichen Vorgänge, im Verbund mit nasskaltem, zugigem Wetter, mit persönlichem und gesellschaftlichem Misserfolg verschlimmern die Lage. Sich warm einhüllen tut allgemein gut. Der Periodenfluss erleichtert, wenn dieser nicht übermäßig fließt.

Person Eher blasse, dünne oder fette, höchst ruhelose, schwatzhafte, depressive Frauen, die ängstlich seufzen, denn sie glauben, nicht mehr gesund zu werden.

Cinnabaris

Herkunft Aus dem *Zinnober*, dem natürlich vorkommenden *Quecksilber*.

Wirkung Auf die Schleimhäute.

Anwendung Schnupfen, Sinusitis (Nebenhöhlen).

Allgemeines Beste Arznei für die immer wiederkehrenden oder chronisch verstopften, entzündlichen Nasennebenhöhlen. Sie bringt die vertrocknete Absonderung wieder in Gang und beseitigt den begleitenden Stirnkopfschmerz.

Dosierung

D4: anfangs 5 Kügelchen jede Stunde bis zur Besserung, danach 3 × 5 Kügelchen täglich, mindestens 15 Minuten vor dem Essen auf der Zunge zergehen lassen.

283

Lokale Beschwerden Verstopfte Nase und Nebenhöhlen, strähniger Schleim fließt den Nasenrachenraum runter. Die Knochen über den Nebenhöhlen schmerzen auf Druck.

Modalitäten Nasskaltes Wetter verschlimmert, trotzdem besteht Verlangen nach frischer Luft.

Person Blass, kalt, trocken, schwach.

Cocculus

Dosierung

D12: 5 Kügelchen bedarfsweise oder stündlich oder alle 2 Stunden bis zur Besserung, dann 2 × 5 Kügelchen täglich, mindestens 15 Minuten vor dem Essen auf der Zunge zergehen lassen.

Herkunft Aus den *Kockelskörnern*, den reifen Früchten einer indischen Schlingpflanze.

Wirkung Auf das Nervensystem.

Anwendung Bei Schlaflosigkeit infolge Übernächtigung, Folge von zu viel Fernsehen, Reisekrankheit, Jetlag, Schwindel.

Allgemeines Schwächliche, blässliche, schlanke und empfindliche Menschen sind besonders geneigt, rasch zu erschöpfen und dabei zu überdrehen; vorbeugende Arznei bei Reisekrankheit, wenn das Gefährt eher schlingert (Kurven, Schiff usw.).

Lokale Beschwerden Ausgedehnte Besuche unserer Amüsierbetriebe rauben uns den natürlichen Schlaf. Auch unsere zeitgenössisch hirnmüde, fernsehsüchtige Kindergeneration leidet zunehmend an Übernächtigung, wird überdreht, schlaflos und leistungsschwach. Mit Rückenweh und leerem, verkrampften Hinterkopf quälen sie sich hampelnd durch die Schule. Eine durchzechte Nacht und eine bewegte Reise können die gleiche Verwirrung des Kopfes mit Dusseligkeit, Schusseligkeit und Schwindel hervorrufen. Der Schwindel kann dabei so stark werden, dass sich Erbrechen in hohem Bogen bei wenig Übelkeit zugesellt. Auch bei Beschwerden durch Jetlag bei Flügen gegen die Sonne hat sich diese Arznei einen guten Ruf verschafft.

Modalitäten Liegen, Wärme und Ruhe lindern die Beschwerden.

Person Schlank, blass, dusseliger Schussel.

Coccus cacti

Herkunft Aus der *Cochenille*, einer mexikanischen Schildlaus, aus der karminroter Farbstoff gewonnen wird.

Wirkung Auf die Schleimhäute, besonders der Bronchien und der Niere.

Anwendung Bei zähsträhnigen, fadenziehenden, klumpigen Absonderungen.

Allgemeines Periodische Wiederkehr der Beschwerden.

Lokale Beschwerden Bewährt bei attackenartigem, allmorgendlichem Würgehusten mit Auswurf infolge Grippe, Raucherbronchitis, Keuchhusten und bei wiederkehrenden, chronischen Nierenentzündungen.

Modalitäten Beschwerden verschlimmern sich morgens nach dem Erwachen und in Wärme; sie lindern sich in kühler Luft, durch Ruhe und durch einen Schluck kalten Wassers.

Person Blasse, kalte, trockene Menschen.

Dosierung

D4: 3 × 5 Kügelchen täglich, mindestens 15 Minuten vor dem Essen auf der Zunge zergehen lassen.

Colocynthis

Herkunft Aus den Früchten der *Bittergurke*.

Wirkung Auf das periphere Nervensystem.

Anwendung Nervenschmerzen, Neuralgien, Neuritis, Hexenschuss; Krämpfe und Koliken an den Hohlorganen.

Allgemeines Entscheidend sind die Qualität des Schmerzes und seine veränderlichen Begleitumstände (Modalitäten).

Lokale Beschwerden Heftig stechende und krampfende Nervenschmerzen, Hexenschuss mit messerscharfem Schmerz bei Bewegung; Magen- und Gallekoliken, Nabelkoliken, Nieren- und Periodenkrämpfe.

Modalitäten Schlimmer durch Ärger, Schreck, Aufregung nachmittags ab 16 Uhr und nachts, durch Essen und Trinken, durch Bewegung und Erschütterung (z.B. Husten oder Niesen bei Ischias); besser durch milde warme Auflagen, Gegendruck mit der Faust, Zusammenkrümmen des Leibes und Ruhelage, aber auch Kaffee und Zigaretten lindern.

Dosierung

D4: je nach Intensität der Schmerzen 5 Kügelchen alle 10 Minuten bis stündlich oder alle 2 Stunden bis zur Besserung, später 3 × 5 Kügelchen täglich, mindestens 15 Minuten vor dem Essen auf der Zunge zergehen lassen.

Person Leicht reizbare, aufbrausende, jähzornige Menschen, die infolge Ärgers und Aufregung von Neuralgien und Koliken überfallen werden; reizbare Kinder mit Nabelkoliken.

Conium

Dosierung

D6: 3 × 5 Kügelchen täglich, mindestens 15 Minuten vor dem Essen auf der Zunge zergehen lassen.

D30: 5 Kügelchen bedarfsweise oder 10 Kügelchen in ¼ Liter Leitungswasser mit einem Plastiklöffel verkleppern und alle 5 Minuten 1 kleinen Schluck trinken bis zur Besserung der Beschwerden.

Herkunft Aus dem *Schierling*, der durch Sokrates' Tod als Schierlingsbecher in das schlechte Gewissen der Menschheitsgeschichte eingegangen ist.

Wirkung Auf Hirn und Rückenmark, auf Muskeln und Drüsengewebe.

Anwendung Beschwerden infolge Überanstrengung, Hirnverkalkung und unterdrückter sexueller Bedürfnisse.

Allgemeines Alle Beschwerden stehen in Zusammenhang mit sexualhormonellem Geschehen.

Lokale Beschwerden Bewährte Anwendung vorwiegend bei Prostatavergrößerung; Schwindel bei jeder Lageänderung; Knotenbildung nach Stoß von Drüsen.

Modalitäten Im Liegen fühlen sich die Betroffenen wohl; sobald sie sich jedoch bewegen, sich erheben, den Kopf, den Körper umdrehen, schwankt ihr Kopf, und die Umwelt dreht sich mit ihnen. Ruhiges Liegen und Anerkennung tut der ganzen Person gut.

Person Ältere, rote, warme, feuchte, geile und Widerspruch verabscheuende Menschen, vorwiegend männlicher Natur, die ihre sexuellen Gelüste auch im Alter nicht verbergen können. Sie drücken sich jedoch eher im Wollen als im Können aus. Gelegentlich trifft man auf eine alte Jungfer.

Cuprum metallicum

Herkunft Aus dem Metall *Kupfer*.

Wirkung Auf die Nerven- und Muskelzellen.

Anwendung Krampfhusten, Keuchhusten, Krupp, Fieberkrampf, Krümmkrämpfe, Nabelkolik, Wadenkrampf.

Allgemeines Der seiner bedürftige Mensch leidet vorwiegend an Krämpfen und Verkrampfungen in allen Gebieten seines Körpers, ungeachtet seiner Grunderkrankung, sei es Epilepsie oder Fieberkrämpfe, Hustenkrampf, Krupp oder Keuchhusten, Magen-, Nabel- oder Darmkolik, Zuckungen oder Krämpfe der Muskeln.

Lokale Beschwerden Trockener Husten derart, dass er blaublass anläuft, würgt und erbricht, was ihm aber keine Erleichterung bringt. Magenkolik mit Erbrechen. Muskelriss, meist der unteren Gliedmaßen bei körperlicher Überanstrengung wie Radfahren oder Ähnlichem.

Modalitäten Schlimmer durch kühlen Luftzug, nachts zwischen 23 und 1 Uhr; kaltes Wasser bessert den Husten, das Erbrechen und die Krämpfe vorübergehend. Krämpfe bessern sich durch Krümmen und Gegendruck.

Person Blasses, zum Teil bläuliches Aussehen; Kälte und Blässe der Gliedmaßen.

Dosierung

D6: je nach Intensität der Schmerzen 5 Kügelchen alle 10 Minuten bis zur Besserung, später 3 × 5 Kügelchen täglich, mindestens 15 Minuten vor dem Essen auf der Zunge zergehen lassen.

D30: 5 Kügelchen täglich und bedarfsweise oder 1 × täglich.

Drosera

Herkunft Aus dem heimischen *Sonnentau*.

Wirkung Auf die Schleimhäute der Atemwege.

Anwendung Blecherner Husten, Keuchhusten, Krupp.

Allgemeines Wichtige Husten- und Erkältungsarznei.

Lokale Beschwerden Trockener, heiserer, tief klingender, krampfartiger, quälender Würge-, Brech,- Keuchhusten und Krupp bei Säuglingen und Kindern. Schnell aufeinander folgende Attacken.

Modalitäten Tagsüber kaum Husten, sondern sobald zur Nacht der Kopf das Kissen berührt, nach Mitternacht (im Unterschied zu *Cuprum*) besonders heftig.

Person Kinder wollen in Ruhe gelassen werden, denn in der Brust schmerzt es so stechend, dass der Brustkorb mit beiden Händen festgehalten werden muss.

Dosierung

D3: anfangs 20 Kügelchen alle 10 Minuten oder jede Stunde bis zur Besserung, danach 3 × 20 Kügelchen täglich, mindestens 15 Minuten vor dem Essen auf der Zunge zergehen lassen oder 1 Gabe nach jedem Hustenanfall.

Dulcamara

Dosierung

D30: 5 Kügelchen bedarfsweise oder täglich,
mindestens 15 Minuten
vor dem Essen auf der
Zunge zergehen lassen.

Herkunft Aus dem Nachtschattengewächs *Bittersüß*.

Wirkung Auf die Schleimhäute der Atemwege, der Verdauung, der Harnwege, auf Gelenke und Haut.

Anwendung Grippe mit Bindehautkatarrh, Stockschnupfen im Kalten, lockere Bronchitis; feuchtes Asthma durch Feuchtigkeit; Magen- und Darmkatarrh, Blasenkatarrh mit Reizblase; Muskelrheuma; Kälteallergie, Nesselsucht, Herpes, Neurodermitis.

Allgemeines Die Pflanze wächst auf feuchten Bachwiesen. Deshalb benutzen wir sie als Arznei für Menschen, die bei feucht-kalter oder feucht-warmer Wetterlage leiden müssen.

Lokale Beschwerden Feuchtigkeit und plötzliche Wetterumschläge von warm zu kalt im Sommer und Herbst sind die Auslöser für Rheuma, Asthma und Erkältung der Atem-, Harn- und Verdauungswege.

Modalitäten Alles schlimmer durch feuchtes Wetter, Wetterwechsel zu kalt oder Wechsel zu kühlen Abenden nach heißen Tagen (Berge, Wüste) oder Wechsel von warmen zu kühlen Räumen (Metzger) oder durch Sitzen auf kaltem

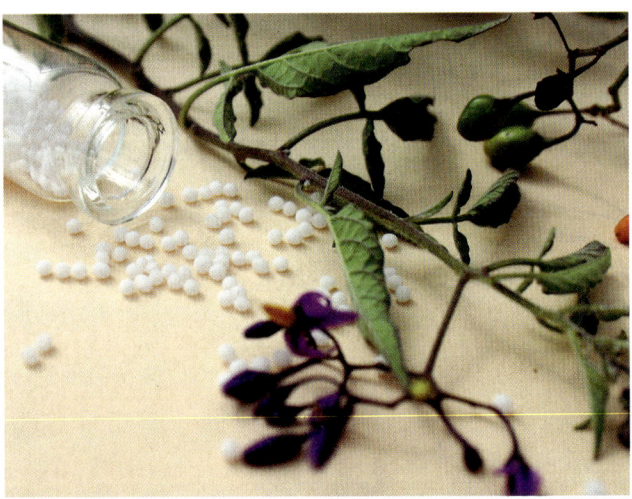

Boden; alles besser durch warmes, trockenes Wetter, durch trockene, warme Auflagen und durch leichte Bewegung.

Person Eher ein frostiger Mensch mit schlaffem Gewebe.

Eupatorium perfoliatum

Herkunft Aus dem *Wasserhanf* Nordamerikas.

Wirkung Auf die Schleimhäute.

Anwendung Rheumatische Grippe, Beginn aller tropischen Infektionskrankheiten.

Allgemeines Zerschlagenheit der Muskeln und Knochen ist ein führendes Zeichen.

Lokale Beschwerden Zunächst Frostschauer im Rücken, hier mit auffallend viel Durst, dann folgen das trockene Fieber, das klopfende Kopfweh, die Übelkeit, das eventuelle Galleerbrechen. Der Rücken ist dabei wie zerschlagen, und in den Knochen, Muskeln und Gelenken sitzt ein tiefer Schmerz – wie verrenkt. Der bald einsetzende Husten schmerzt so wund hinter dem Brustbein, dass er sich bei jedem Hustenstoß die Brust halten muss. Falls dann Schweiß ausbricht, fühlt er sich wohler.

Modalitäten Unterkühlung bei nasskaltem oder feuchtwarmem Wetter – sommers oder winters.

Person Rot, warm, feucht, müde, antriebslos.

Dosierung

D30: 5 Kügelchen bedarfsweise oder täglich bis zur Besserung der Beschwerden, mindestens 15 Minuten vor dem Essen auf der Zunge zergehen lassen.

Euphorbium

Herkunft Aus der *Wolfsmilch*.

Wirkung Auf allergisch gereizte Schleimhäute.

Anwendung Bewährte Anwendung beim Heuschnupfen und Heuasthma.

Allgemeines Bei raschem Einsatz zu Beginn der ersten Erscheinungen hilft die Arznei rasch.

Lokale Beschwerden Alle Schleimhäute jucken und brennen in Auge, Nase und Bronchien.

Modalitäten Sommer und Sonne begünstigen das allergische Geschehen.

Person Rote, warme, feuchte Menschen.

Dosierung

D6: anfangs 5 Kügelchen stündlich auf der Zunge zergehen lassen, bis der akute Zustand sich beruhigt, danach 3 × 5 Kügelchen täglich, mindestens 15 Minuten vor dem Essen.

Euphrasia

Dosierung

D12: anfangs 5 Kügelchen stündlich bis zur Besserung der Beschwerden, danach 2 × 5 Kügelchen täglich, mindestens 15 Minuten vor dem Essen auf der Zunge zergehen lassen.

Herkunft Aus dem einheimischen *Augentrost*, der als Unkraut auf unseren Wiesen wächst.

Wirkung Auf die Schleimhäute.

Anwendung Allergie der Schleimhäute, Heuschnupfen.

Allgemeines Wichtigste Heuschnupfenarznei! Sie wird als der Scheibenwischer der Hornhaut bezeichnet.

Lokale Beschwerden Die Augen sind lichtscheu, schwimmen in wundem, scharfem Wasser, die Lider schwellen rot an, Tränen rinnen brennend über rote, heiße Wangen. Die Hornhaut ist von einem schleimigen Schleier bedeckt, so dass sich der Kranke die Sicht „freiblinzeln" muss. Seine Nase fließt mild wie ein Bächlein!

Modalitäten Schlimmer tagsüber, der Nachtschlaf bleibt auffallenderweise ungestört.

Person Schläfrig, liegt im verdunkelten Zimmer und trinkt Kaffee. Fühlt sich wohler an der frischen Luft, muss dort aber ständig gähnen.

Ferrum phosphoricum

Dosierung

D4: 3 × 5 Kügelchen täglich, mindestens 15 Minuten vor dem Essen auf der Zunge zergehen lassen.

D12: 2 × 5 Kügelchen täglich.

Herkunft Aus dem *Eisenphosphat*.

Wirkung Auf das Blut- und Abwehrsystem.

Anwendung Bewährt bei Entzündung des linken Schultergelenks, Mittelohrentzündung; Nierenentzündung; Nasenbluten; Schilddrüsenüberfunktion; Bettnässen; Sommerdurchfall.

Allgemeines Fieberhafte, entzündliche Erkrankungen ohne Beeinträchtigung des Allgemeinzustandes.

Lokale Beschwerden Entzündungen, Fieber und Durchfall ohne Krankheitsgefühl. Nasenbluten ohne äußeren Anlass. Schilddrüsenüberfunktion mit stürmischem Herzklopfen. Sommerdurchfall ohne erdenkliche Ursache. Akute Mittelohrentzündung; akute Nierenentzündung mit Blutspuren im Urin.

Modalitäten Schmerzen pulsieren wellenartig und sind nachts beträchtlich schlimmer, der Betroffene muss aufstehen, herumgehen, sich bewegen und kühlen, was kurzzeitig Linderung verschafft.

Person Nervöse, überempfindliche, blasse Menschen, die leicht erröten. Auffallendes Verhalten zeigt sich beim Fieber: Trotz hoher Temperatur ist der Erkrankte nicht benommen und apathisch, sondern sitzt im Bett und liest; Kinder gehen ihren üblichen Tagesbeschäftigungen nach und widerstehen eigenwillig den Ermahnungen der besorgten Mütter.

Gelsemium

Herkunft Aus dem frischen Wurzelstock des nord- und mittelamerikanischen *wilden Jasmin*.

Wirkung Auf die Blutgefäße und auf die Nerven.

Anwendung Sommergrippe, Nervosität, Aufregung, Ärger, krampfender Hinterkopfschmerz.

Allgemeines Ein charakteristischer krampfartiger Schmerz zieht sich durch alle Beschwerdebilder. Beim Nachlassen der Verkrampfungen ergießt sich eine Harnflut mit wasserklarem Urin.

Lokale Beschwerden Krampfartiger Hinterkopfschmerz bei Sommergrippe. Angst vor Ereignissen, Prüfungen und bei Ärger nach Ereignissen mit krampfartigen, lähmigen, zittrigen Gefühlen.

Modalitäten Schlimmer an heißen, schwülen Tagen oder beim Einbruch von Schwüle in winterliche Tage, vor und nach Ereignissen.

Person Eher rundlich, müde, matt, schlapp, frostig, zittrig; Gesicht kräftig rot, weil das Blut zum Herzen und zum Gesicht schießt.

Dosierung

D30: je nach Beschwerdebild 5 Kügelchen bedarfsweise oder täglich, mindestens 15 Minuten vor dem Essen auf der Zunge zergehen lassen.

291

Glonoinum

Dosierung

D30: 5 Kügelchen bei Bedarf auf der Zunge zergehen lassen oder 10 Kügelchen in ¼ Liter Leitungswasser mit einem Plastiklöffel verkleppern und alle 5 Minuten einen kleinen Schluck trinken, bis der akute Zustand sich beruhigt.

Herkunft Aus dem *Nitroglyzerin* oder auch *Dynamit*.

Wirkung Entkrampfend auf die arteriellen Blutgefäße, besonders Hirnarterien und Herzkranzgefäße.

Anwendung Gefäßkrämpfe bei Sonnenstich, Herzdruck, Blutdruckkrise.

Allgemeines Der Name der Arznei beinhaltet eine heftige Dynamik, bekannt als Nitro-Spray bei Angina pectoris.

Lokale Beschwerden Blut wallt zum Herzen, zum Kopf, beengt und bedrückt bei allen Beschwerden.

Modalitäten Wein und Sommerhitze verschlimmern die Zustände oder lösen sie aus.

Person Ein hochrotes Gesicht begleitet die Beschwerden des Betroffenen, der sich, hochgradig erregt, ziellos herumbewegt. So sehr, dass er ängstlich weinend weglaufen will, weil er sein Zuhause nicht mehr erkennt, obwohl er daheim ist. Er glaubt, der Tod stünde jetzt nahe.

Graphites

Dosierung

D12: bei Magenbeschwerden 5 Kügelchen täglich etwa 15 Minuten nach dem Mittagessen und Abendessen, für alle anderen Beschwerden 2 × 5 Kügelchen täglich vor dem Essen auf der Zunge zergehen lassen.

Herkunft Aus der mineralischen Kohle, *Graphit* oder auch *Reißblei* genannt.

Wirkung Haut; Schleimhäute der Atemwege und des Verdauungssystems.

Anwendung Wiederkehrende Halsschmerzen, Heiserkeit; Magenkrämpfe; großknollige Verstopfung, brennende Hämorrhoiden; nässendes Ekzem; Keloid (Wulstnarbe).

Allgemeines Eitrige, rissige Haut an den Körperöffnungen und trockene, brennende, wunde, geschwürig zerfallende Schleimhäute sind bezeichnend.

Lokale Beschwerden Immer erkältet mit eitrigen Schrunden am Naseneingang, mit eitrigem, rissigem Herpes an der Lippe. Halsschmerzen mit dem Gefühl eines Klumpens im Rachen, nachts erstickend, zu beständigem Räuspern zwingend. Magenkrämpfe mit Heißhunger, durch Essen gelindert, was aber Völle, Sodbrennen und faules, ranziges

Aufstoßen verursacht, wobei das Blut zum Kopf schießt. Tagelange, träge Verstopfung mit Schleim überzogenen, großen, trockenen Knollen. After wund, rissig.

Modalitäten Folge von äußerer Kälte; Essen lindert alle Beschwerden, besonders warme Milch; Abneigung gegen warme Speisen, Fleisch und Süßes.

Person Geistig träge, frostig, faul, fett, gefräßig und wagemutig frech. Diese Eigenschaften sind aber eine Folge der verlorenen Spannkraft im Körperlichen wie im Seelisch-Geistigen. Wollen, Streben und Kontrolle über die Grenzen des natürlichen Bedarfs sind somit vermindert.

Hamamelis

Herkunft Aus dem *virginischen Zauberstrauch*.

Wirkung Auf die Gefäße mit Blutungsneigung.

Anwendung Bewährte Arznei für Blutungen aus allen Körperöffnungen.

Allgemeines Das Blut ist dunkelrot und fließt gleichmäßig passiv.

Lokale Beschwerden Krampfadern und Hämorrhoiden.

Modalitäten Feuchte Wärme verschlimmert die Lage.

Person Blasse, kalte, feuchte Menschen.

Dosierung

D4: je nach Beschwerdebild anfangs 5 Kügelchen alle 10 Minuten oder stündlich auf der Zunge zergehen lassen, bis der akute Zustand sich beruhigt, danach 3 × 5 Kügelchen täglich, mindestens 15 Minuten vor dem Essen auf der Zunge zergehen lassen.

Hepar sulfuris

Herkunft Aus einem Gemisch von *Austernschalen* und *Schwefelblumen* wird die *Kalkschwefelleber*.

Wirkung Auf die Haut und Schleimhäute.

Anwendung Sobald bei einer eitrigen Entzündung gelbe Eiterstippchen erscheinen, sei es nun beim Abszess, auf der Wunde oder auf den Mandeln, ist Hepar sulfuris angezeigt.

Allgemeines Beziehung zu Eiterungen der Haut und der Schleimhäute.

Lokale Beschwerden Bei den äußerlich nicht sichtbaren Entzündungen wie Zahnfleischeiterung, Brustentzündung, Eierstockentzündung, Mundfäule oder Lymphdrüsenent-

Dosierung

D30: je nach Beschwerdebild anfangs 1 × oder 2 × 5 Kügelchen täglich oder alle 6 Stunden bis zur Besserung, später 5 Kügelchen täglich, mindestens 15 Minuten vor dem Essen auf der Zunge zergehen lassen.

zündung sind der stechende, pochende Schmerz und seine Linderung durch warme Auflagen entscheidend. Die Katarrhe der Schleimhäute zeigen eine dicke, gelbe Absonderung, sind „reif" und riechen nach altem, stinkendem Käse.

Modalitäten Schlimmer bei trocken-schönem, kaltem Wetter und entsprechend besser bei feuchtem, warmem Wetter.

Person Dicklich, fröstelig, zornig, zugluftempfindlich.

Hydrastis

Dosierung

D4: anfangs 5 Kügelchen alle 2 Stunden bis zur Besserung, danach 3 × 5 Kügelchen täglich, mindestens 15 Minuten vor dem Essen auf der Zunge zergehen lassen.

Herkunft Aus der *kanadischen Gelbwurz*.

Wirkung Tief greifend auf alle Schleimhäute des Körpers.

Anwendung Schnupfen, Tubenkatarrh, auch bei Säuglingen; Ausfluss, Gebärmutterhalsentzündung, Scheidenentzündung; Darmentzündung, Verstopfung durch Abführmittelmissbrauch.

Allgemeines Aus ihrer Wirkung ergibt sich der Gebrauch dieser Arznei bei Schleimhautgeschichten der Nase und der Nebenhöhlen, der Scheide, des Darmes, die meist chronisch geschädigt sind, selbst schon beim Säugling.

Lokale Beschwerden Absonderungen sind weißlich-gelb, zäh, fadenziehend und oftmals blutig. Naseneingang, Scheide, After ständig wund. Über den Nasenrachenraum tropft Schleim in den Rachen hinab, wo er die Rachenwand kratzig wund macht.

Modalitäten Kälte verschlimmert sowohl das lokale Übel als auch den gesamten Zustand.

Person Meist schwach, erschöpft, abgemagert und kälteempfindlich mit schwachem, gesenktem Magen und einer alten hartnäckigen Verstopfung.

Hyoscyamus

Herkunft Aus dem einheimischen *Hexenkraut* oder *Teufelskraut*; wie *Belladonna* und *Stramonium* ein Nachtschattengewächs.

Wirkung Auf die Hirnerregung.

Anwendung Folge von Tadel, Gewalt, Enttäuschung, Schock.

Allgemeines Große Gehirnreizung, krampfartige Beschwer-den, Muskelzittern und Muskelzuckungen stehen im Vor-dergrund des Arzneibildes.

Lokale Beschwerden Bewährte Anwendung beim tro-ckenen Krampf- und Kitzelhusten vor allem beim Nieder-legen und nachts, bei Kopfschmerz infolge Unfallschocks, beim Schluckauf, bei der „blassen" Ohnmacht und bei ge-mütsverstimmender Reisekrankheit.

Modalitäten Alles verschlimmert sich nachts. Fließendes, stehendes, tröpfelndes Wasser oder glänzende Objekte und Oberflächen lösen eine Hirnerregung aus. Beim Niederlegen beginnt der Krampfhusten.

Person Blass, kalt, flucht, spuckt, wütet mit glänzenden Augen. Der alte, verkalkte, schwächliche Mensch schwätzt unaufhörlich, zeigt sich misstrauisch und missgünstig wie eine Hexe. Kinder sind ruhelos, schimpfen, beißen, spucken, schlagen und treten wie kleine Teufel. Menschen zwischen diesen Altersstufen sind aufgrund ihres Schicksals empfin-dungslos und schmerzunempfindlich geworden.

Dosierung

D12: bei nächtlichem Krampfhusten 5 Kügel-chen abends vor dem Zubettgehen auf der Zunge zergehen lassen.

D30: 5 Kügelchen be-darfsweise, je nach Beschwerden.

Hypericum

Herkunft Aus der ganzen Pflanze des *Johanniskrauts* in der Blütezeit.

Wirkung Auf die Nerven.

Anwendung Bei Verletzung von Nerven jeder Art.

Allgemeines In der Volksmedizin bekannt als Nervenberu-higungsmittel.

Lokale Beschwerden Qualvolle Schmerzen erstrecken sich in entfernte Körperregionen, wann immer Nerven ge-quetscht werden wie der Finger in der Tür oder gezerrt wer-den wie beim Schleudertrauma des Nackens oder das Steiß-bein bei der Geburt, verletzt und zerrissen werden wie beim Zahnziehen. Gleich nach *Arnica* einsetzen. Auch der berüch-

Dosierung

D3: 3 × 20 Kügelchen täglich, mindestens 15 Minuten vor dem Essen auf der Zunge zergehen lassen.

D30: notfalls 5 Kügelchen bei Bedarf oder 10 Kügelchen in ¼ Liter Leitungswasser auflö-sen und alle 5 Minuten einen gewöhnlichen Schluck davon trinken, bis die Schmerzen nachlassen.

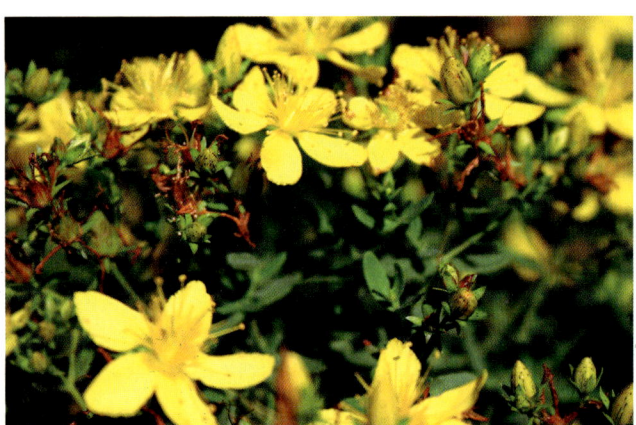

tigte Phantomschmerz nach Amputation eines Gliedes wird durch diese Arznei gelindert.

Modalitäten Folge von Nervenverletzung, -quetschung, -zerrung, -zerreißung.

Person Eine jammerreiche Nervendepression kann auf eine unbehandelte Verletzung folgen. Der Betroffene ist dabei relativ rot und gedunsen im Gesicht.

Ignatia

Herkunft Aus den getrockneten Samen der philippinischen *Ignazbohne.*

Wirkung Auf das Nervensystem mit Überempfindlichkeit aller Sinne.

Anwendung Akuter Kummer, hysterische Schockzustände, Heimweh; Kopfschmerzen; Mandelentzündung; Magenkrämpfe, Erbrechen; Periodenkrämpfe.

Allgemeines Ein „armer Schlucker", der ewig seinen Kummer runterschlucken muss, bis Magengeschwüre aufblühen, und der selbst dann noch schlucken muss, wenn ihn eine Mandelentzündung plagt, weil Schlucken seinen Schmerz erleichtert.

Lokale Beschwerden Kopfschmerz, als ob ein Nagel in den Schädel eingehämmert würde, Übelkeit, Erbrechen und

Dosierung

D4: anfangs 5 Kügelchen alle 10 Minuten bis stündlich bis zur Besserung, später 3 × 5 Kügelchen täglich, mindestens 15 Minuten vor dem Essen auf der Zunge zergehen lassen.

D30: 5 Kügelchen bei Bedarf oder 1 × 5 Kügelchen täglich, mindestens 15 Minuten vor dem Essen auf der Zunge zergehen lassen.

Krämpfe der willkürlichen und glatten Muskulatur sind die Folgen von akutem Kummer wie Heimweh, Liebeskummer oder Kummer mit Eltern, Lehrern, Freunden, als Folge von Tadel mit heftiger, unbedachter Zurechtweisung.

Modalitäten Äußerst widerspruchsvoll: Durst bei Schüttelfrost, aber durstlos beim Fieber, Schmerzen besser durch festen Druck, aber leiseste Berührung verschlechtert, Kopfweh besser durch Bücken, Halsweh besser durch Schlucken, Zahnweh besser beim Kauen, Magenweh und Übelkeit besser durch Essen schwer verdaulicher Speisen; schlimmer morgens, durch kalte Luft, durch Denken an die Beschwerden, durch Rauchen.

Person Kinder sind übersensibel, liebebedürftig und leicht zu trösten, aber auch launenhaft, widersprüchlich und kapriziös. Bei ihrem Kummer schlucken und seufzen sie, verlangen mal dies, mal jenes und erinnern uns in ihrem Verhalten gar oft an uns Erwachsene.

Ipecacuanha

Herkunft Aus der *Brechwurz* Brasiliens.

Wirkung Auf die Schleimhäute.

Anwendung Brechhusten mit sauberer Zunge, helle Blutungen aus allen Körperöffnungen.

Allgemeines Hat etwas mit Erbrechen zu tun! Und zwar gepaart mit einer ständigen Übelkeit, die sich durch nichts beeinflussen lässt, weder durch Trinken, Essen, Krümmen, Strecken, Wärme, Kälte noch durch das Erbrechen selbst. Oft angezeigt bei Säuglingen und Kindern, wenn diese an Bronchitis, Asthma, Keuchhusten oder Krupp erkranken.

Lokale Beschwerden Husten kann trocken sein, aber meist hört man Schleim laut rasselnd in der ganzen Brust. Hellrote, reichliche Blutungen.

Modalitäten Schlimmer meist durch schwüles Wetter, aber auch durch Spaziergehen in kaltem Wetter.

Person Kinder ersticken fast, werden erst rot, dann blau im Gesicht und ganz steif, würgen, brechen und fühlen sich

Dosierung

D3: anfangs 5 Kügelchen alle 10 Minuten bis stündlich bis zur Besserung, später 3 × 5 Kügelchen täglich, mindestens 15 Minuten vor dem Essen auf die Zunge zergehen lassen, oder 1 Gabe nach jedem Hustenanfall.

297

elend. Die Zunge ist dabei sehr sauber, glatt und rein! In ihrem Kranksein schimpfen sie deftig über ihr Leid.

Kalium bromatum

Dosierung

D12: abends 5 Kügelchen jede Stunde bis zum Einschlafen, desgleichen vor Prüfungen bis zur Entspannung, ansonsten 2 × 5 Kügelchen täglich, mindestens 15 Minuten vor dem Essen auf der Zunge zergehen lassen.

Herkunft Aus dem *Kaliumbromid*.

Wirkung Auf das zentrale Nervensystem, auf die Haut.

Anwendung Störungen infolge Nervosität (zum Beispiel gestörter Schlaf); Konzentrationsschwäche; Akne.

Allgemeines Kalium schwächt das Herz und senkt die Körpertemperatur, *Brom* verursacht Geistes- und Konzentrationsschwäche.

Lokale Beschwerden Nervosität verhindert das Einschlafen, auch die Gelassenheit bei neuen Ereignissen oder Prüfungssituationen. Die Beine sind ständig in Bewegung, Finger trommeln auf dem Tisch. Alle vier Gliedmaßen sind ständig in Aktion, Konzentration ist undenkbar, die Nächte sind voller Angst, vor allem bei Vollmond. Bei Akne, wenn dicke, zusammenlaufende Pusteln Wangen und Hals übersäen.

Modalitäten Fühlt sich nur wohl bei seelisch-geistiger Ablenkung und bei körperlicher Beschäftigung. Kühle wird im Allgemeinen besser als Wärme ertragen.

Person Ruhelose, ängstliche, anfallartig erregte und gehemmte Menschen jeden Alters, nervöse Zeitgenossen mit fahrigen, fuchtelnden, hampeligen Bewegungen. Kinder zerstören ihre Spiel- und Bastelarbeiten, Schulkinder krakeln ihre Schrift nieder und Mütter verzweifeln darüber.

Kalium chloratum

Dosierung

D4: anfangs 5 Kügelchen jede Stunde bis zur Besserung, danach 3 × 5 Kügelchen täglich, mindestens 15 Minuten vor dem Essen auf der Zunge zergehen lassen.

Herkunft Aus *Kaliumchlorid*.

Wirkung Tief greifend auf die Schleimhäute.

Anwendung Stockschnupfen, „alles zu", follikuläre Tonsillitis.

Allgemeines Wertvolle Grippearznei.

Lokale Beschwerden Nase verstopft beim Schnupfen, nur wenig weißliches Sekret ist auszuschnäuzen, die Nebenhöhlen sind zu, die Stirn ist zu, die Ohren sind zu. In den Ohren schnalzt, knackt und quatscht es wie beim Starten in einem Flugzeug. Die Zunge ist dabei dick gräulich-weiß belegt. Bei Kindern sind die Mandeln oft so dick, dass sie aneinanderstoßen, das Atmen eher einem Schnarchen gleicht und die Sprache eher einem kloßigen Kauderwelsch ähnelt.

Modalitäten Schlimmer durch Bewegung, durch schweres Essen.

Person Blass, kalt, feucht, schwach.

Kalium jodatum

Herkunft Aus dem *Jodkali.*

Wirkung Auf die Schleimhäute.

Anwendung Schnupfen, blasse Kniegelenksschwellung.

Allgemeines Besonders nach *Pulsatilla* angezeigt, wenn diese ihre Aufgabe erfüllt hat.

Lokale Beschwerden Bewährt beim Schnupfen, wenn dieser ein gelbes, zähes, wund machendes Sekret produziert und sich an der Nasenwurzel ein heftiger Druckschmerz äußert, besonders beim Vornüberbeugen des Kopfes. Teigige, blasse Kniegelenkschwellung, die zwar keine Rötung, aber nächtliche, wunde Schmerzen anzeigt.

Modalitäten Warme Räume und Bücken verschlimmern den Druck an der Nasenwurzel, Gelenke schmerzen nachts. An der frischen Luft fällt das Atmen leichter. Desgleichen hilft die Kühle als Umschlag.

Person Rote oder blasse, hitzige oder frostige, schwache, aber ruhelose Menschen.

Dosierung

D4: anfangs 5 Kügelchen stündlich auf der Zunge zergehen lassen, bis der akute Zustand sich beruhigt, danach 3 × 5 Kügelchen täglich, mindestens 15 Minuten vor dem Essen.

Kalium sulfuricum

Herkunft Aus *Kaliumsulfat.*

Wirkung Tief greifend auf die Schleimhäute.

Anwendung Schnupfen, Bronchitis; Ausfluss.

Allgemeines Wegen der Ähnlichkeit in ihrer Wirkung auch die biochemische *Pulsatilla* genannt.

Dosierung

D4: anfangs 5 Kügelchen jede Stunde bis zur Besserung, danach 3 × 5 Kügelchen täglich, mindestens 15 Minuten vor dem Essen auf der Zunge zergehen lassen.

Lokale Beschwerden Stinkende Absonderungen aus Nase, Ohr und Bronchien, weißlich-gelb, schleimig und mild (!). Die Zunge ist schleimig-gelb belegt.

Modalitäten In der Wärme, im Zimmer und abends verschlimmert sich der Zustand, während die frische Luft Erleichterung bringt. Es besteht allgemein eine Abscheu vor allem, was heiß ist: Räume, Wetter, Getränke und Speisen.

Person Blass, wässrig, frostig.

Lachesis

Dosierung

D12: 2 × 5 Kügelchen alle 2 bis 3 Stunden oder täglich, mindestens 15 Minuten vor dem Essen auf der Zunge zergehen lassen.

D30: notfalls 5 Kügelchen bei Bedarf oder 10 Kügelchen in ¼ Liter Leitungswasser auflösen und alle 5 Minuten einen gewöhnlichen Schluck davon trinken, bis die Beschwerden nachlassen.

Herkunft Aus dem Gift der *Buschmeisterschlange* aus dem südamerikanischen Surinam.

Wirkung Herz, Kreislauf, Gewebe.

Anwendung Fieber, Entzündungen, Blutvergiftung; Allergien, Heuschnupfen, Ekzeme; Sonnenstich; Mandelentzündung, Brustentzündung, Gelenkentzündung, entzündete Insektenstiche; Blinddarmreiz; Krampfadern, Venenentzündung, Thrombose, Embolie; Schilddrüsenüberfunktion; Hochdruck, Herzkrampf, Herzinfarkt; Hörsturz, Innenohrschwindel bei Menière.

Allgemeines Beschwerden eher auf der linken Seite des Körpers.

Lokale Beschwerden Bewährt für septisches Fieber und septische Entzündungen mit Blutvergiftung, seien es Abszess, linksseitige Mandelentzündung, Venenentzündung, Blinddarmreizung oder infizierte Verletzungen. Der Entzündungsherd ist dunkelrot bis blaurot und äußerst schmerzhaft. Auch beim Innenohrschwindel und beim Sonnenstich mit blaurotem Gesicht ist sie hilfreich.

Modalitäten Erwachen aus dem Schlaf, Berührung, Beengung, Wärme, Hitze verschlimmern alles, kalte Auflagen bessern.

Person Dramatische Angst überfällt den Betroffenen mit Blutwallungen zur Brust, zum Gesicht mit Zusammenschnürung am Herzen und am Hals wie zum Ersticken. Denn der Hals wie das Herz, die Taille und ihre Lebenslage vertragen keine Berührung. Durch Redefreude verschaffen sie sich Luft. Nur die Erkrankung zwingt sie zur Ruhe, in der sie trotz fröstelnder Ohnmachtsneigung keine Wärme vertragen.

Ledum

Herkunft Aus den trockenen, jungen Sprossen des nordischen *Sumpfporsts*.

Wirkung Auf entzündliche Prozesse infolge von Stichwunden.

Anwendung Bei Folgen von Stichverletzungen jeder Art, Boxerauge.

Allgemeines Dieses Erikagewächs steht in den kalten Sümpfen des Nordens, weshalb frostige Menschen, die sich trotzdem nach Kneippgüssen sehnen, besonders gut auf diese Arznei ansprechen.

Lokale Beschwerden Bei Wunden durch Stichverletzung, sei es durch den Zahn von Tieren, den Stachel der Biene oder der Stechmücke, durch die Nadel der Spritze oder jene der Näherin oder durch sonstige spitze sowie scharfe Instrumente und Splitter. Ekzem um einen Zeckenbiss (Borreliose). „Boxerauge", ein Bluterguss um das Auge mit glattem Hämatomrand, im Gegensatz zum ausgefransten Rand, der nach *Acidum sulfuricum* verlangt.

Modalitäten Schlimmer nachts, im warmen Bett und bei Bewegung, kalte Umschläge lindern.

Person Bei fast allen Menschen wirksam.

Dosierung

D3: anfangs 5 Kügelchen alle 10 Minuten bis stündlich bis zur Besserung, später 3 × 5 Kügelchen täglich, mindestens 15 Minuten vor dem Essen auf der Zunge zergehen lassen.

D30: bei Zeckenbiss 5 Kügelchen einmalig.

Luffa

Herkunft Aus dem *Kürbisschwämmchen* Südamerikas.

Wirkung Auf die Schleimhäute der Nasen- und Nebenhöhlen.

Anwendung Stockschnupfen.

Allgemeines Für den akuten und chronischen Stockschnupfen, der meist von einem Stirnkopfschmerz begleitet wird.

Lokale Beschwerden Nase verstopft, trocken; Nasenwände voller Schorfe; Stirnkopfschmerz.

Dosierung

D6: anfangs 5 Kügelchen jede Stunde bis zur Besserung, danach 3 × 5 Kügelchen täglich, mindestens 15 Minuten vor dem Essen auf der Zunge zergehen lassen.

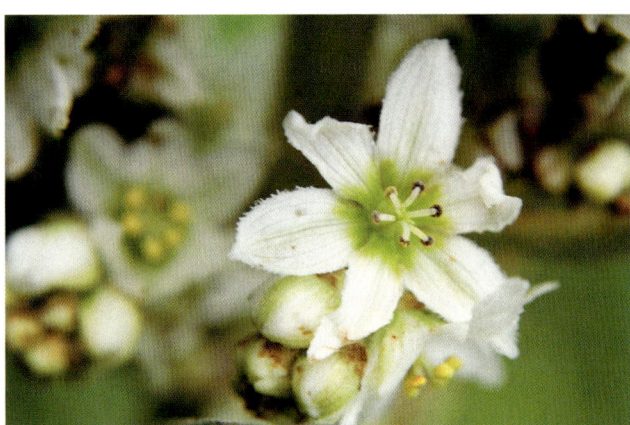

Modalitäten Schlimmer in trockener Zimmerluft; frische Luft tut ausgesprochen wohl.

Person Keine besonderen Kennzeichen.

Lycopodium

Dosierung

D6: 3 × 5 Kügelchen täglich, mindestens 15 Minuten vor dem Essen auf der Zunge zergehen lassen.

Herkunft Aus dem *virginischen Wolfsfuß*, auch *Bärlapp* genannt.

Wirkung Auf den Stoffwechsel, auf Haut- und Schleimhäute.

Anwendung Rechtsseitige Beschwerden, die sich nach links verlagern.

Allgemeines Alles ist zu eng: die gestaute Leber, der geblähte Unterbauch, der krampfende After; die Kleider, das Haus, der Beruf. Alles ist zuwider: das Aufstehen, das Essen, die Arbeit, die Familie, der Beischlaf, der Trost, die Menschen, das eigene alte, welke und zornige Leben.

Lokale Beschwerden Bewährt bei rechtsseitiger Mandelentzündung, bei Gallebeschwerden und bei den chronischen Blähkoliken unserer Säuglinge, wenn diese so alt aussehen wie ihr hagerer, blasser Großvater.

Modalitäten Enge, Druck, Wärme, Süßes sind zuwider; rechtsseitige Beschwerden, die sich ab 17 Uhr verschlimmern, gebessert durch Warmes, durch Bewegung und Frischluft.

Person Fahler, frostiger, ernster, hagerer, pingeliger, gichtiger, beklagenswerter Mensch mit sorgenvoll gerunzelter Stirn und überschätztem Ego.

Magnesium phosphoricum

Herkunft Aus dem *Magnesiumphosphat.*

Wirkung Auf die peripheren Nerven.

Anwendung Bewährt bei Krämpfen in allen Bereichen des Körpers, sei es Schluckauf, Nabelkolik, Nierenkolik oder seien es Periodenkrämpfe oder Wadenkrämpfe.

Allgemeines Entscheidend für die Arzneiwahl sind die begleitenden Umstände (Modalitäten).

Lokale Beschwerden Plötzlich einschießende, krampfende und häufiger rechtsseitige, kolikartige Schmerzen.

Modalitäten Eher rechtsseitige Beschwerden, die sich ab 14 Uhr verschlimmern; Kälte und Zugluft sind abträglich, während warme Auflagen, Zusammenkrümmen des Leibes und Gegendruck lindern.

Person In der Regel blasse, kalte, feuchte Menschen.

Dosierung

D4: je nach Beschwerdebild anfangs 5 Kügelchen alle 10 Minuten oder stündlich auf der Zunge zergehen lassen, bis der akute Zustand sich beruhigt, danach 3 × 5 Kügelchen täglich, mindestens 15 Minuten vor dem Essen.

Marum verum

Herkunft Aus dem *Katzengamander.*

Wirkung Auf die Schleimhäute und auf Würmer.

Anwendung Herbstbronchitis, Polypen, Würmer.

Allgemeines Für typische in jedem Herbst wiederkehrende Schleimhautbeschwerden.

Lokale Beschwerden Bewährt bei unseren Polypen-Kindern mit fließender, bei gleichzeitig total verstopfter Nase. Das Sekret ist schwer auszuschnäuzen, und der eventuelle Begleithusten verschlimmert den Hustenreiz. Bei Fieber, wird der Betroffene, vor allem unsere Kinder, äußerst geschwätzig. Außerdem bewährt bei im Popo juckenden Würmern aller Art.

Modalitäten Alles verschlimmert sich bei nasskaltem, nebligem Herbstbeginn.

Person blass, kalt, feucht, ruhelos.

Dosierung

D4: 3 × 5 Kügelchen täglich, mindestens 15 Minuten vor dem Essen auf der Zunge zergehen lassen.

Mercurius corrosivus

Dosierung

D4: 3 × 5 Kügelchen täglich, mindestens
15 Minuten vor dem
Essen auf der Zunge
zergehen lassen.

D30: bei Entzündungen
2 × 5 Kügelchen täglich
bis zur Besserung der
Beschwerden.

Herkunft Aus dem Sublimat.

Wirkung Auf die Nerven, auf Haut- und Schleimhäute.

Anwendung Tief greifende Entzündungen der Schleimhäute.

Allgemeines Heftig brennende Schmerzen und übel riechende Ausdünstungen beherrschen das Bild des Leidenden.

Lokale Beschwerden Bewährte klinische Anwendung
bei brennender Mundfäule mit stinkendem Mundgeruch
und bei der Eierstockentzündung mit starken nächtlichen
Schweißen.

Modalitäten Alles verschlimmert sich nachts und bei nasskaltem Wetter; Linderung durch kühle Auflagen.

Person Graufahl aussehend, empfindlich auf Kälte, mit
klebrigen Schweißen bedeckt.

Mercurius solubilis

Dosierung

D30: 5 Kügelchen täglich
bis zur Besserung der
Beschwerden, min-
destens 15 Minuten
vor dem Essen auf der
Zunge zergehen lassen.

Herkunft Aus dem *Quecksilberchlorid*.

Wirkung Auf die Nerven, auf Haut- und Schleimhäute.

Anwendung Eine sehr tief greifende Arznei für Entzündungen der Mandeln mit graugrünem Belag; der Zähne
mit stinkendem Geruch; der Wunden mit eitrigem, übel rie-
chendem Belag.

Allgemeines Alle Beschwerden sind begleitet von der typischen „Merkurzunge" und den stinkenden Ausdünstungen.

Lokale Beschwerden Bewährt bei den vielen Erkältungen
im nasskalten Herbst. Typisch dabei sind anhaltende, kriechende Frostschauer den Rücken rauf und runter und eine
geschwollene, schmutzig-grau belegte Zunge, die einen üblen Mundgeruch verbreitet.

Modalitäten Alles verschlimmert sich nachts und bei nasskaltem Wetter; Linderung durch kühle Auflagen.

Person Graufahl aussehend, empfindlich auf Kälte, mit
klebrigen Schweißen bedeckt.

Natrium muriaticum (chloratum)

Herkunft Aus dem gewöhnlichen *Kochsalz.*

Wirkung Auf ausgetrocknete Häute, ausgetrocknete Schleimhäute und auf ausgetrocknete Seelen.

Anwendung Appetitlosigkeit, Anämie, Schnupfen, Heuschnupfen, Asthma; Sonnenallergie, Kälteallergie, Neurodermitis, Herpes labialis; Kropf; Herzrasen; spastische Verstopfung; Diabetes; Schulkopfschmerz; Kummer und Heimweh.

Allgemeines Wertvolle personenbezogene Arznei.

Lokale Beschwerden Andauernd die „Nase voll"; weiße, schleimige, schaumige Absonderungen verstopfen die Nase und den Nasenrachenraum; Herpes labialis; große Schwäche.

Modalitäten Haut schlimmer im Sommer, Schleimhäute besonders winters schlimmer, durch Kummer, Sorge und Demütigung.

Person Kinder und Jugendliche sind entsprechend saftlos, blass, müde, kummervoll, dürr, ausgedörrt. Je mehr ihr Verstand ausgeprägt ist – und sie sind wirklich gut in der Schule, desto verkümmerter ist ihr Gemüt. Trotzdem sind sie sehr empfindsam. Aber zu früh sind sie in die Verantwortung hinein erzogen worden, so dass sie schon morgens mühsam mit einem schlechten Gewissen erwachen und voller Ängste in den Tag schreiten.

Dosierung

D30: 5 Kügelchen täglich, mindestens 15 Minuten vor dem Frühstück auf der Zunge zergehen lassen, oder 10 Kügelchen in ¼ Liter Leitungswasser auflösen und alle 5 Minuten einen gewöhnlichen Schluck davon trinken, so lange, bis Besserung eintritt. Dann nur noch gelegentlich 5 Kügelchen bei erneuter Verschlechterung des Zustandes.

Nux vomica

Herkunft Aus dem getrockneten Samen der indischen *Brechwurz.*

Wirkung Nervensystem, Schleimhäute der Atemwege und des Verdauungstraktes.

Anwendung Verkaterter Kopf und Magen, Gastritis, Magenkrampf, Magengeschwür, Sodbrennen, krampfartige Verstopfung, Hämorrhoiden durch sitzende Lebensweise, Grippe bei trocken-kaltem Wetter mit Stockschnupfen drinnen

Dosierung

D12: bei Magenbeschwerden 5 Kügelchen täg-
lich etwa 15 Minuten
nach dem Mittagessen
und Abendessen, für
alle anderen Beschwer-
den 2 × 5 Kügelchen
täglich vor dem Essen
auf der Zunge zergehen
lassen.

D30: notfalls 5 Kügelchen
alle 5 Minuten oder
täglich bei Bedarf oder
10 Kügelchen in ¼ Liter
Leitungswasser auflö-
sen und alle 5 Minuten
einen gewöhnlichen
Schluck davon trinken,
bis die Beschwerden
nachlassen.

und nachts, mit trockenem Brechhusten und Stirnkopfweh,
mürrische Folge von Ärger und Aufregung über nichtige
Kleinigkeiten, typischer Managerstress.

Allgemeines Beste Arznei bei Kater, sei es durch leibliche
Exzesse oder durch Erkältung bei trockenem, klarem, kaltem Wetter.

Lokale Beschwerden Bauchbeschwerden oder Magenkrämpfe wegen nichtigen Ärgers. Morgens Übelkeit mit
Brechreiz infolge verdorbenen Magens wegen Alkohols, lu-
kullischer Genüsse und Aufregung. Muss die Kleider öffnen,
vergebliches Aufstoßen, vergeblicher Stuhldrang. Der Ver-
dauungskanal ist ebenso verkrampft wie die ganze Person.

Modalitäten Fröstelt, packt sich warm ein, öffnet Fenster,
schlimmer drinnen, nachts, bei klarer Kälte, liebt Regen.

Person Hager, lebhaft, gehetzt, gereizt, verkrampft, hypo-
chondrisch, ängstlich, sauer, beleidigt, streitsüchtig; liebt
Exzesse in Arbeit, Essen und Trinken.

Opium

Herkunft Aus dem *Mohnsaft*.

Wirkung Auf das Hirn.

Anwendung Ohnmacht mit dunkelrotem Gesicht, Darmver-
schluss nach Operation.

Allgemeines Ohnmacht tritt häufig als Folge von Schreck
und Schock auf.

Lokale Beschwerden Schlaganfall, Darmverschlingung, Verstopfung, Ohnmacht. Die Atmung ist unnatürlich, das Bett
nicht hart genug.

Modalitäten Wärme und Druck sind unangenehm; kalte
Abwaschungen lindern.

Person Dunkelrotes, bläuliches Aussehen, feuchte Haut,
Schweißperlen auf der Stirn und schwache Allgemeinver-
fassung.

Dosierung

D30: 5 Kügelchen bei
Bedarf auf der Zunge
zergehen lassen oder
10 Kügelchen in ¼
Liter Leitungswasser
mit einem Plastiklöffel
verkleppern und alle
5 Minuten 1 kleinen
Schluck trinken, bis
der akute Zustand sich
beruhigt.

Phosphorus

Herkunft Aus dem gelben *Phosphor*.

Wirkung Auf alle Zellen, besonders auf die erschöpften Nerven.

Anwendung Halsschmerzen, Heiserkeit, Husten, Erschöpfung, hellrote Blutungen, Bluterkrankungen, Herzklopfen, Erröten, Schulkopfschmerz; Schwerhörigkeit; Gelbsucht, Pankreatitis, schmerzlose Durchfälle, Hämorrhoiden.

Allgemeines Wertvolle personenbezogene Arznei; erste Arznei bei Blutungen.

Lokale Beschwerden Oberer Brustkorb wie eingeschnürt; tiefer, hohler, wunder Kitzelhusten, kitzelnder Bellhusten, Blutungen aus allen Organen.

Modalitäten Schlimmer beim Sprechen, nach dem Essen, beim Niederlegen, in linker Seitenlage, von drinnen nach draußen, während der Dämmerung, beim Alleinsein; besser in Ruhe, frischer Luft.

Person Zart, schlank, schüchtern, durchsichtig, leicht frostig. Trotzdem sonnige Schulkinder und Erwachsene, die unter geistiger Belastung rasch erschöpfen, sich aber ebenso rasch wieder erholen. Die leichte Erschöpfbarkeit führt zu Störungen der Konzentration und der Aufnahmefähigkeit mit häufig krampfenden Schmerzen im Hinterkopf, so zum Beispiel gegen Ende der Schule oder gegen Abend. Dann sind sie empfindlich wie eine Mimose, und man lässt sie am besten in Ruhe, bis sie wieder strahlend aus ihrer Höhle hervorkriechen.

Dosierung

D12: anfangs 5 Kügelchen alle 2 Stunden bis zur Besserung, später 2 × 5 Kügelchen täglich, mindestens 15 Minuten vor dem Essen auf der Zunge zergehen lassen.

D30: je nach Beschwerdebild 5 Kügelchen alle 10 Minuten oder bei Bedarf oder 10 Kügelchen in ¼ Liter Leitungswasser auflösen und alle 5 Minuten einen Schluck davon trinken, bis die Beschwerden nachlassen.

Phytolacca

Herkunft Aus der *Kermesbeere* Nordamerikas.

Wirkung Auf die Schleimhäute, Lymphdrüsen.

Anwendung Seitenstrangangina, follikuläre Pharyngitis, Brustknoten, Brustentzündung, Bruststau oder mangelnder Milcheinschuss, Abstillen.

Dosierung

D4: anfangs 5 Kügelchen alle 2 Stunden bis zur Besserung, später 3 × 5 Kügelchen täglich, mindestens 15 Minuten vor dem Essen auf der Zunge zergehen lassen.

Allgemeines Für Menschen, die keine Mandeln mehr haben und trotzdem den Winter über regelmäßig ihre Angina bekommen; das pflanzliche *Merkur* .

Lokale Beschwerden Rachenring dunkelrot, Drüsen am Hals hart geschwollen. Schmerz im Rachen wie eine heiße, unebene Kugel, mehr rechts als links. Zunge grau-gelb belegt, starker Mundgeruch, beim Schlucken zieht ein Schmerz vom Zungenrand bis in die Ohren.

Modalitäten Unterkühlung, Regen und Feuchtigkeit verschlechtern den Zustand, aber Wärme wird nicht vertragen, sondern nur Kalttrinken.

Person Fühlen sich insgesamt dabei körperlich wie zerschlagen .

Pulsatilla

Dosierung

D6: anfangs 5 Kügelchen jede Stunde bis zur Besserung, danach 3 × 5 Kügelchen täglich, mindestens 15 Minuten vor dem Essen auf der Zunge zergehen lassen.

D30: 5 Kügelchen bedarfsweise oder 1 × täglich, bis der akute Zustand sich beruhigt.

Herkunft Aus der *Küchenschelle* oder *Windrose* oder *Venusträne*.

Wirkung Auf Hormondrüsen, Kreislauf, Stoffwechsel, Haut und Schleimhäute.

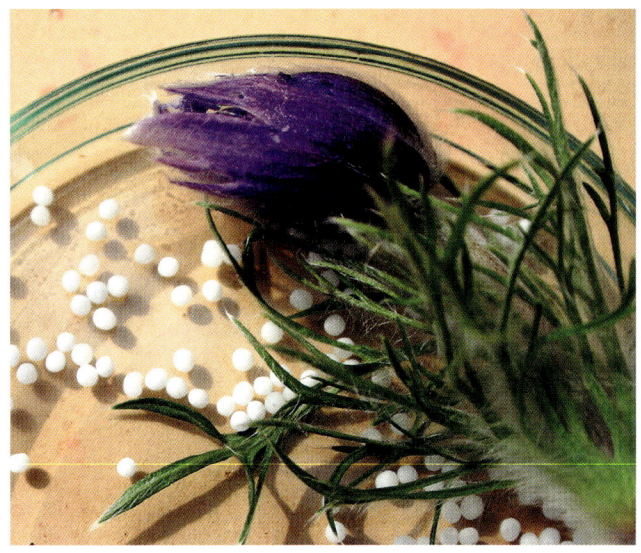

Anwendung Folge von Liebesentzug, Unterdrückung von Ausscheidungen, Stauungen und Erkältlichkeit.

Allgemeines Alle Ausscheidungen sind so mild wie das Gemüt. Wechselhaft ist ihr Wesen wie alle leiblichen Störungen. Habitus und Temperament geben den Ausschlag für die Arzneiwahl.

Lokale Beschwerden Schnupfen, Ohrentzündung, Scheidenausfluss, verschiedenartiger Stuhlgang, Stauungen mit schweren Beinen durch Krampfadern oder mit Kopfschmerz durch gestaute Luft im Raum. Bewährt beim Gerstenkorn des oberen Augenlides.

Modalitäten Wärme ist genauso geliebt wie Kälte und nasskaltes Wetter gefürchtet sind, muffige Räume lösen einige Beschwerden aus; doch alles wird besser durch Zuspruch, Streicheln und Frischluft.

Person Liebenswerte, anschmiegsame, ängstliche, leicht weinerliche, leicht tröstbare, wechselhafte, milde, eher rundlich-gestaute, eher weibliche Wesen.

Pyrogenium

Herkunft Aus *verfaultem Ochsenfleisch* gewonnene Nosode.

Wirkung Auf die Schleimhäute, auf das Immunsystem.

Anwendung Bewährt bei allen fieberhaften Erkrankungen mit Schüttelfrost, ungeachtet des Ortes der Entzündung.

Allgemeines Bei Halsentzündung ist sie im Winter oft die erste Arznei!

Lokale Beschwerden Brennender, wunder, rauer Rachen. Septisches Fieber mit Schüttelfrost, hohes Fieber mit niedrigem Puls, niedriges Fieber mit hohem Puls. Übler, aashaft stinkender Geruch aller Ausdünstungen und Ausscheidungen. Starker Bewegungsdrang.

Modalitäten Schlimmer in erzwungener Ruhe; besser bei Bewegung, durch Wärme.

Person Wirkt bei allen Menschen, besonders bei Kindern nach DTP-Impfung.

Dosierung

D30: 5 Kügelchen bei Bedarf auf der Zunge zergehen lassen.

Rhus tox

Dosierung

D4: anfangs 5 Kügelchen jede Stunde bis zur Besserung, danach 3 × 5 Kügelchen täglich, mindestens 15 Minuten vor dem Essen auf der Zunge zergehen lassen.

D30: je nach Beschwerdebild 5 Kügelchen bei Bedarf oder alle 6 Stunden oder täglich oder 10 Kügelchen in ¼ Liter Leitungswasser auflösen und alle 5 Minuten einen gewöhnlichen Schluck davon trinken, bis die Beschwerden nachlassen.

Herkunft Aus den frischen Blättern des nordamerikanischen *Giftsumachs.*

Wirkung Auf die meisten Gewebe des Körpers.

Anwendung Gelenkrheuma, Ischias, Verstauchung, Gelenkzerrung, rheumatische Grippe, Bläschenausschlag, Herpes, Nesselsucht, Sonnenbrand.

Allgemeines Die Auslösung der Beschwerden – Überanstrengung, Unterkühlung, Durchnässung, Verstauchung mit Ruheverschlimmerung und Wärmebesserung – ist das wesentliche Merkmal bei der Arzneiwahl.

Lokale Beschwerden Überanstrengung „wie zerschlagen" (Kreuzweh, Gliederschmerzen, Ischias), Verstauchung und Zerrung von Gelenken, Sehnen und Bändern; Unterkühlung (Katarrhe der Luftwege, der Blase, des Darmes); und Durchnässung (Rheuma, rheumatische Grippe) sind die Auslöser von Beschwerden, welche dieser Arznei bedürfen. Ihre Beziehung zur Haut heilt bläschenförmige, juckende Ausschläge bei Gürtelrose, Lippenbläschen, Nesselsucht, Scharlach und bei Sonnenbrand mit viel Durst.

Modalitäten Nächtliche Ruhe verschlimmert die Beschwerden, Wärme und leichte Bewegung verschaffen Linderung. Vorliebe ist eine heiße Badewanne.

Person Keine Besonderheit, wirkt bei allen Menschen.

Rumex

Dosierung

D6: anfangs 5 Kügelchen stündlich bis zur Besserung, danach 3 × 5 Kügelchen täglich, mindestens 15 Minuten vor dem Essen auf der Zunge zergehen lassen.

Herkunft Aus dem einheimischen *Krausen Ampfer.*

Wirkung Auf die Schleimhäute der Atemwege.

Anwendung Kältehusten.

Allgemeines Wichtige Hustenarznei mit eindeutigen Modalitäten.

Lokale Beschwerden Trockener Kitzelhusten mit wenig Auswurf, der sich von der Halsgrube bis tief hinter das Brustbein erstreckt und der unaufhörlich, tags und nachts, plagt, als habe man eine Feder im Hals.

Modalitäten Schlimmer beim Übergang ins Kalte, beim geringsten kühlen Lufthauch, beim Einatmen kalter Luft.

Person Hustet ständig tagsüber, weil ihm die Luft immer zu kalt ist, oder wenn er sich – mit dickem Schal vor dem Mund – vor die Haustür begibt. Nachts zieht er die Bettdecke über den Kopf, bis sich auch der letzte Atemzug erwärmt hat, was seinen Kitzel beruhigt. Während dieser Leidenszeit hört man ihn nie reden. Er weiß, warum er seinen Mund hält!

Ruta

Herkunft Aus dem frischen Kraut der *Weinraute* Italiens und Rumäniens.

Wirkung Auf die Blutgefäße, auf die Nerven.

Anwendung Höchst bewährt bei Verletzungen durch stumpfe Gewalteinwirkung auf die Sehnen und auf die Knochenhaut (zum Beispiel Schienbein).

Allgemeines Die verletzten Teile fühlen sich wie zerschlagen und lähmig an.

Lokale Beschwerden Sehnenzerrung oder gar Sehnenriss, Überanstrengung und Überlastungsschmerz der Gelenke wie Tennisarm, Handgelenksschwäche oder Sehnenscheidenentzündung, Schleudertrauma der Halswirbelsäule (hier gemischt mit *Arnica* und *Hypericum* zu gleichen Teilen). Müde, brennende Augen durch Überanstrengung.

Modalitäten Schlimmer bei nasskaltem Wetter, beim Hinlegen.

Person Wirkt bei fast allen Menschen.

Dosierung

D3: anfangs 20 Kügelchen jede Stunde bis zur Besserung, später 3 × 20 Kügelchen täglich, mindestens 15 Minuten vor dem Essen auf der Zunge zergehen lassen.

Sabadilla

Herkunft Aus dem *Läusesamen*, einer mexikanischen Lilie.

Wirkung Auf die Haut, Schleimhäute und das Gehirn.

Anwendung Heuschnupfen, Säuglingsschnupfen; Kopfläuse.

Dosierung

D6: anfangs 5 Kügelchen stündlich oder alle 2 Stunden, später 3 × 5 Kügelchen täglich, mindestens 15 Minuten vor dem Essen auf der Zunge zergehen lassen.

Allgemeines Enthält Veratrin, ist also dem Frost und den kalten Schweißen des *Veratrum album* ähnlich. Der Heuschnupfen verschlimmert sich deshalb, wenn im Sommer die Luft kühler und frischer wird (wie bei *Arsenicum album*). Knoblauch und sein Geruch verursachen Übelkeit.

Lokale Beschwerden Am liebsten würde der Betroffene die Zeit des Heuschnupfens in der heißen Badewanne verbringen, so sehr läuft ihm der Frost über den Rücken. Trotzdem überfällt ihn jeden Nachmittag ein trockenes Fieber, immer zur gleichen Stunde, bis tief in den Sommer hinein. Augen und Nase laufen über in der frischen Luft, wo auch ein krampfhaftes Niesen den Leib erschüttert. Die Nasenwurzel drückt und krampft. Der Rachen fühlt sich wie zusammengeschnürt an. Im Hals sitzt ein Kloß, der zu ständigem Räuspern zwingt und sich beim Niederlegen verschlimmert.

Modalitäten Schlimmer, je kühler und frischer die Frühlings- und Sommerluft, draußen, bei Vollmond, durch kalte Getränke; besser durch Wärme.

Person Ein eher blasser, schlanker, kalt-feuchter Mensch, der ständig fröstelt.

Sanguinaria

Dosierung

D6: anfangs 5 Kügelchen stündlich auf der Zunge zergehen lassen, bis der akute Zustand sich beruhigt, danach 3 × 5 Kügelchen täglich, mindestens 15 Minuten vor dem Essen.

Herkunft Aus der kanadischen *Blutwurz.*

Wirkung Auf die Gefäße, die Hormone, die Schleimhäute.

Anwendung Bewährte Anwendung bei chronischem, trockenem Husten nach Erkältungen und bei Kopfschmerz mit chronischer, tiefer Röte des Gesichts.

Allgemeines Vorwiegend rechtsseitige Schmerzen, die mit dem Sonnenverlauf zu- und abnehmen.

Lokale Beschwerden Eine Arznei für den Heuschnupfen, wenn Blut- und Hitzewallungen das Gesicht röten und es aufgedunsen erscheinen lassen, mit brennendem Tränenfluss, brennendem Nasenfluss, dumpfem Schmerz an der Nasenwurzel, brennendem Rachen und trockenem, scharrendem, stechendem Husten.

Modalitäten Rechtsseitige Beschwerden mit nächtlicher Verschlimmerung, vor allem bei Hitze und in warmen Räumen; Linderung an der frischen Luft trotz Kälte- und Zugluftempfindlichkeit. Kopfschmerzen bessern sich im Dunkeln, in Rückenlage und durch Nasenbluten.

Person Hochrot, angemalt wie eine reife Tomate, hitzig, aufgedunsen.

Sepia

Herkunft Aus der *Seekatze*.

Wirkung Auf das Gemüt, die Hormone, das Pfortadersystem, auf Haut- und Schleimhäute.

Anwendung Vor allem bei Beschwerden durch hormonelle Unordnung und bei Beschwerden typisch weiblicher Vorgänge.

Allgemeines Die Verletzung der weiblichen Würde beider Geschlechter ist der eigentliche Auslöser sämtlicher Beschwerden.

Lokale Beschwerden Bewährte Anwendung bei Bruststau vor der Regel und Pfortaderstau mit Hämorrhoiden.

Modalitäten Kälte, Anstrengung, Stehen, Koitus, Periode, Wechseljahre formen die Umstände und Zeiten der Verschlimmerung. Wärme und fester Halt lindern.

Person Sprühend, gut aussehend, selbstbewusst, später blassgelb, trocken, derb, abgehärmt, enttäuscht, gleichgültig und lebensüberdrüssig.

Dosierung

D12: 2 × 5 Kügelchen täglich, mindestens 15 Minuten vor dem Essen auf der Zunge zergehen lassen.

Silicea

Herkunft Aus der *Kieselsäure*.

Wirkung Auf schwaches Bindegewebe, geschwollene Lymphdrüsen und damit auf das geschwächte Abwehrsystem.

Anwendung Abwehrschwäche, chronischer Husten, chronischer Schnupfen, besonders im Winter; Brustknoten; krampfartige Verstopfung; chronische Eiterungen, Fisteln;

Dosierung

D6: 3 × 5 Kügelchen täglich, mindestens 15 Minuten vor dem Essen auf der Zunge zergehen lassen.

trockene Ekzeme; Schulkopfschmerz; Verletzung durch Splitter (besonders Glassplitter), der herauseitern soll.

Allgemeines Für häufige Erkältungen mit chronisch wiederkehrenden Schleimhautkatarrhen bei dürren, rachitischen Menschen.

Lokale Beschwerden Alle Ausscheidungen sind übel riechend, dünn und eitrig. Wunden heilen schlecht. Stechende Schmerzen. Stuhlgang schlüpft beim Pressen zurück.

Modalitäten Schlimmer vor allem während der kalten Jahreszeit, bei Kälte in jeder Weise, bei Zugluft; hüllt sich gerne ein, auch seinen Kopf.

Person Kinder sind zart, eher dürr, ewig frostig, bleich, blauäugig, von schwächlicher Haltung und sind mit sandfarbenen Schnittlauchlocken gekrönt. Ihr Verhalten wird entsprechend von Unsicherheit, Ängstlichkeit und Furcht vor den gestellten Aufgaben des Tages (oder den Schulproblemen) geprägt, wobei Misserfolge sie bis zum Lebensüberdruss bedrücken, sie schreckhaft machen und überempfindlich für Geräusche, Lärm und menschliche Heftigkeiten.

Spongia

Herkunft Aus dem *Meerschwamm*, den wir am Atlantik, am Roten Meer und am Mittelmeer finden.

Wirkung Auf die Schleimhäute der Atemwege.

Anwendung Bewährt bei Husten, Keuchhusten, Krupp und Asthma.

Allgemeines Atmung „wie durch einen Schwamm" ist führendes Zeichen.

Lokale Beschwerden Husten vorwiegend trocken, bellend und heiser. Atmung giemt und pfeift, wie durch einen Badeschwamm gepresst. Beim Krupp wird die Heiserkeit so stark, dass die Stimme nur noch krächzende Laute hervorbringt. Erschöpfungsgefühl stellt sich ein.

Modalitäten Beim Niederlegen und vor Mitternacht wird alles schlimmer, muss aufsitzen, damit er nicht erstickt;

Dosierung

D3: anfangs 20 Kügelchen alle 10 Minuten oder jede Stunde bis zur Besserung, später 3 × 20 Kügelchen täglich, mindestens 15 Minuten vor dem Essen auf der Zunge zergehen lassen.

warmes Essen und warme Getränke lindern die Hustenanfälle.

Person Kinder mit heller Gesichtshaut und schlaffem Bindegewebe.

Staphisagria

Herkunft Aus dem *Stephanskraut*.

Wirkung Auf das überreizte Gemüt, auf Harnwege, Haut
und Schnittwunden.

Anwendung Folge von Tadel, Widerspruch, Ärger.

Allgemeines Das Verhalten des Kindes ähnelt jenem bei
Chamomilla und stellt eine Steigerung desselben dar.

Lokale Beschwerden Bewährte Anwendung beim Gersten-
korn des unteren Augenlides, bei Schnittverletzung (auch
Operationswunde) und bei bräunlich-schwarz verfärbter
Zahnkaries.

Modalitäten Angebotener Trost und einfallsreicher Zuspruch verschlimmern nur die Lage.

Person Mürrisches, übel gelauntes, sexuell überreiztes
Kind, bricht in unbändige Zorneswut aus, stampft auf den
Boden, wirft sich auf den Boden und schlägt um sich; laut

Dosierung

D3: 3 × 20 Kügelchen
täglich, mindestens
15 Minuten vor dem
Essen auf der Zunge
zergehen lassen.

D12: 5 Kügelchen mor-
gens, mindestens
15 Minuten vor dem
Frühstück.

D30: 5 Kügelchen bei Bedarf oder 10 Kügelchen
in ¼ Liter Leitungswas-
ser mit einem Plastik-
löffel verkleppern und
alle 5 Minuten 1 klei-
nen Schluck trinken,
bis der akute Zustand
sich beruhigt.

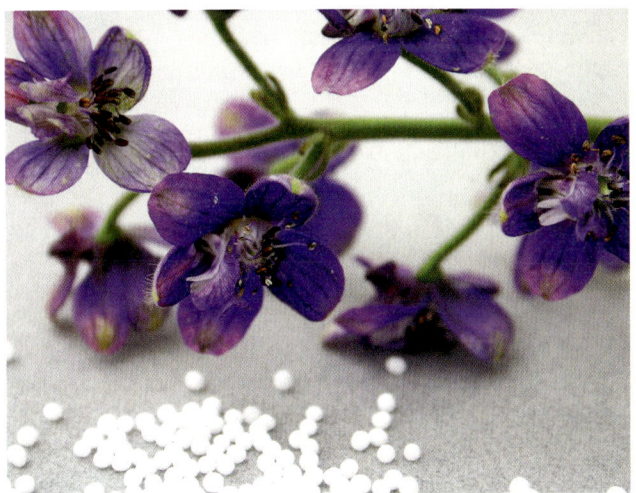

schreiend wirft es erreichbare Gegenstände durch die Gegend. Erwachsene sind blass, kalt, empfindlich, leicht entrüstet, leicht beleidigt, zornig und stolz.

Sticta

Dosierung

D6: anfangs 5 Kügelchen jede Stunde bis zur Besserung, danach 3 × 5 Kügelchen täglich, mindestens 15 Minuten vor dem Essen auf der Zunge zergehen lassen.

Herkunft Aus der *Lungenflechte*.

Wirkung Schleimhäute, Gelenke (Rheuma).

Anwendung Heuschnupfen, trockene Katarrhe der Luftwege bei plötzlichem, extremem Temperaturwechsel; Überbein (Ganglion), Schleimbeutelentzündung (Bursitis).

Allgemeines Allgemeines dumpfes, grippiges Krankheitsgefühl, absteigende Grippe.

Lokale Beschwerden Meist beginnt der Schnupfen mit Druck und Völlegefühl in der Nasenwurzel. Bald ist die Nase verstopft, und man schnäuzt sich ständig vergeblich. Ein zäher Schleim läuft den Nasen-Rachen-Raum hinunter, der Rachen wird rau, und ein unstillbarer, hackender, erschöpfender Reizhusten setzt sich hinter dem unteren Brustbein fest. Dort quält ein ständiger Kitzel zum Husten vom Niederlegen an die ganze Nacht. Der Husten verstärkt den Hustenreiz und die Stirn scheint zu platzen.

Modalitäten Plötzlicher, extremer Temperaturwechsel im Frühjahr und Herbst verschlimmern, sowie der Abend, die Nacht, Niederlegen und Müdigkeit; muss sich aufsetzen, sich bewegen. Sekretfluss bringt Erleichterung.

Person Rotes, heißes, feuchtes Gesicht.

Strophantus

Dosierung

D4: anfangs 5 Kügelchen alle 10 Minuten bis zur Beruhigung der Herztätigkeit, danach nur noch 5 Kügelchen bedarfsweise auf der Zunge zergehen lassen.

Herkunft Aus dem *Hundsgiftgewächs*.

Wirkung Auf das Herz und auf die Nerven.

Anwendung Bei Prüfungsangst, Schlafstörungen.

Allgemeines Bei eher akuten Situationsängsten anwenden!

Lokale Beschwerden Einschlafstörungen durch nervöses Herzklopfen; Prüfungs- und Situationsängste, wenn das Herz flattert, der Kopf wie leer ist, die Konzentration un-

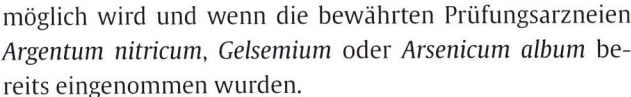
möglich wird und wenn die bewährten Prüfungsarzneien *Argentum nitricum*, *Gelsemium* oder *Arsenicum album* bereits eingenommen wurden.

Modalitäten Schlimmer bei Aufregung.

Person Keine Besonderheit.

Sulfur

Herkunft Aus dem *Schwefel*.

Wirkung Auf die Haut und Schleimhäute.

Anwendung Schleimhautkatarrhe, die sich festsetzen; trockene und nässende Ekzeme; Blähsucht, Durchfall, Hämorrhoiden.

Allgemeines Große Reaktionsarznei, regt Ausscheidungen dort an, wo ein Haut- oder Schleimhautprozess stockt oder chronisch wird. Störungen sind so tief greifend und vielgestaltig in ihren Erscheinungsformen, dass sie eher wetterunabhängig auftreten. Deshalb beschränken wir ihren Gebrauch auf den Umstand, dass der Schnupfen oder Husten einfach nicht ausheilen will und der Kranke dabei immer schwächer wird. Brennende Schmerzen überall.

Lokale Beschwerden Absonderungen sind gewöhnlich brennend, ätzend, klebrig und von grüner Farbe. Nase drinnen verstopft, draußen fließt sie schon eher. Schmutzige, ekzematöse Haut im Sommer, chronische Morgendurchfälle, die aus dem Bett treiben; Hitzestau des ganzen Körpers, reichlich stinkende Schweiße.

Modalitäten Besonders in warmen Räumen und in Bettwärme schlimmer; trotz Wärmeempfindlichkeit mag der Kranke nur warmes Essen und warme Getränke zu sich nehmen. Unbändiger Hunger um 11 Uhr vormittags.

Person Einerseits rundliche, bauchlastige Figur mit schmalem, kräftigem Hintern, andererseits kräftige, muskulöse Erscheinung, die bis zur Spindeldürre abgemagert sein kann, mit hitziger Natur. Dem Kranken wird es zusehends heißer, die Hitze schießt ihm förmlich ins Gesicht, besonders in warmen Räumen. Wäscht sich höchst ungern.

Dosierung

D30: 5 Kügelchen bedarfsweise oder 1 × täglich bis zur Besserung, mindestens 15 Minuten vor dem Essen auf der Zunge zergehen lassen.

Tabacum

D6: anfangs 5 Kügelchen alle 10 Minuten bis zur Besänftigung des Schwindels, danach nur noch 5 Kügelchen bedarfsweise auf der Zunge zergehen lassen.

D30: notfalls 5 Kügelchen bei Bedarf oder 10 Kügelchen in ¼ Liter Leitungswasser auflösen und alle 5 Minuten einen gewöhnlichen Schluck davon trinken, bis die Beschwerden nachlassen.

Herkunft Aus den getrockneten Blättern der *Tabakpflanze*.

Wirkung Auf die kleinen, arteriellen Blutgefäße und auf das vegetative Nervensystem.

Anwendung Herzkrampf, Herzinfarkt, Kreislaufbeschwerden, Schwindel, Ohnmacht, Durchblutungsstörungen; Lungenembolie; Magenkrämpfe, Übelkeit, Erbrechen, Durchfall; Katerkopfschmerz; Reisekrankheit.

Allgemeines Wer kennt nicht die Empfindungen einer Nikotinvergiftung in jungen Jahren! Deshalb auch zur Raucherentwöhnung täglich 1 Gabe geeignet. Übelkeit, Schwindel und Ohnmachtsgefühl stehen im Vordergrund des Beschwerdebildes.

Lokale Beschwerden Ohnmachtsgefühl, Schwindel, Elendigkeit, krampfartige Übelkeit am Herzen und im Oberbauch, erleichterndes Erbrechen und Durchfall; kalte, klebrige Schweiße überall, blasses Gesicht mit blauer, kalter Nasenspitze.

Modalitäten Kann sich nicht bewegen; beim Fahren und in warmen Zimmern schlimmer; Niederlegen, frische Luft und Augenschließen lindern die Erscheinungen.

Person Keine Besonderheit, wirkt bei fast allen Menschen.

Tartarus stibiatus

D6: anfangs 5 Kügelchen jede Stunde bis zur Besserung, danach 3 × 5 Kügelchen täglich, mindestens 15 Minuten vor dem Essen auf der Zunge zergehen lassen.

Herkunft Aus dem *Brechweinstein*.

Wirkung Auf die Schleimhäute der Atemwege.

Anwendung Bronchitis, Keuchhusten, Asthma, Erbrechen; Kreuzschmerzen.

Allgemeines Bewährte Arznei im Fall von Würgen und Erbrechen bei Erkältungsbronchitis, Keuchhusten und Asthma mit kreideweißer, dick belegter Zunge.

Lokale Beschwerden Husten mit tiefem, feinblasigem, schwer abhustbarem Schleimrasseln. Beim Erwachsenen begleiten Kreuz- und Ischiasschmerzen die Hustenstöße.

Modalitäten Am schlimmsten gegen 4 Uhr morgens; sitzt lieber aufrecht und atmet frische Luft, denn Niederlegen und Wärme verschlimmern die Beschwerden.

Person Blasse, übel gelaunte Kinder und Erwachsene; erschöpft, blass-bläulicher Ausdruck; schweißgebadet und schläfrig dämmern sie dahin.

Thuja

Herkunft Aus dem europäischen *Lebensbaum*.

Wirkung Auf die Haut und Schleimhäute, auf Tumore.

Anwendung Polypen; Herbstschnupfen, Herbstbronchitis, Herbstrheuma; nässendes Ekzem; Blähsucht, Hämorrhoiden; „Blumenkohlwarzen", Hühneraugen, Muttermale; Scheinschwangerschaft bei Mensch und Tier.

Allgemeines Für Menschen, die infolge Impfungen mit tierischen Krankheitserregern erkranken. Beste Asthma-Arznei bei Kindern.

Lokale Beschwerden Schnupfen und Nebenhöhlenentzündung, die zum Chronischen neigen. Die Absonderung aus der Nase ist im Freien erst flüssig, wird bald grün-eitrig, dick sämig, schleimig und macht den Naseneingang wund.

Modalitäten Alles verschlimmert sich alljährlich im nasskalten Herbst, von 16 Uhr bis 4 Uhr morgens; Wärme bessert alle Beschwerden.

Person Eher rundliche, ovale, fassartige Figur und frostige Natur.

Dosierung

D6: 3 × 5 Kügelchen täglich, mindestens 15 Minuten vor dem Essen auf der Zunge zergehen lassen.

Tuberculinum bovinum

Herkunft Aus den tierischen Krankheitsprodukten der *Rindertuberkulose* gewonnene Nosode.

Wirkung Auf die Haut, die Schleimhäute, auf das Hirn und Gemüt.

Anwendung Für Kinder und Erwachsene, die den nahenden Winter nicht mit herbstlicher Freude begrüßen, sondern mit ständig wiederkehrenden Erkältungen bis ins Frühjahr

Dosierung

D30: 5 Kügelchen bei Bedarf oder als Reaktionsarznei 1 × wöchentlich bis zur Besserung, mindestens 15 Minuten vor dem Essen auf der Zunge zergehen lassen.

hinein. Aber auch die steten Wetterwechsel über Sommer beantworten sie mit Schnupfen, Husten, Heiserkeit.

Allgemeines Wechselhaftigkeit von Beschwerden und Gemüt beherrschen das Bild.

Lokale Beschwerden Katarrhalische Erscheinungen und Entzündungen mit vergrößerten Lymphdrüsen und einem bisher ungekannten Verlangen nach frischer, knackiger Nahrung und nach literweise frischer Milch. Sie wachen nachts schweißgebadet auf mit einer die Wäsche gelblich färbenden Ausdünstung.

Modalitäten Nasskaltes Wetter, Wetterwechsel, Zugluft, Föhn, Meeresnähe, Sonne und geschlossene Räume verursachen Verschlimmerung; Frischluft, Ruhe, frische, knackige Nahrung, kalte Milch tun gut; Vorliebe für Reisen und sonstige Veränderungen.

Person Auffallend zarte, blasse, frostige, heitere, gehemmte, kreative, wechselhafte, sprunghafte, rasch erschöpfbare, gern gesellige, hübsche Menschen mit langen Wimpern, mit bläulichem Weiß der Augen, mit einem Flaum von Babyhaaren auf den Unterarmen und auf dem Rücken und mit kreativem, fantasiereichem Intellekt.

Veratrum album

Herkunft Aus der weißen *Nieswurz*.

Wirkung Auf die Nerven, die Muskeln.

Anwendung Häufig infolge von Schreck, Ärger, Aufregung, Furcht, Zorn, Infektionskrankheiten und länger dauernden Durchfällen. Erfolgsstreben mit Verdrängung der Gefühle und des Gewissens sind dafür schicksalhafte Vorbedingungen.

Allgemeines Eine geschäftige Unruhe beherrscht alle Störungen, die sich besänftigen durch Auf- und Abgehen und vorübergehend durch Essen und kaltes Trinken.

Lokale Beschwerden Kreislaufstörungen und Ohnmachtsanwandlungen infolge niedrigen Blutdrucks. Schwindel

Dosierung

D6: anfangs 5 Kügelchen jede Stunde bis zur Besserung, danach 3 × 5 Kügelchen täglich, mindestens 15 Minuten vor dem Essen auf der Zunge zergehen lassen.

D30: anfangs 5 Kügelchen stündlich auf der Zunge zergehen lassen bis zur Besserung der Beschwerden, danach nur noch je 5 Kügelchen bedarfsweise oder 10 Kügelchen in ¼ Liter Leitungswasser mit einem Plastiklöffel verkleppern und alle 5 Minuten 1 kleinen Schluck trinken, bis der akute Zustand sich beruhigt.

beim Bücken, Aufrichten und Umdrehen; eiskalter, perlender Schweiß auf der Stirn.

Modalitäten Wärme und menschliche Nähe sind unerträglich, weshalb er trotz eiskaltem Körper nicht zugedeckt sein möchte.

Person Blass, frostig, verkrampft, manische oder depressive Grundstimmung. Dabei eingefallene Augen, blassbläuliches, verkrampftes Gesicht, eiskalte Schweiße und undefinierbare innere Unruhe.

Zincum metallicum

Herkunft Aus dem metallischen *Zink*.

Wirkung Auf die Nerven, Säuberung des Immunsystems.

Anwendung Reaktionsarznei, die nach innen verriebene und vertriebene Sekretionen, Schweiße und Ekzeme im Sinne des Heringschen Heilgesetzes wieder nach außen leitet, um Hirnkrämpfe zu vermeiden.

Allgemeines Der ganze Mensch erscheint „wie verzinkt".

Lokale Beschwerden Bewährt bei Kinderkrankheiten mit Ausschlägen, die nicht so recht erscheinen wollen. Und sehr bewährt bei unseren nervösen, fahrigen, hampeligen Kindern mit ständig hin- und herschaukelnden Beinen, als ob sie Fahrrad führen. Entsprechend mangelt es ihnen an Konzentration. Auch bei Erwachsenen mit derartig nervösen Beinen angezeigt.

Modalitäten Verstärkte innere Anspannung im Schlaf und bei langem Sitzen. Besserung, wenn Ausscheidungen ihren natürlichen Weg nach außen finden.

Person Blass, grau, trocken, nervös, verschlossen, traurig.

Dosierung

D12: je nach Beschwerdebild 5 Kügelchen alle 10 Minuten auf der Zunge zergehen lassen, bis der akute Zustand sich beruhigt, oder 2 × 5 Kügelchen täglich, mindestens 15 Minuten vor dem Essen.

D30: als Reaktionsarznei 5 Kügelchen bei Bedarf.

HAUSAPOTHEKE

Homöopathische Hausapotheke

Arznei	Anwendung	Einnahme
Acidum hydrocyanicum D4	Schlagartig einsetzende, ohnmachtsartige Zustände, lauter Aufschrei, Zucken, Krampfen, blass-blaue Haut, schaumumrandete Lippen, lässt Stuhl und Urin unter sich	3 × 5 Kügelchen täglich
Acidum phosphoricum D12	Liebeskummer im weitesten Sinn mit Erschöpfung und Rückzug	2 × 5 Kügelchen täglich
Acidum sulfuricum D3	Bluterguss, auch Boxerauge, mit ausgefranstem Rand (im Gegensatz zum glatten Rand bei *Ledum*)	3 × 20 Kügelchen täglich
Aconitum D30	Alle Beschwerden, die plötzlich auftreten mit heftigem Beginn	5 Kügelchen bei Bedarf
Allium cepa D3	Schnupfen oder Heuschnupfen, wenn die Nase im Warmen wund machend wie aus einem Wasserkran fließt; milde Tränen; sehr bewährt bei Blasenlaufen	3 × 20 Kügelchen täglich
Aloe D6	Explosionsartiger Durchfall durch Kostumstellung zu Hause oder auf Reisen	3 × 5 Kügelchen täglich
Ambra D3	Schlafarznei bei Einschlafstörung durch geschäftlichen Kummer, Gedanken drehen sich im Kreis; verliert tagsüber allzu leicht den roten Faden beim Reden	20 Kügelchen bei Bedarf oder 3 × täglich
Ammonium bromatum D4	Ständiger Kehlkopf- und Rachenkatarrh; tief sitzende, trockene, kurz dauernde Hustenattacken mit dem Gefühl zu ersticken; schlimmer nachts, in Bettwärme oder Zimmerwärme; kleine Schlucke kalten Wassers lindern	3 × 5 Kügelchen täglich
Ammonium carbonicum D4	Tief sitzende Bronchitis, deren Schleim sich nicht lösen will; zunehmende körperliche Schwäche	3 × 5 Kügelchen täglich
Antimonium crudum D30	Folge von Überessen, von Kaltbaden bei sonniger Hitze; Erkältung, Magenbeschwerden, Durchfall, Fieber; dabei ist die Zunge wie gekalkt	5 Kügelchen bei Bedarf

Arznei	Anwendung	Einnahme
Apis D30	Hellrote Schwellung der Haut mit Stechen und Brennen, sei es durch Entzündung, Insektenstich oder Allergie	5 Kügelchen bei Bedarf
Argentum nitricum D30	Halsschmerzen, Heiserkeit; Magenkrämpfe, Völlegefühle; nervöses Herzklopfen, Blasendrang und Durchfall vor Aufregung, vor unangenehmen Ereignissen und bei Termindruck; besser durch Gegendruck und Festhalten der betroffenen Körperteile	5 Kügelchen bei Bedarf
Arnica D30	Erste Arznei bei allen Verletzungen, seien sie äußerlich oder innerlich; erst danach Folgearznei genauer unterscheiden	5 Kügelchen bei Bedarf
Arsenicum album D30	Entzündung, Fieber, Sonnenbrand, Nahrungsmittelvergiftung mit Wärmebedürfnis und ohne Durst	5 Kügelchen bei Bedarf
Baptisia D30	Fieber mit anfallartigem, delirantem Zustand, mit stinkendem Schweiß, relativer Schmerzunempfindlichkeit und Benommenheit; alles schlimmer durch Bewegung trotz Bewegungszwang	5 Kügelchen bei Bedarf
Belladonna D30	Entzündung, Unterkühlung, Fieber mit dampfendem Schweiß und Verlangen nach Wärme in jeder Weise; Koliken, zum Rückbeugen zwingend; Gichtanfall, Sonnenbrand; alles besser durch Wärme	5 Kügelchen bei Bedarf
Bellis D3	Schürfwunden; nach Arnica einzunehmen; Wunden heilen ohne Narben ab	3 × 20 Kügelchen täglich
Bromum D6	Reizhusten mit Räusperzwang, Keuchhusten, Asthma, Entzündung des Kehlkopfes und der Luftröhre mit Heiserkeit; schlimmer beim Übergang in warme Zimmer, im warmen Frühjahr, bei heißem Wetter, beim Niederlegen; kleine Schlucke kalten Wassers bessern	3 × 5 Kügelchen täglich

HAUSAPOTHEKE

Arznei	Anwendung	Einnahme
Bryonia D4	Trockene Entzündungen oder mit Erguss, Fieber mit übermäßigem Schweiß und Durst, trockener, abgehackter Husten mit Kopfschmerzen und Schwindel; Verstopfung, Hämorrhoiden; Druck im Magen wie von einem Stein; schlimmer bei trocken-heißem Wetter, geringster Bewegung, beim Übergang ins Warme; besser durch Ruhe, Gegendruck, frische Kühle	3 × 20 Kügelchen täglich
Bryonia D30	Folge von Ärger mit Gallenkolik, Hexenschuss; Erkältung an schönen, trockenen, heißen Tagen	5 Kügelchen bei Bedarf
Cactus D3	Herzenge, Herz wie von einer Eisenhand umklammert; Arznei wirkt Wunder!	20 Kügelchen alle 10 Minuten
Calendula D4	Risswunden jeder Art; bei Verbrennung mit Blasen, nachdem diese sich öffnen	3 × 5 Kügelchen täglich
Camphora D1	Erste Arznei bei Ohnmachtsanfällen; Gefühl beginnender Grippe; vorbeugend einzunehmen bei schwachem Kreislauf und gegen die Folgen zu heftiger Kälte	1 bis 2 Tropfen bei Bedarf
Cantharis D6	Alle Beschwerden, die mit Blasen oder Bläschen oder der Blase zu tun haben: Sonnenallergie, Sonnenbrand; akute Blasenentzündung mit Brennen während des Wasserlassens	3 × 5 Kügelchen täglich
Capsicum D30	Heimweh dicklicher, rotwangiger Menschen	5 Kügelchen bei Bedarf
Carbo vegetabilis D30	Schwacher Kreislauf bei Übermüdung, nach zu fettem Essen oder bei Katerkopf; Erschöpfung, Blähbauch, Krampf im Nacken	5 Kügelchen bei Bedarf
Causticum D30	Erkältung an schönen, trockenen, kalten Tagen; Feuchtigkeit, kalte Getränke, kühle Luft lindern; Verbrennung oder Sonnenbrand mit verätzter Haut	5 Kügelchen bei Bedarf
Chamomilla D30	Hitziges Fieber mit feucht-heißer Schädeldecke; Schlafstörungen und Zahnungsschmerzen bei sehr unleidlichen Kindern, die nicht abzulenken sind	5 Kügelchen bei Bedarf

Arznei	Anwendung	Einnahme
Cinnabaris D4	Entzündung der Nebenhöhlen mit drückenden, pulsierenden Schmerzen, zäher Schleim füllt den Rachenraum	3 × 5 Kügelchen täglich
Cocculus D12	Wichtige Reisearznei; Schwindel, Übelkeit, Erbrechen im Schwall	5 Kügelchen bei Bedarf
Coccus cacti D6	Trockener Husten wie Raucherhusten, später mit dickem, glasigem, fadenziehendem Schleim; schlimmer abends beim Niederlegen und morgens beim Erwachen; ein Schluck kühlen Wassers lindert	3 × 5 Kügelchen täglich
Colocynthis D4	Krämpfe der inneren Organe, Krümmen und starker Gegendruck bessern	5 Kügelchen alle 10 Minuten
Crotalus D12	Dunkle, aktive Blutungen aus allen Organen und Körperöffnungen	5 Kügelchen alle 10 Minuten oder 2 × täglich
Cuprum metallicum D30	Krämpfe in allen Gebieten des Körpers: Krampfhusten, Keuchhusten, Krupp, Fieberkrampf, Krümmkrämpfe, Nabelkolik, Wadenkrampf; fester Gegendruck lindert; Gesicht läuft beim Husten blau an	5 Kügelchen bei Bedarf
Drosera D6	Blechern klingender Würge- und Brechhusten, Keuchhusten, Krupp; selten tagsüber, desto heftiger nach Mitternacht	3 × 5 Kügelchen täglich
Dulcamara D30	Für dickliche, wässrige, frostige Menschen, die sich leicht unterkühlen, vor allem bei Wetterwechsel zu nasskalt nach stabilen Wetterperioden; Erkältungsherpes	5 Kügelchen bei Bedarf
Eupatorium perfoliatum D30	Fieber, rheumatische Grippe, alles wie zerschlagen: Sehnen, Muskeln, Knochen; wichtige Reisearznei für Tropenfieber	5 Kügelchen bei Bedarf
Euphrasia D12	Bindehautentzündung, Heuschnupfen mit brennenden Tränen und mildem Nasenfluss; schlimmer tagsüber, nachts ungestört	2 × 5 Kügelchen täglich

HAUSAPOTHEKE

Arznei	Anwendung	Einnahme
Ferrum phosphoricum D12	Fieber ohne Beeinträchtigung des Allgemeinzustandes; zweite Arznei bei Mittelohrentzündung (nach *Belladonna*); Sommerdurchfall	2 × 5 Kügelchen täglich
Gelsemium D30	Sommergrippe beim Einbruch von heißen, schwülen Tagen in winterähnliche Kälte; Aufregung vor und nach Ereignissen; immer von krampfendem Hinterkopfschmerz begleitet	5 Kügelchen bei Bedarf
Glonoinum D30	Sonnenstich oder Herzattacke mit dunkelrotem Aussehen	5 Kügelchen bei Bedarf
Hamamelis D4	Dunkelrote, passive Blutungen aus allen Körperöffnungen, einschließlich zu starker Periodenblutung	3 × 5 Kügelchen täglich
Hepar sulfuris D30	Erkältung an schönen, trockenen, kalten, windigen Tagen; Eiterungsprozesse, Entzündungen mit Eiterstippchen, Abszess, Wunden; Schnupfen mit reifem, gelb-grünem Sekret	2 × 5 Kügelchen täglich
Hydrastis D4	Entzündliche Prozesse aller Schleimhäute: Nase, Nasenrachenraum, Tuben, Scheide, Gebärmutterhals, Darm mit weißlich-gelben, zähen, fadenziehenden, blutigen Absonderungen; Naseneingang, Scheide, After sind ständig wund	3 × 5 Kügelchen täglich
Hyoscyamus D12	Trockener Krampfhusten beim Niederlegen	5 Kügelchen abends
Hypericum D30	Alle Verletzungen der Nerven: Quetschung, eingeklemmter Finger, verunfallte Wirbelsäule, Fall aufs Steißbein, Zahnziehen	5 Kügelchen bei Bedarf
Ignatia D30	Folgen von akutem Kummer wie Heimweh, Liebeskummer im weitesten Sinn; von unbedachtem Tadel mit äußerst widerspruchsvollen Reaktionen: hysterische Schockzustände, Kopfschmerzen wie von einem eingehämmerten Nagel, Krämpfe der willkürlichen und glatten Muskulatur, Magenkrämpfe, Periodenkrämpfe; Mandelentzündung mit Besserung durch Schlucken	5 Kügelchen bei Bedarf

Arznei	Anwendung	Einnahme
Ipecacuanha D4	Bronchitis, Bronchiolitis mit grobblasigem Schleimrasseln; hellrote Schleimhautblutungen aus dem Magen mit Erbrechen, aus der Blase, aus dem Darm; beachte: immer rote Wangen, saubere Zunge und anhaltende Übelkeit	3 × 5 Kügelchen täglich oder alle 10 Minuten
Kalium chloratum D4	Bewährte Schnupfenarznei: Kopf „wie zu", Ohren wie zugefallen, Nase wund	3 × 5 Kügelchen täglich
Kalium jodatum D4	Schnupfen mit gelb-zähem, wund machendem Sekret und heftigem Druckschmerz über der Nasenwurzel; Nase läuft eher draußen, stockt drinnen; Kniegelenkserguss mit blasser, teigiger Schwellung, von einem wunden Nachtschmerz begleitet	3 × 5 Kügelchen täglich
Lachesis D12	Fieber, Entzündungen mit septischem Verlauf; alles eher linksseitig; dunkelroter bis blauroter, äußerst schmerzhafter Entzündungsherd; Sonnenstich mit blaurotem Gesicht; Erwachen aus dem Schlaf, Berührung, Beengung, Wärme, Hitze verschlimmern alles	2 × 5 Kügelchen täglich
Ledum D3	Folge von Stichwunden; auch Insektenstiche, falls *Apis* nicht wirkt; Zeckenbiss (in D30); Boxerauge, mit glattem Rand (im Gegensatz zum ausgefransten Rand bei Ledum)	3 × 20 Kügelchen täglich
Luffa D6	Erste Arznei bei Stockschnupfen	3 × 5 Kügelchen täglich
Magnesium phosphoricum D12	Muskelkrämpfe oder Krämpfe der Hohlorgane mit Verlangen nach Wärme und Krümmen	3 × 5 Kügelchen täglich
Mercurius corrosivus D30	Wie bei Mercurius solubilis, nur noch wunder, brennender	5 Kügelchen täglich
Mercurius solubilis D30	Entzündliche Schleimhautprozesse mit großer, geschwollener, schmutzig belegter Zunge mit Zahneindrücken an den Rändern; alle Absonderungen stinken übel: Atem, Eiter, Speichelfluss; nächtliche Schmerzen	5 Kügelchen täglich

Arznei	Anwendung	Einnahme
Mezereum D6	Gürtelrose mit heftig brennenden Bläschen, vor allem nachts	3 × 5 Kügelchen täglich
Millefolium D6	Hellrote, aktive, flüssige, schmerzlose und angstfreie Blutung (Blase, Nase, Scheide, Periode); Blutwallungen zum Kopf roter, kräftiger Menschen mit Kopfweh „zum-an-die-Wand-Hauen" bis Nasenbluten erleichtert	3 × 5 Kügelchen täglich
Myristica D4	Eröffnet weiche (eitrige) Abszesse, vermeidet chirurgischen Schnitt	3 × 5 Kügelchen täglich
Nux moschata D30	Bewährter Wachhalter bei gestresstem Zustand: die Augen fallen langsam zu, der Windabgang stockt, der Bauch bläht sich zur Trommel auf; suizidale Vergiftung mit Schlaftabletten	5 Kügelchen bei Bedarf
Nux vomica D30	Folgen von Durcheinander in jeder Weise: Essen, Trinken, Arbeit; Kater, auch vorbeugend einnehmbar; leicht reizbarer, übel gelaunter Mensch	5 Kügelchen bei Bedarf
Okoubaka D2	Verdauungsstörung oder Nesselsucht durch plötzlichen Klimawechsel zu Hitze oder durch ungewohnte Kostumstellung	3 × 20 Kügelchen täglich
Opium D30	Ohnmacht, Schlaganfall mit blaurotem Gesicht; Schreck, Schock, wie gelähmt; Verstopfung auf Reisen; Darmverschlingung (Ileus) nach Operation	5 Kügelchen bei Bedarf
Petroleum D30	Wichtige Arznei für unterwegs: Würgeerbrechen	5 Kügelchen bei Bedarf
Phosphorus D30	Erste Arznei bei allen hellroten Blutungen aus allen Organen und Körperöffnungen	5 Kügelchen alle 10 Minuten
Phytolacca D4	Seitenstrangangina; Schmerzen strahlen bis zum Ohr	3 × 5 Kügelchen täglich

Arznei	Anwendung	Einnahme
Pulsatilla D6	Alles an diesem Menschen ist mild: Fieber ohne Durst; zäher Schnupfen und Mittelohrentzündung mit gelb-grünem, geruchlosem Ausfluss, Harnwegsentzündungen; Gerstenkorn am Oberlid; Katzenallergie mit Augenjucken, Kitzelhusten, Asthma; Nasenbluten anstatt Regelblutung; Folge von Durcheinanderessen mit Blähbauch, Klotz im Magen, Aufstoßen und Sodbrennen; Verstopfung mit Hämorrhoiden	3 × 5 Kügelchen täglich
Pyrogenium D30	Septisches Fieber mit Schüttelfrost	5 Kügelchen bei Bedarf
Ranunculus bulbosus D6	Wirkt auf die Nerven der Rippen: Stoß, Neuralgie, Gürtelrose	3 × 5 Kügelchen täglich
Rhus tox D30	Verstauchung oder Zerrung der Gelenke, Sehnen und Muskelansätze; Folge von Unterkühlung und Durchnässung bei kaltem Wetter	5 Kügelchen bei Bedarf
Rumex D6	Bronchitis mit Verschlimmerung des Hustens beim Übergang ins Kalte	3 × 5 Kügelchen täglich
Ruta D3	Verletzung der Knochenhaut, wie z.B. durch Stoß am Unterschenkel	3 × 20 Kügelchen täglich
Silicea D6	Zahnfistel; Eiterung durch Fremdkörper (z.B. Holz- oder Glassplitter)	3 × 5 Kügelchen täglich
Spigelia D4	Stechende Schmerzen links: Kopf, Herz; Herzklopfen	3 × 5 Kügelchen täglich
Spongia D3	Atmung wie durch einen Schwamm: bei Bronchitis, Asthma, Keuchhusten, Krupp	3 × 20 Kügelchen täglich
Sulfur D30	Zur Reinigung des Immunsystems nach jeder viralen oder bakteriellen Entzündung	5 Kügelchen bei Bedarf
Symphytum D4	Knochenverletzung; Arznei fördert Kallusbildung	3 × 5 Kügelchen täglich
Staphisagria D3	Glatte Schnittwunden, auch durch Operation; nach *Arnica* einzunehmen	3 × 20 Kügelchen täglich

HAUSAPOTHEKE

Arznei	Anwendung	Einnahme
Staphisagria D12	Vorbeugung gegen Mückenstiche	5 Kügelchen morgens
Sticta D6	Heuschnupfen, absteigender, trockener Katarrh der Luftwege bei plötzlichem, extremem Temperaturwechsel; Völlegefühl in der Nasenwurzel, schnäuzt sich ständig vergeblich die Nase, Kitzelhusten hinter dem Brustbein, Husten verstärkt den Hustenreiz, Stirn wie zum Platzen	3 × 5 Kügelchen täglich
Strophantus D4	Herzklopfen in aufregenden Situationen (z.B. Prüfungen)	5 Kügelchen alle 10 Minuten
Tabacum D30	Kreislaufstörungen, Innenohrschwindel, Ohnmacht mit Übelkeit, auch bei Reisekrankheit, besonders auf Schiffsreisen	5 Kügelchen bei Bedarf
Tartarus stibiatus D6	Bronchitis, Keuchhusten, Asthma mit Erbrechen, Kreuzschmerzen beim Husten; feinblasiges Schleimrasseln; kreideweiße, dick belegte Zunge; schlimmer 4 Uhr morgens, beim Niederlegen und bei Wärme	3 × 5 Kügelchen täglich
Tuberculinum bovinum D30	Zur Vorbeugung gegen winterliche Erkältungen, wenn eine Grippe der andern folgt	5 Kügelchen wöchentlich ab September
Veratrum album D30	Kreislaufstörungen bei niedrigem Blutdruck, Ohnmacht mit Eiseskälte, aber Ablehnung von Wärme; sommerlicher Durchfall mit Erschöpfung	5 Kügelchen bei Bedarf
Veratrum viride D30	Plötzliches, heftiges, trockenes Fieber mit vollem, raschem Puls, Kreislaufstörungen, Ohnmachtsanwandlungen, kalten, klebrigen Schweißen; Zunge gelb belegt mit einem roten Streifen in ihrer Mitte	5 Kügelchen bei Bedarf
Zincum metallicum D30	Nackensteifigkeit als Folge von geistiger Überarbeitung, beim Autofahren, bei langem Sitzen auf Reisen; auch vorbeugend einzunehmen	5 Kügelchen bei Bedarf

Homöopathische Reiseapotheke

Arznei	Anwendung	Einnahme
Acidum hydrofluoricum D4	Sonnenallergie mit Frieseln, Jucken an unbedeckten Körperteilen; Fußpilz mit Bläschen und Blasen in Sommerhitze	3 × 5 Kügelchen täglich
Aconitum D30	Erste Arznei bei allen Formen von Entzündung, Erkältung, Fieber; Angst, Ärger, Aufregung; Wetterwechsel; Herzanfall; alle Störungen, die plötzlich, stürmisch auftreten; Kühle lindert	5 Kügelchen einmalig
Allium cepa D3	Akuter Fließschnupfen drinnen, im warmen Zimmer	20 Kügelchen 1–2-stündlich
Aloe D6	Explosionsartige Durchfälle nach Kostumstellung; Völle; Blähungen kollern im Bauch; Stuhl mit Windabgang; vermeintlicher Windabgang mit Stuhl; brennender After; traubenförmige Hämorrhoiden	5 Kügelchen 2-stündlich
Antimonium crudum D30	Folge von Überessen, von Kaltbaden bei sonniger Hitze; Erkältung, Magen, Durchfall, Fieber	5 Kügelchen einmalig
Apis D30	Sonnenstich, Fieber ohne Durst; Entzündung mit stechenden Schmerzen; Insektenstich; Kühle lindert	5 Kügelchen einmalig
Arnica D30	Erste Arznei bei allen Formen von Verletzung; Folge von Überanstrengung, Überheben; Muskelkater; vor Zahnziehen und Operation; Gichtanfall mit Linderung durch Kälte	5 Kügelchen einmalig
Arsenicum album D30	Sonnenbrand ohne Durst; Fließschnupfen in frischer Luft; Verdauungsstörung und Ohnmacht mit Sterbensübelkeit, Leichenblässe, kaltem Schweiß; Folge von Nahrungsmittelvergiftung mit Brechdurchfall; Wärmeverlangen am Körper, aber nicht am Kopf	5 Kügelchen einmalig
Belladonna D30	Zweite Arznei bei allen Formen von Entzündung, Erkältung, Fieber mit Wärmeverlangen; Kolik, Krampf mit Linderung durch Rückbeugen, Strecken des Körpers; Sonnenbrand mit Wärmebedürfnis; Folge von Hitze und Schwüle; Gichtanfall mit Linderung durch Wärme	5 Kügelchen einmalig

REISEAPOTHEKE

Arznei	Anwendung	Einnahme
Bellis D3	Schürfwunden; nach *Arnica* einnehmen	3 × 20 Kügel-chen täglich
Cactus D3	Herzenge, Herzkrampf; nach *Aconit* einnehmen	20 Kügelchen alle 10 Minuten
Cantharis D30	Sonnenallergie, Sonnenbrand mit kleinen Bläs-chen; blasige Verbrennung; akute Blasenentzün-dung mit Brennen während des Wasserlassens	5 Kügelchen einmalig
Carbo vegetabilis D30	Folge von Überessen mit Völle, Herzdruck; Ohn-macht ohne Übelkeit; Katerkopf mit gärender Verdauungsstörung	5 Kügelchen einmalig
Causticum D30	Erkältung an schönen, trockenen, kalten Tagen mit Verlangen nach Feuchtigkeit (z. B. Inhalieren), nach kalten Getränken und nach kühler, frischer Luft; Verbrennungen mit verätzter Haut, auch durch Sonnenbrand	5 Kügelchen täglich
Chamomilla D30	Hitziges Fieber mit Kälteverlangen; Schlafstörung unleidlicher Kinder; Zahn- und Zahnungsschmerz	5 Kügelchen einmalig
Cocculus D12	Erste Arznei bei Reisekrankheit; Erbrechen im Schwall, Schwindel beim Fahren, nach Übernächti-gung, Überarbeitung, bei Kater	5 Kügelchen stündlich
Dulcamara D30	Erkältung nur an kalten, feuchten Tagen nach stabilem, schönem Wetter; Nase und Bronchien schlimmer drinnen; Durchfall oder Blasenentzün-dung mit ständigem Drang	5 Kügelchen täglich
Eupatorium perfoliatum D30	Rheumatische Grippe mit Fieber, Zerschlagenheit in Muskeln, Gelenken und Knochen. Beginn aller Tropenkrankheiten!	5 Kügelchen einmalig
Ferrum phosphoricum D12	Fieber mit allgemeinem Wohlbefinden, klarem Kopf; Mittelohrentzündung der Kinder; Durchfall bei heißem Wetter	2 × 5 Kügel-chen täglich
Hepar sulfuris D30	Entzündung, Abszess, Eiterung mit gelben Stipp-chen; reifer, gelb-grüner Katarrh der Nase und der Bronchien	2 × 5 Kügel-chen täglich
Kalium chloratum D4	Bewährte Schnupfenarznei, Kopf „wie zu", Ohren wie zugefallen, Nase wund	3 × 5 Kügel-chen täglich

Arznei	Anwendung	Einnahme
Lachesis D12	Septisches Fieber; dunkelrote Entzündung bei Wunden, Venen, Abszess, Zeckenbiss, linke Mandel	2 × 5 Kügelchen täglich
Ledum D3	Insektenstiche, falls Apis nicht wirkt; Zeckenbiss (in D30); Stichwunden	20 Kügelchen bedarfsweise
Mercurius solubilis D30	Gelb-grünlich vereiterte, stinkende Wunden und Beläge	2 × 5 Kügelchen täglich
Nux vomica D30	Folge von Durcheinander in Nahrung, Getränken, Arbeit, Ärger; Kater; vor und nach Gelagen einnehmen	5 Kügelchen einmalig
Okoubaka D2	Leichte Verdauungsstörungen oder Nesselsucht bei Klimawechsel und Kostumstellung in südlichen Ländern, auch vorbeugend	3 × 20 Kügelchen täglich
Petroleum D30	Reisekrankheit mit Übelkeit, Erbrechen; schon vor Reiseantritt nehmen	5 Kügelchen einmalig
Pyrogenium D30	Halsschmerzen im Beginn; Schüttelfrost bei Fieber; septisches Fieber	5 Kügelchen einmalig
Rhus tox D30	Folge von Überanstrengung, Unterkühlung, Durchnässung; Erkältung, Kreuzschmerz mit Zerschlagenheitsgefühl, schlimmer nachts, in Ruhe; Bewegung, Wärme, ein heißes Bad lindern	5 Kügelchen einmalig
Staphisagria D12	Vorbeugung von Mückenstichen	5 Kügelchen morgens
Tabacum D30	Reisekrankheit, Schiffsreisen, Ohnmacht mit Übelkeit	5 Kügelchen einmalig
Zincum metallicum D30	Nackensteifheit beim Autofahren, bei langem Sitzen auf Reisen; oder als Folge von geistiger Überarbeitung; auch vorbeugend	5 Kügelchen bedarfsweise

Arznei und Indikationen

A

Abies nigra
- Magenschmerzen (Magen)

Abrotanum
- Wasserbruch (Genitale, männlich)

Acidum carbolicum
- Schock (Allergie)

Acidum hydrocyanicum
- Hyperventilation (Lunge)
- Ohnmacht (Kreislauf)

Acidum hydrofluoricum
- Haarausfall (Kopf)
- Sonnenallergie (Allergie)

Acidum muriaticum (hydrochloricum)
- Darmbluten (Darm)
- Hämorrhoiden (Darm)

Acidum nitricum
- Gebärmutterhalsentzündung (Genitale, weiblich)
- Mittelohrentzündung (Ohr)
- Mundfäule (Mund)
- Scharlach (Allgemeines)
- Scheidenentzündung (Genitale, weiblich)

Acidum phosphoricum
- Erschöpfung (Allgemeines)
- Depression (Gemüt)

Acidum salicylicum
- Zahnfleischbluten (Zähne)

Acidum sulfuricum
- Bluterguss (Haut)
- Boxerauge (Auge)

Aconitum
- Brustentzündung (Brüste)
- Entzündung (Auge)
- Fieber (Allgemeines)
- Halsschmerzen (Hals)
- Harnverhaltung (Blase)
- Heiserkeit (Hals)
- Herzinfarkt (Herz)
- Herzrasen (Herz)
- Hornhautverletzung (Auge)
- Husten (Lunge)
- Krupp (Hals)
- Lebensangst (Gemüt)
- Mandelentzündung (Hals)
- Masern (Allgemeines)
- Nervenentzündung (Nerven)
- Nierenentzündung (Niere)
- Pankreatitis (Bauchspeicheldrüse)
- Reizblase (Blase)
- Rippenneuralgie (Brustkorb)
- Röteln (Allgemeines)
- Zahnschmerzen (Zähne)

Aesculus
- Hämorrhoiden (Darm)

Aethusa
- Erbrechen (Magen)

Agaricus
- Konzentrationsabfall (Geist)
- Reizbarkeit (Gemüt)

Ailanthus
- Scharlach (Allgemeines)

Allium cepa
- Blasenlaufen (Haut)
- Heuschnupfen (Allergie)
- Schnupfen (Nase)

Aloe
- Durchfall (Darm)

Alumina
- Heiserkeit (Hals)

Ambra
- Depression (Gemüt)

Ammonium bromatum
- Husten (Lunge)

Ammonium carbonicum
- Husten (Lunge)
- Säuglingsschnupfen (Nase)

Anacardium
- Magenschmerzen (Magen)

Anhalonium
- Schock (Gemüt)

Antimonium crudum
- Blähbauch (Bauch)
- Durchfall (Darm)
- Eitergrind (Haut)
- Erkältung (Allgemeines)
- Übelkeit (Magen)
- Windpocken (Allgemeines)

Apis
- Abszess (Haut)
- Blasenentzündung (Blase)
- Blinddarmreiz (Darm)
- Blutharnen (Blase)
- Eierstockentzündung (Genitale, weiblich)
- Fieber (Allgemeines)
- Gelenkentzündung (Gelenke)
- Halsschmerzen (Hals)
- Hitzschlag (Hirn)
- Insektenstiche (Haut)
- Kehlkopfschwellung (Hals)
- Lidschwellung (Auge)
- Mandelentzündung (Hals)
- Masern (Allgemeines)
- Meningitis (Hirn)
- Nesselsucht (Allergie)
- Netzhautablösung (Auge)

– Nierenentzündung (Niere)
– Rippenfellentzündung (Lunge)
– Scharlach (Allgemeines)
– Schock (Allergie)
– Venenentzündung (Gefäße)
– Verbrennung (Haut)

Argentum nitricum
– Ärger (Gemüt)
– Bauchkrämpfe (Bauch)
– Blähbauch (Bauch)
– Heiserkeit (Hals)
– Lebensangst (Gemüt)
– Magenschmerzen (Magen)
– Nierenbluten (Niere)
– Reizblase (Blase)
– Schulangst (Gemüt)

Arnica
– Abszess (Haut)
– Angina pectoris (Herz)
– Ausschabung (Genitale, weiblich)
– Blutharnen (Blase)
– Gehirnerschütterung (Hirn)
– Gichtanfall (Gelenke)
– Hörsturz (Ohr)
– Katheterismus (Blase)
– Keuchhusten (Allgemeines)
– Muskelkater (Muskeln)
– Nasenbluten (Nase)
– Netzhautablösung (Auge)
– Operation (Allgemeines)
– Schlaganfall (Hirn)
– Schleudertrauma (Wirbelsäule)
– Unfälle (Allgemeines)
– Zahnfleischbluten (Zähne)
– Zahnziehen (Zähne)

Arsenicum album
– Angina pectoris (Herz)
– Durchfall (Darm)
– Erschöpfung (Allgemeines)
– Fieber (Allgemeines)
– Herzinfarkt (Herz)
– Heuschnupfen (Allergie)
– Hitzschlag (Hirn)
– Lebensangst (Gemüt)
– Netzhautablösung (Auge)
– Ohnmacht (Kreislauf)
– Reisekrankheit (Allgemeines)
– Schnupfen (Nase)
– Schulangst (Gemüt)
– Sonnenbrand (Haut)
– Übelkeit (Magen)
– Vergiftungen (Allgemeines)

Arsenicum jodatum
– Heuschnupfen (Allergie)

Arum triphyllum
– Helserkelt (Hals)
– Schnupfen (Nase)

Aurum metallicum
– Angina pectoris (Herz)

B

Baptisia
– Fieber (Allgemeines)
– Mandelentzündung (Hals)

Barium carbonicum
– Mandelentzündung (Hals)
– Mumps (Allgemeines)
– Scharlach (Allgemeines)

Belladonna
– Abszess (Haut)
– Bauchkrämpfe (Bauch)
– Brustentzündung (Brüste)

– Eierstockentzündung (Genitale, weiblich)
– Entzündung (Auge)
– Fieber (Allgemeines)
– Gallenkolik (Galle)
– Gelenkentzündung (Gelenke)
– Gichtanfall (Gelenke)
– Halsschmerzen (Hals)
– Husten (Lunge)
– Keuchhusten (Allgemeines)
– Mandelentzündung (Hals)
– Mittelohrentzündung (Ohr)
– Mumps (Allgemeines)
– Nagelbettentzündung (Haut)
– Nasenbluten (Nase)
– Nervenentzündung (Nerven)
– Nierenentzündung (Niere)
– Nierenkolik (Niere)
– Pankreatitis (Bauchspeicheldrüse)
– Periodenschmerz (Genitale, weiblich)
– Reizblase (Blase)
– Scharlach (Allgemeines)
– Schilddrüse (Hals)
– Schluckauf (Magen)
– Sonnenbrand (Haut)
– Verbrennung (Haut)
– Zahnschmerzen (Zähne)

Bellis
– Ausschabung (Genitale, weiblich)
– Brustprellung (Brüste)
– Rippenprellung (Brustkorb)
– Schürfwunden (Haut)

Berberis
– Blasenentzündung (Blase)
– Hepatitis (Leber)
– Nierenkolik (Niere)

Bismutum subnitricum
–Sodbrennen (Magen)

Borax
–Mundfäule (Mund)

Bovista
–Periodenblutung
(Genitale, weiblich)

Bromum
–Husten (Lunge)
–Keuchhusten
(Allgemeines)

Bryonia
–Ärger (Gemüt)
–Bauchkrämpfe
(Bauch)
–Blinddarmreiz (Darm)
–Brustentzündung (Brüste)
–Eierstockentzündung
(Genitale, weiblich)
–Gallenkolik (Galle)
–Gelenkentzündung
(Gelenke)
–Hexenschuss
(Wirbelsäule)
–Masern (Allgemeines)
–Rippenfellentzündung
(Lunge)

Bufo
–Blutvergiftung (Gefäße)
–Nagelbettentzündung
(Haut)

C

Cactus
–Angina pectoris
(Herz)
–Rippenprellung
(Brustkorb)

Calcium carbonicum
–Nahrungsallergie
(Allergie)
–Periodenblutung
(Genitale, weiblich)

Calcium fluoratum
–Sonnenallergie
(Allergie)

Calendula
–Risswunden (Haut)
–Verbrennung (Haut)

Camphora
–Erkältung (Allgemeines)
–Masern (Allgemeines)
–Ohnmacht (Kreislauf)

Cantharis
–Blasenentzündung (Blase)
–Blutharnen (Blase)
–Halsschmerzen (Hals)
–Nierenbluten (Niere)
–Scharlach (Allgemeines)
–Sonnenallergie (Allergie)
–Verbrennung (Haut)

Capsicum
–Heimweh (Gemüt)
–Mastoiditis (Ohr)

Carbo vegetabilis
–Blähbauch (Bauch)
–Durchfall (Darm)
–Herzinfarkt (Herz)
–Katerkopf (Kopf)
–Kopfschmerzen (Kopf)
–Lungenembolie (Lunge)
–Masern (Allgemeines)
–Müdigkeit
(Allgemeines)
–Ohnmacht (Kreislauf)

Carduus
–Gallenkolik (Galle)
–Hepatitis (Leber)

Castor equi
–Steißbeinschmerz
(Wirbelsäule)

Caulophyllum
–Eierstockneuralgie
(Genitale, weiblich)

Causticum
–Blasenentzündung (Blase)

–Harnverhaltung (Blase)
–Heiserkeit (Hals)
–Husten (Lunge)
–Operation
(Allgemeines)
–Verbrennung (Haut)

Chamomilla
–Ärger (Gemüt)
–Bauchkrämpfe (Bauch)
–Fieber (Allgemeines)
–Periodenschmerz
(Genitale, weiblich)
–Zahnungsschmerz (Zähne)
–Zorn (Gemüt)

Chelidonium
–Gallenkolik (Galle)
–Hepatitis (Leber)

Chlorum
–Kehlkopfschwellung (Hals)

Cicuta
–Bauchkrämpfe (Bauch)
–Herpes labialis (Haut)
–Verschlucken (Hals)

Cimicifuga
–Eierstockneuralgie
(Genitale, weiblich)
–Kopfschmerzen (Kopf)

Cina
–Würmer (Darm)

Cinnabaris
–Nebenhöhlenentzündung
(Nase)

Clematis
–Entzündungen
(Genitale, männlich)
–Samenstrangneuralgie
(Genitale, männlich)

Cocculus
–Katerkopf (Kopf)
–Kopfschmerzen
(Kopf)
–Kreislaufschwäche
(Kreislauf)

–Müdigkeit
(Allgemeines)
–Reisekrankheit
(Allgemeines)

Coccus cacti
–Keuchhusten
(Allgemeines)
–Nierenbeckenentzündung
(Niere)

Collinsonia
–Hämorrhoiden (Darm)

Colocynthis
–Ärger (Gemüt)
–Bauchkrämpfe (Bauch)
–Eierstockneuralgie
(Genitale, weiblich)
–Gallenkolik (Galle)
–Hexenschuss
(Wirbelsäule)
–Nierenkolik (Niere)
–Periodenschmerz
(Genitale, weiblich)

Conium
–Brustprellung (Brüste)
–Bruststau (Brüste)
–Entzundungen
(Genitale, männlich)
–Kreislaufschwäche
(Kreislauf)

Convallaria
–Herzrasen (Herz)

Crocus
–Nasenbluten (Nase)

Crotalus
–Lungenembolie (Lunge)
–Nasenbluten (Nase)

Cuprum arsenicosum
–Wadenkrämpfe
(Muskeln)

Cuprum metallicum
–Erbrechen (Magen)
–Fieber (Allgemeines)

–Keuchhusten
(Allgemeines)
–Muskelriss (Muskeln)

Cuprum oxydatum nigrum
–Würmer (Darm)

D

Drosera
–Husten (Lunge)
–Keuchhusten
(Allgemeines)
–Krupp (Hals)

Dulcamara
–Erkältung (Allgemeines)
–Herpes labialis (Haut)
–Reizblase (Blase)

E

Erigeron
–Gebärmutterblutung
(Genitale, weiblich)

Eupatorium perfoliatum
–Erkältung (Allgemeines)
–Fieber (Allgemeines)

Euphorbium
–Heuschnupfen (Allergie)

Euphrasia
–Bindehautreizung (Auge)
–Heuschnupfen (Allergie)
–Masern (Allgemeines)

F

Ferrum phosphoricum
–Durchfall (Darm)
–Fieber (Allgemeines)
–Mittelohrentzündung (Ohr)
–Nasenbluten (Nase)
–Nierenentzündung (Niere)
–Schilddrüse (Hals)
–Zahnungsschmerzen
(Zähne)

G

Gelsemium
–Ärger (Gemüt)
–Erkältung (Allgemeines)
–Kopfschmerzen (Kopf)
–Schulangst (Gemüt)

Glonoinum
–Hitzschlag (Hirn)

Graphites
–Herpes labialis (Haut)
–Magenschmerzen
(Magen)

Grindelia
–Herbstbronchitis (Lunge)

H

Hamamelis
–Blutharnen (Blase)
–Gebärmutterblutung
(Genitale, weiblich)
–Periodenblutung
(Genitale, weiblich)
–Verbrühen der Zunge
(Mund)

Helleborus
–Müdigkeit (Allgemeines)

Hepar sulfuris
–Abszess (Haut)
–Brustentzündung (Brüste)
–Husten (Lunge)
–Mandelentzündung (Hals)
–Mundfäule (Mund)
–Nagelbettentzündung
(Haut)
–Schnupfen (Nase)
–Wunden (Haut)
–Zahnschmerzen (Zähne)

Hydrastis
–Darmentzündung (Darm)
–Gebärmutterhalsentzün-
dung (Genitale, weiblich)
–Säuglingsschnupfen (Nase)

–Scheidenentzündung
(Genitale, weiblich)
–Schnupfen (Ohr)
–Tubenkatarrh (Ohr)

Hyoscyamus
–Gehirnerschütterung (Hirn)
–Husten (Lunge)
–Ohnmacht (Kreislauf)
–Reisekrankheit
(Allgemeines)
–Schlaganfall (Hirn)
–Schluckauf (Magen)
–Schock (Gemüt)
–Verwirrung (Geist)
–Zorn (Gemüt)

Hypericum
–Nervenverletzung
(Nerven)
–Schleudertrauma
(Wirbelsäule)
–Zahnschmerzen
(Zähne)
–Zahnziehen (Zähne)

I

Ignatia
–Bauchkrämpfe (Bauch)
–Depression (Gemüt)
–Erbrechen (Magen)
–Heimweh (Gemüt)
–Kopfschmerzen (Kopf)
–Magenschmerzen
(Magen)
–Mandelentzündung (Hals)
–Periodenschmerz
(Genitale, weiblich)
–Schock (Gemüt)

Ipecacuanha
–Bluterbrechen
(Magen)
–Blutharnen (Blase)
–Erbrechen (Magen)
–Gebärmutterblutung
(Genitale, weiblich)

–Husten (Lunge)
–Nierenbluten (Niere)
–Übelkeit (Magen)

Iris
–Kopfschmerzen (Kopf)
–Pankreatitis (Bauch-
speicheldrüse)

K

Kalium bromatum
–Reizbarkeit (Gemüt)

Kalium carbonicum
–Periodenblutung
(Genitale, weiblich)

Kalium chloratum
–Schnupfen (Nase)
–Tubenkatarrh (Ohr)

Kalium jodatum
–Gelenkentzündung
(Gelenke)
–Schnupfen (Nase)

Kalium phosphoricum
–Reizbarkeit (Gemüt)

Kalium sulfuricum
–Schnupfen (Nase)

Kreosotum
–Gebärmutterhalsentzün-
dung (Genitale, weiblich)

L

Lac caninum
–Mandelentzündung (Hals)

Lachesis
–Abszess (Haut)
–Angina pectoris (Herz)
–Blinddarmreiz (Darm)
–Blutvergiftung (Gefäße)
–Brustentzündung
(Brüste)
–Eierstockentzündung
(Genitale, weiblich)

–Gelenkentzündung
(Gelenke)
–Herzinfarkt (Herz)
–Heuschnupfen (Allergie)
–Hitzschlag (Hirn)
–Hörsturz (Ohr)
–Innenohrschwindel (Ohr)
–Lungenembolie (Lunge)
–Madelentzündung (Hals)
–Scharlach (Allgemeines)
–Thrombose (Gefäße)
–Venenentzündung
(Gefäße)
–Zeckenbiss (Haut)

Lachnanthes
–Schiefhals (Wirbelsäule)

Ledum
–Boxerauge (Auge)
–Insektenstiche (Haut)
–Stichwunden (Haut)
–Zeckenbiss (Haut)

Lilium
– Scheidenentzündung
(Genitale, weiblich)

Luffa
–Schnupfen (Nase)

Lycopodium
–Gallenkolik (Galle)
–Mandelentzündung (Hals)
–Scharlach (Allgemeines)

Lycopus
–Schilddrüse (Hals)

M

Magnesium carbonicum
–Bauchkrämpfe (Bauch)

**Magnesium muriaticum
(chloratum)**
–Bauchkrämpfe (Bauch)

Magnesium phosphoricum
–Bauchkrämpfe (Bauch)
–Kiefersperre (Kopf)
–Nierenkolik (Niere)

−Periodenschmerz
  (Genitale, weiblich)
−Schluckauf (Magen)
−Wadenkrämpfe
  (Muskeln)

Mandragora
−Magenschmerzen
  (Magen)

Marum verum
−Herbstbronchitis (Lunge)
−Würmer (Darm)

Medusa
−Nesselsucht (Allergie)

Mercurius corrosivus
−Darmentzündung (Darm)
−Eierstockentzündung
  (Genitale, weiblich)
−Mundfäule (Mund)

Mercurius dulcis
−Gallenentzündung (Galle)

Mercurius solubilis
−Brustentzündung (Brüste)
−Entzündungen
  (Genitale, männlich)
−Erkältung (Allgemeines)
−Halsschmerzen (Hals)
−Mandelentzündung (Hals)
−Mumps (Allgemeines)
−Scharlach (Allgemeines)
−Windpocken
  (Allgemeines)
−Wunden (Haut)
−Zahnschmerzen (Zähne)

Mezereum
−Gürtelrose (Haut)

Millefolium
−Blutharnen (Blase)
−Gebärmutterblutung
  (Genitale, weiblich)
−Periodenblutung
  (Genitale, weiblich)

Moschus
−Masern (Allgemeines)

Myristica
−Abszess (Haut)

N

Natrium carbonicum
−Sodbrennen (Magen)

Natrium muriaticum
(chloratum)
−Depression (Gemüt)
−Heimweh (Gemüt)
−Herpes labialis (Haut)
−Herzrasen (Herz)
−Kälteallergie (Allergie)
−Schilddrüse (Hals)
−Sonnenallergie
  (Allergie)

Nux moschata
−Müdigkeit (Allgemeines)
−Vergiftungen
  (Allgemeines)

Nux vomica
−Ärger (Gemüt)
−Bauchkrämpfe (Bauch)
−Durchfall (Darm)
−Erbrechen (Magen)
−Erkältung
  (Allgemeines)
−Erschöpfung
  (Allgemeines)
−Hämorrhoiden (Darm)
−Halsschmerzen (Hals)
−Heuschnupfen (Allergie)
−Katerkopf (Kopf)
−Kopfschmerzen (Kopf)
−Kreuzschmerzen
  (Wirbelsäule)
−Magenschmerzen
  (Magen)
−Operation (Allgemeines)
−Übelkeit (Magen)
−Vergiftungen
  (Allgemeines)

O

Okoubaka
−Nahrungsallergie
  (Allergie)
−Nesselsucht (Allergie)

Opium
−Darmlähmung (Darm)
−Ohnmacht (Kreislauf)
−Operation (Allgemeines)
−Schlaganfall (Hirn)
−Schock (Gemüt)
−Unfälle (Allgemeines)
−Verstopfung (Darm)

P

Petroleum
−Reisekrankheit
  (Allgemeines)

Petroselinum
−Reizblase (Blase)

Phosphorus
−Bluterbrechen (Magen)
−Blutharnen (Blase)
−Darmbluten (Darm)
−Gebärmutterblutung
  (Genltale, weiblich)
−Haarausfall (Kopf)
−Hepatitis (Leber)
−Innenohrschwindel (Ohr)
−Kopfschmerzen (Kopf)
−Kreislaufschwäche
  (Kreislauf)
−Lebensangst (Gemüt)
−Lungenentzündung (Lunge)
−Müdigkeit (Allgemeines)
−Nasenbluten (Nase)
−Netzhautblutung (Auge)
−Schiefhals (Wirbelsäule)
−Übelkeit (Magen)
−Vergiftungen
  (Allgemeines)

Phytolacca
−Bruststau (Brüste)

–Seitenstrangangina (Hals)

Podophyllum
–Zahnungsschmerzen
  (Zähne)

Prunus
–Gürtelrose (Haut)

Psorinum
–Heuschnupfen (Allergie)

Pulsatilla
–Blähbauch (Bauch)
–Entzündungen
  (Genitale, männlich)
–Gerstenkorn (Auge)
–Hämorrhoiden (Darm)
–Katzenallergie (Allergie)
–Masern (Allgemeines)
–Mittelohrentzündung (Ohr)
–Mumps (Allgemeines)
–Nasenbluten (Nase)
–Tubenkatarrh (Ohr)
–Übelkeit (Magen)

Pyrogenium
–Blasenentzündung (Blase)
–Blinddarmreiz (Darm)
–Eierstockentzündung
  (Genitale, weiblich)
–Fieber (Allgemeines)
–Krupp (Hals)
–Mandelentzündung (Hals)
–Nierenentzündung (Niere)

R

Ranunculus bulbosus
–Gürtelrose (Haut)
–Rippenneuralgie
  (Brustkorb)

Rhododendron
–Entzündungen
  (Genitale, männlich)
–Wasserbruch
  (Genitale, männlich)

Rhus tox
–Erkältung (Allgemeines)

–Gürtelrose (Haut)
–Herpes labialis (Haut)
–Kreuzschmerzen
  (Wirbelsäule)
–Nesselsucht (Allergie)
–Reizblase (Blase)
–Scharlach (Allgemeines)
–Sehnenzerrung
  (Gelenke)
–Sonnenbrand (Haut)
–Verstauchung (Gelenke)
–Windpocken
  (Allgemeines)

Robinia
–Sodbrennen (Magen)

Rumex
–Husten (Lunge)

Ruta
–Knochenhautverletzung
  (Knochen)
–Müde Augen (Auge)
–Schleudertrauma
  (Wirbelsäule)

S

Sabadilla
–Heuschnupfen (Allergie)

Sabina
–Gebärmutterblutung
  (Genitale, weiblich)

Sambucus
–Kehlkopfschwellung (Hals)
–Säuglingsschnupfen (Nase)

Sanguinaria
–Husten (Lunge)
–Keuchhusten
  (Allgemeines)
–Kopfschmerzen (Kopf)

Sanicula aqua
–Kälteallergie (Allergie)

Sarsaparilla
–Nierenbluten (Niere)

Secale
–Gebärmutterblutung
  (Genitale, weiblich)

Sepia
–Bruststau (Brüste)
–Hämorrhoiden (Darm)

Silicea
–Abszess (Haut)
–Masern (Allgemeines)
–Schnupfen (Nase)
–Zahnfistel (Zähne)

Solidago
–Blasenentzündung (Blase)
–Nierenkolik (Niere)

Spigelia
–Herzstechen (Herz)
–Kopfschmerzen (Kopf)
–Würmer (Darm)

Spongia
–Entzündungen
  (Genitale, männlich)
–Heiserkeit (Hals)
–Keuchhusten
  (Allgemeines)
–Krupp (Hals)

Stannum jodatum
–Husten (Lunge)

Staphisagria
–Ärger (Gemüt)
–Gerstenkorn (Auge)
–Harnverhaltung (Blase)
–Insektenstiche (Haut)
–Operation (Allgemeines)
–Schnittwunden (Haut)
–Zorn (Gemüt)

Sticta
–Husten (Lunge)

Stramonium
–Zorn (Gemüt)

Strophantus
–Schulangst (Gemüt)

Strychninum nitricum
−Herzkollaps (Herz)

Sulfur
−Masern (Allgemeines)
−Schnupfen (Nase)
−Windpocken
  (Allgemeines)

Sulfur jodatum
−Gelenkentzündung
  (Gelenke)

Symphytum
−Knochenbruch
  (Knochen)

T

Tabacum
−Herzinfarkt (Herz)
−Katerkopf (Kopf)
−Kreislaufschwäche
  (Kreislauf)
−Lungenembolie (Lunge)
−Ohnmacht (Kreislauf)
−Reisekrankheit
  (Allgemeines)

Tarantula hispanica
−Erschöpfung
  (Allgemeines)

Taraxacum
−Hepatitis (Leber)

Tartarus stibiatus
−Husten (Lunge)
−Kreuzschmerzen
  (Wirbelsäule)

Thuja
−Entzündungen
  (Genitale, männlich)
−Scharlach (Allgemeines)

Trillium
− Gebärmutterblutung
  (Genitale, weiblich)

Tuberculinum bovinum
−Erkältung (Allgemeines)
−Nahrungsallergie
  (Allergie)

U

Urtica urens
−Nesselsucht (Allergie)

Ustilago
−Gebärmutterblutung
  (Genitale, weiblich)

V

Veratrum album
−Durchfall (Darm)
−Kreislaufschwäche
  (Kreislauf)
−Lungenembolie (Lunge)
−Ohnmacht (Kreislauf)
−Zorn (Gemüt)

Veratrum viride
−Fieber (Allgemeines)

Verbascum
−Heiserkeit (Hals)
−Husten (Lunge)

Vipera
−Angina pectoris (Herz)

Z

Zincum metallicum
−Kiefersperre (Kopf)
−Reizbarkeit (Gemüt)
−Röteln (Allgemeines)

Literatur

Der Autor hat beim Karl F. Haug Verlag
neben diesem Handbuch noch elf weitere
Bücher veröffentlicht, die sich gegenseitig
ergänzen. Im Einzelnen handelt es sich
hierbei um:

Patientenratgeber
▪ Handbuch Homöopathie,
 3. völlig überarb. Aufl.,
 Stuttgart 2007
 (ISBN 978-3-8304-2245-7)
▪ Homöopathie – eine Einführung in
 Bildern (mit Maria Steinbeck
 und Eberhard Gottsmann),
 1. Aufl., Stuttgart 1996
 (ISBN 978-3-8304-0810-9)
▪ Homöopathie für Kinder,
 3. Aufl., Stuttgart 2002
 (ISBN 978-3-8304-2079-8)
▪ Homöopathie bei
 Atemwegserkrankungen,
 2. Aufl., Stuttgart 2003
 (ISBN 978-3-8304-2083-5)
▪ Mit Homöopathie gesund durchs Jahr,
 1. Aufl., Stuttgart 2004
 (ISBN 978-3-8304-2105-4)
▪ Homöopathie für unterwegs,
 2. Aufl., Stuttgart 2003
 (ISBN 978-3-8304-2084-2)

Fachbücher
▪ Bewährte Anwendung der
 homöopathischen Arznei, Bd. 1.
 Diagnosen und Beschwerden,
 4. Aufl., Stuttgart 2004
 (ISBN 978-3-8304-7111-0)
▪ Bewährte Anwendung der
 homöopathischen Arznei, Bd. 2.
 Die Arznei und ihre Anwendung.
 2. Aufl., Stuttgart 2005
 (ISBN 978-3-8304-7214-8)
▪ Praktische Homöopathie in der
 Kinderheilkunde, Stuttgart 2002
 (ISBN 978-3-8304-7142-4)
▪ Die homöopathische Arznei.
 Kleine homöopathische Reihe,
 Bd. 1, Stuttgart 1996
 (ISBN 978-3-8304-0241-1)
▪ Die homöopathische Begegnung.
 Kunst der Anamnese.
 Kleine homöopathische Reihe,
 Bd. 2, Stuttgart 1997
 (ISBN 978-3-8304-0242-8)

Bibliografische Information der Deutschen Nationalbibliothek
Die Deutsche Nationalbibliothek verzeichnet diese Publikation in der Deutschen Nationalbibliografie; detaillierte bibliografische Daten sind im Internet über http://dnb.d-nb.de abrufbar.

Liebe Leserin, lieber Leser,

hat Ihnen dieses Buch weitergeholfen? Für Anregungen, Kritik, aber auch für Lob sind wir offen. So können wir in Zukunft noch besser auf Ihre Wünsche eingehen. Schreiben Sie uns, denn Ihre Meinung zählt!

Ihr Karl F. Haug Verlag
E-Mail Leserservice:
heike.schmid@medizinverlage.de

Adresse:
Lektorat Karl F. Haug Verlag,
Postfach 30 05 04, 70445 Stuttgart
Fax: 0711-8931-748

Programmplanung: Dr. Elvira Weißmann-Orzlowski
elvira.weissmann@medizinverlage.de

Redaktion: Christiane Blass, 50677 Köln

Umschlaggestaltung:
Cyclus · Visuelle Kommunikation, 70186 Stuttgart

Bildnachweis
Umschlagfoto vorn/hinten: doc-stock
Fotos im Innenteil: John-Foxx-Images: S. 4 unten links, 267; WALA Heilmittel GmbH: S. 4 oben und unten rechts, 14/15; alle anderen Fotos: eigene Bilder der Thieme Verlagsgruppe

Bildredaktion: Christoph Frick

10., überarbeitete und erweiterte Auflage

© 2008, Karl F. Haug Verlag in
MVS Medizinverlage Stuttgart GmbH & Co. KG
Oswald-Hesse-Straße 50, 70469 Stuttgart

Printed in Germany

Satz: Cyclus · Media Produktion, 70186 Stuttgart
Druck: Grafisches Centrum Cuno, 39240 Calbe

Gedruckt auf chlorfrei gebleichtem Papier

ISBN 978-3-8304-2246-4   1 2 3 4 5 6